全国高等医药院校规划教材

供针灸推拿学专业用

实验针灸学

孔立红　周美启　主　编

U0251046

科学出版社
北京

内 容 简 介

本教材为全国高等医药院校规划教材之一，在编写上吸收以往历版《实验针灸学》教材的优点，秉承"传承与创新"理念，注重从整体上把握针灸学科体系的内涵，突出反映实验针灸学学科特点，使教材具有系统性、完整性、科学性和实用性。全书内容由绪论和针灸科学研究程序与方法、针灸理论的科学基础、针灸技术的科学基础、针灸作用的基本规律、针灸作用机制、实验指导六个章节组成。内容丰富、新颖、翔实，在内容选取和编排上力求有所创新，同时着力反映针灸学最新的科研成果和学术发展的主要成就，注重科学素养和创新能力、实践能力的培养。

本教材既可作为高等中医药院校针灸推拿学专业本科生、研究生教材，又可供各类从事针灸推拿、中医、中西医结合医学专业的教师、研究人员和医务人员学习参考。

图书在版编目（CIP）数据

实验针灸学 / 孔立红，周美启主编.—北京：科学出版社，2021.1
全国高等医药院校规划教材
ISBN　978-7-03-066534-8

Ⅰ.①实…　Ⅱ.①孔…　②周…　Ⅲ.①针灸学-中医学院-教材　Ⅳ.①R245

中国版本图书馆 CIP 数据核字（2020）第 205650 号

责任编辑：郭海燕　国晶晶　孙　曼 / 责任校对：王晓茜
责任印制：徐晓晨 / 封面设计：蓝正设计

科学出版社 出版
北京东黄城根北街 16 号
邮政编码：100717
http://www.sciencep.com
北京凌奇印刷有限责任公司 印刷
科学出版社发行　各地新华书店经销

*

2021 年 1 月第 一 版　开本：787×1092　1/16
2021 年 1 月第一次印刷　印张：13
字数：376 000
POD定价：　49.80元
（如有印装质量问题，我社负责调换）

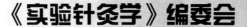

《实验针灸学》编委会

前　言

实验针灸学是在中西医理论指导下，应用现代科学技术与实验方法，研究针灸基本理论、作用规律和作用原理，并指导临床实践的一门学科。它是传统针灸学与现代科学相结合而形成的新兴交叉学科，其丰富了针灸学的学术内涵，促使几千年来从临床实践发展起来的针灸医学走上一条传统临床实践与现代实验方法相结合的道路，推动了针灸学的发展。

本教材根据《教育部关于"十二五"普通高等教育本科教材建设的若干意见》的精神，以学生为中心，坚持"三基"（基本理论、基本技能、基本知识）为基础，突出思想性、科学性、先进性、启发性、适用性；树立质量意识、精品意识，从教材内容结构、知识点、规范化、标准化、编写技巧、语言文字等方面加以改革，从整体上提高教材质量。为了适应目前全国高等中医药教育教学改革和发展的需要，本教材展示了针灸最新发展和研究成果，以启发针灸专业学生的科学思维，培育学生的科学素养，提升学生的创新能力为目标，确立了本课程的教学内容并编写了本教材。

本教材主要有以下特点：①以针灸理论和技术的科学基础、针灸作用的基本规律、针灸作用机制为纲，构成实验针灸学的基本学科体系。涉及传统针灸学中的经络腧穴、刺法灸法、针灸治疗等核心内容。将针灸"如何治病"，引导到针灸"为何能治病"上来。②以针灸实验研究的成果为基础，既保持了传统针灸学特色，系统总结针灸学发展的最新动态和前沿，在编写资料的选用上，力求选用相对公认、切实可靠的资料为编写素材，并附上资料来源。内容增加了"转化研究""针灸治未病"等研究热点。③教材编写注重知识的拓展性。采用知识链接的方法，对基础知识进行必要的拓展，大大增加了可读性和趣味性。

本教材是由来自全国20余所高等中医药院校长期从事实验针灸学教学的一线教师参加编写的。全书采取主编负责制，各副主编主持审校相关章节。本教材的编写分工如下：绪论由孔立红、周美启、孟培燕编写，孔立红、周美启统稿；第一章实验针灸学研究程序与方法由周华、王培育、吴巧凤编写，周华统稿；第二章针灸理论的科学基础由王频、佘延芬、惠建荣、毛慧娟、张小卿编写，王频、佘延芬统稿；第三章针灸技术的科学基础由杨孝芳、张雪君、周丹编写，杨孝芳统稿；第四章针灸作用的基本规律由严兴科、卢圣锋、卢岩、赵雪编写，严兴科统稿；第五章针灸作用机制由梁宜、王振宇、黄康柏、陈静、谭亚芹、周华编写，梁宜统稿，实验指导由闫丽萍编写、统稿；附录由孔立红、张磊、孟培燕编写，孔立红统稿。最后由主编孔立红、周美启统稿。王雪松协助主编做了大量的统稿、协调等工作。本教材在编写过程中得到天津中医药大学郭义教授的大力支持，为本教材的高质量编写提供了有力保障，在此表示衷心感谢！

由于编写时间仓促，且实验针灸学学科仍在不断完善过程中，加之编者学术水平有限，不妥之处在所难免，敬请各位老师和学生在使用本教材的过程中提出宝贵意见，以便再版时修改。

编　者
2020 年 7 月

目　录

绪　论

　　针灸学的历史源远流长，从公元7世纪开始，它就已经成为一门具有丰富的学术内容和较大实用价值的临床学科。而把现代科学技术和实验方法引入针灸学，研究针灸基本理论、作用规律和作用原理，迄今还不足百年。作为一门崭新的学科，实验针灸学的发展经历了萌芽、准备、奠基、形成和发展几个阶段。本章重点介绍实验针灸学的概念、发展简史、基本内容和任务、学习方法等内容，以期总体把握实验针灸学的概貌。

　　关键词：实验针灸学的概念；发展简史；基本内容；任务；学习方法

　　实验针灸学是在中西医理论指导下，应用现代科学技术与实验方法，研究针灸基本理论、作用规律和作用原理，指导临床实践的一门学科。它是传统针灸学与现代科学相结合而形成的新兴交叉学科，是针灸学科的重要分支。

　　实验针灸学的创立，是针灸学发展的客观要求和必然结果。它丰富了针灸学的学术内涵，促使几千年来从临床实践发展起来的针灸医学走上了一条传统临床实践与现代实验方法相结合的道路，推动了针灸学的发展。

　　实验针灸学是传统针灸学的分支之一。传统针灸学主要解决针灸"如何治病"问题，而实验针灸学主要解决针灸"为何能治病"的问题。

一、实验针灸学的发展简史

　　实验针灸学是一门年轻的学科，它的发展历史同针灸学的发展和完善、针灸临床的需要具有密切的联系，其是随着整个针灸学的发展需要逐渐发展起来的，所以实验针灸学能成为一门独立的学科是有其历史前提和条件的。纵观实验针灸学的发展，可以分为萌芽、准备、奠基、形成和发展几个阶段。

（一）萌芽阶段

　　早在2000多年前，我国就有人采用尸体或活体解剖的方法研究过经络的解剖结构，但是由于历史和社会等多种因素的影响，特别是受到当时科学技术发展水平的限制，针灸学的发展主要还是依靠文献理论研究和临床实践探索。20世纪30年代，西方现代医学在中国得到广泛传播和迅速发展，中医受到严重的排挤，此段时期针灸研究止步不前。1934年，罗兆琚提出的试图解释针灸作用原理的针灸生理作用学说及唐世承发表的"电针学之研究"，虽然由于各种阻力未能深入研究，但却开创了针灸与电刺激技术结合的先河。此后又有黄龙云、蔡翘、梁伯强等国内学者分别从生理、病理角度做过一些初步探讨。他们是最早运用现代医学理论、现代科学技术和方法研究探索针灸理论的先驱者。1908～1949年近半个世纪的漫长岁月中，针灸研究方面虽然只有少数论文散在发表，也未能产生较大影响，但是他们的率先探索功不可没，使人们对针灸学的认识进入了一个跨时代的新阶段，这是实验针灸学的萌芽阶段。

（二）准备阶段

　　1949～1958年是实验针灸学的准备阶段。新中国成立后，在中国共产党和政府的中医政策指引下，中医学得到了前所未有的重视，中医针灸事业开始了长足的发展。针灸疗法被充分肯定，并开始进入公立医院，得到广泛应用。全国相继成立了中医药高等学校，并设有针灸课程。1951 年 7 月，卫生部建立了针灸疗法实验所。1955 年底，中华人民共和国卫生部中医研究院（现为中国中医科学院）成立，原针灸疗法实验所改名为针灸研究所。随后，上海、安徽、陕西等地也相继成立了一些专业针灸研究机构，并创办了相关学术刊物，出版了一系列相关书籍。1958 年经络实质研究被列为全国自然科学发展规划重点项目，针灸研究逐渐形成了规模。同年，在针刺镇痛基础上发展起来的针刺麻醉技术，用于外科手术获得成功，这是我国针灸医学与现代医学相结合的产物。针灸治病范围也迅速扩大到 200 多种，针灸临床的广泛应用促进了针灸防病治病机制的研究。这一时期，针灸的发展主要集中在针灸疗法在临床的广泛应用。针灸实验研究虽有开展，但仅仅局限于少数的学者和单位，并且是以结合临床、运用现代医学技术辅助诊断、确定针灸疗效为目的而展开。这些工作虽然当时做得比较有限，但是却启发和推动了对针灸作用机制的探索工作，为此后的实验针灸的广泛开展准备了一定的条件。这一时期形成了实验针灸学的准备阶段。

（三）奠基阶段

1959～1965 年是实验针灸学的奠基阶段。这一时期，国内广大医疗科研工作者应用现代科学技术和实验方法研究针灸治病原理、针刺镇痛原理、针刺麻醉原理（简称针麻原理），探索经络实质的研究工作已经初步展开，研究者在科研思路、实验设计和指标选择等方面既重视以中医理论为指导，又重视现代科学技术和实验方法的应用，增强了研究结果的客观性、真实性和科学性，针灸研究的质量和水平得到了极大提高。1959 年，在上海召开了全国中医针灸经络学术研讨会，与会者提出了经络实质问题的各种设想，形成了针灸研究初期的一个高潮。此后，针刺镇痛的研究已从术后止痛发展为术前防痛，针刺麻醉研究更加深入。在经络、腧穴的电特性和形态研究，经穴-脏腑相关规律性和联系途径等研究方面，开展了大量的探索性工作，开始了经络敏感者和经络现象的关注、研究并取得初步成效。在应用技术方面，打破了毫针刺法一枝独秀的传统格局，出现了电针、耳针、穴位敷贴、穴位注射、穴位埋线等新型针灸方法，这些研究成果奠定了实验针灸学的发展基础。

（四）形成阶段

1966～1979 年是实验针灸学渐趋形成阶段。这一时期最大的进展是国内的经络现象研究。1970～1977 年间，全国各地医疗研究机构相互协作，对循经感传等经络现象进行了大规模调查，证实了循经感传现象的客观存在。此外，一些可见的经络现象、经络的客观检测和针麻原理等方面的研究成果，也初步肯定了经络现象的客观存在和普遍性，从而形成了多学科、多层次、多方位应用最新技术和测试手段探索经络现象的局面，提出了许多有待完善和证实的假说。1979 年 6 月在北京召开的第一届中国针灸针麻学术讨论会，展示了新中国成立 30 年来针灸经络研究的最新成就和重大进展。会后，《针灸针麻研究》《针灸研究进展》《现代经络研究文献综述》《中国百科全书·针灸学分卷》等著作，相继出版，科学系统地总结了当时针灸临床与实验研究方面的最新成果，表明实验针灸学作为一门运用现代科学技术和实验方法，研究、阐释和发展针灸学术理论、推动针灸技术现代化的新学科渐趋形成。

（五）发展阶段

从 1980 年至今，是实验针灸学的发展阶段。这一时期认真总结过去针灸研究中存在的薄弱环节，腧穴特异性、针刺手法、子午流注等方面的选题明显增多。1982 年，天津中医学院（现天津中医药大学）正式创立实验针灸学学科，在本科生中开设实验针灸学课程，编写了《实验针灸学》教材。其后，上海、辽宁、陕西等中医药院校相继开展了实验针灸学课程。1984 年，在北京召开的第二届全国针灸针麻学术讨论会，已把实验针灸学列为针灸学的分支学科和针灸学的重要成就之一，从而使实验针灸学作为一门独立学科，得到了针灸学术界的正式承认。1986 年，中国针灸学会实验针灸学分会成立，进一步推动了实验针灸学的学科发展。1989 年，天津中医学院"实验针灸学新学科建设"荣获国家教学成果特等奖。其间，国家"七五"攻关计划、"八五"攀登计划、"九五"攀登计划预选项目均列入了针灸经络的研究，进一步充实了实验针灸学内容。在实验针灸学教学方面，在本科阶段开设实验针灸学的基础上，对针灸专业的研究生也开设了实验针灸学课程，在教学中加大了设计性和综合性实验的比例。2004 年，天津中医学院"汇通融合，创新实践，实验针灸学可持续发展的探索和实践"的教学研究成果获国家教学成果奖二等奖，为实验针灸学的可持续发展做出了有益的探索。

近年来，科学技术部在国家重点基础研究发展计划（973 计划）中设立中医针灸专项，国家自然科学基金会在重大科学研究计划中也设立了针灸专项，围绕经脉体表特异性联系规律和机制、经穴效应特异性规律及生物学基础、穴位配伍效应及机制、灸法作用原理等方面开展了深入的研究，取得了大量成果，促进了实验针灸学的发展。

科学无国界，由于针灸对外的传播，法国、日本、苏联等国家很早就有人思考将针灸与现代科学技术相结合，阐明针灸作用原理，发展针灸。早在 1755 年维也纳学者斯维腾曾发表论文指出，针灸作用似与神经刺激之间有着某些奇妙的联系；1810 年法国医师伯里奥兹首先提出了将针刺与电流结合的建议；1825 年萨郎芽爱医师试用"电针"成功；1912 年日本三浦谨之助用家兔进行针刺实验，证明针刺具有抑制肠蠕动、降低运动神经兴奋性、收缩血管及减慢血流等作用；1946 年苏联学者弗里郝伯尔物等开始了穴位-皮肤活动点的研究。但是这些研究均未能进一步深入下去，也未能得到广泛交流和汇总形成体系，因而未能产生广泛而深远的影响。

20 世纪中叶至今，针灸疗法已逐渐在 180 多个国家和地区得到开展和应用。这些国家的医学工作者在我国传统针灸疗法的基础上，结合现代科学技术的发展，创造了有一定临床疗效的针灸新疗法，如西德的福尔电针、法国的神经疗法及苏联的穴位反射疗法等。在实验研究方面，日本、法国、美国、苏联等国家开展了一些研究。如日本在循经感传等经络现象、针刺镇痛的研究等方面也做了大量的工作，1949 年长滨善夫在针灸治疗中观察到典型的循经感传现象，并将其定名为"针响"，并结合当时的研究成果编写和出版了《经络之研究》一书，引起医学生物学界的关注；1952 年，藤田六郎提出了关于经络的假说；1955 年，中谷义雄等在《自律神经杂志》上发表了《良导络之研究成果》，并开创著名的"良导络调整疗法"。此后，经络现象的研究再次引起了日本学者的高度重视，石川太刀雄丸提出"内脏-体壁反射"学说解释经穴-脏腑相关原理；赤羽幸兵卫用十二井穴知热感度测定来诊断经络阴阳平衡失调的方法在临床发挥了作用；1975 年日本成立了"针刺研究会"，在发汗现象与皮肤生理、经络现象、疼痛的基础研究及针灸基础理论的临床研究方面都很活跃。法国则在穴位解剖、皮肤电参量的研究和耳穴的临床与机制研究方面重点深入，并取得积极进展。1956 年 Nogierop 对中国耳针穴位图谱及作用的研究在国际针灸界产生了一定的影响；1997 年，美国国立卫生研究院（NIH）举行关于针灸的听证会，推动了针灸在美国的应用。2002 年世界卫生组织（WHO）列出了针灸应用的 107 种适应证。2005～2012 年间，全球医药领域最权威且使用频率最高的专业数据库 PubMed 收录的 SCI（*Science Citation Index*，《科学引文索引》）检索到的与针灸相关的文献已达 500 多篇。国际顶尖学术期刊如 *Nature*（《自然》）、*Science*（《科学》）等陆续出现了针灸研究论文。2010 年，美国 Nanna Goldman 教授等在 *Nature Neuroscience*（《自然-神经科学》）发表的论文认为，针刺穴位局部产生的 adenosine（腺苷），作用于神经末梢上的 adenosine A1 受体是针刺镇痛的一个中心环节，通过调控局部腺苷含量，可以显著影响针刺镇痛效应，可见，针灸作用原理的现代科学研究已经引起了全世界的关注。

NIH 针灸听证会

1997 年，NIH 举行了关于针灸的听证会，其目的是对针刺疗法的科学性和在美国应用的可行性进行广泛听证。NIH 针灸听证会报告内容：①针刺疗法的历史和现状；②影响针刺疗法进入美国医学界的因素；③针刺疗法的效果；④针刺疗法新的研究方向。经过广泛讨论，专家委员会最后达成共识，通过了一份总结报告。报告明确指出了针刺疗法对手术后发生的或化疗引起的恶心呕吐、手术后疼痛、月经痛、网球肘和肌筋膜痛、下腰背痛等多种疼痛性疾病疗效确切，值得应用；对药物成瘾、中风后遗症、腕管综合征、关节炎、头痛、妊娠恶心呕吐和哮喘也有效，也可以应用。报告指出针刺疗法的最大优点是不良作用极少。关于针刺疗法的生物效应（包括原理研究），研究结果已表明针刺可以促进阿片肽的释放，阿片受体拮抗剂纳洛酮可以翻转针刺效应；针刺可以激活下丘脑、垂体活动，引起广泛的效应；针刺也可调节血流和免疫功能。但对于有关气、经络系统的实质尚有待研究。报告又提到，目前不被人们普遍接受的原因是尚缺乏高质量的临床疗效的对比资料，需要加强研究。

总的来说，50 多年来，针灸基本理论、针灸作用规律和针灸作用原理的现代研究取得了大量丰硕的成果，以多种指标检测显示了经穴，初步证明了经穴的特异性，揭示了经穴-脏腑相关的部分机制，初步阐明了"得气"及针感产生的科学基础，阐明了针刺镇痛、促机体防卫免疫和调节脏腑器官功能作用的部分机制，针灸治疗疾病的范围也逐步扩大，针灸医学与现代科学的结合越来越紧密。

但我们也应该认识到，与整个针灸的历史相比，实验针灸学依然是一门年轻的学科，有些成果还有待进一步验证。迄今为止，针灸理论的科学基础尚未完全阐释，针灸疗效确切的适应证尚未科学界定，针灸作用规律尚未完全明确，针灸的效应尚未达到最大化，针灸防治疾病的科学原理尚未完全揭示。总之，针灸的"本质"及"为何能治病"尚未完全阐明。在针灸基本理论方面，要进一步应用现代科学技术和手段阐明经络腧穴的科学内涵，以推动针灸理论的创新发展；在针灸作用规律方面，要基于高质量的研究证据，进一步明确针灸的适应证并探索针灸效应的影响因素，以拓展针灸的应用领域和促进针灸的合理应用；在针灸作用机制方面，要基于针灸调节作用的基本特点和针刺效应信息启动转换、传导整合、靶器官效应的作用过程，进一步从系统、网络、整体角度揭示针灸作用机制。此外，还应注意加强拔罐、刺络放血、穴位注射、穴位埋线等针灸疗法的作用机制研究。多学科交叉渗透，优劣互补，全面阐明针灸作用的现代科学基础，提高临床疗效，使针灸这一绿色疗法能在临床得到更好、更多的应用，促进人类健康，造福于人类。

二、实验针灸学的基本内容和任务

（一）实验针灸学的基本内容

实验针灸学注重学生科学素养、科学态度和科学方法的培养，因此，首先介绍针灸科学研究的基本方法和程序，然后重点围绕针灸理论体系，如经络腧穴、刺法灸法等内容梳理各类科研材料，阐述针灸作用的基本规律和针灸作用机制，构成实验针灸学的基本内容，即针灸科学研究的基本方法和程序、针灸理论及技术的科学基础、针灸作用的基本规律和针灸作用机制。

针灸科学研究的基本方法和程序是介绍科学研究的最基本知识，如科学研究基本程序，包括科研选题、文献检索、建立假说、科研设计与实施、撰写科研论文；针灸科学研究的类型，包括文献研究、实验研究、临床研究、转化研究及循证针灸学，培养学生初步具有发现问题、分析问题、解决问题的能力，启发学生的科学思维，初步建立科学研究的方法，有助于其他各章节的学习和实验课中实验的设计。

针灸理论的科学基础包括经络穴位现象，经络穴位的理化特征，经络穴位的结构、功能，经络穴位的假说等内容。其中，循经感传的现象是什么？循经感传的特征有哪些？循经感传的临床应用及其机制分析又如何？经络穴位的理化特性有哪些？而经络穴位与非经非穴处在神经、血管、结缔组织、肥大细胞等方面有哪些显著的不同？经络穴位具有哪些功能？经络穴位的功能有哪些表现形式？经络穴位的功能机制是什么？目前比较有影响的经络假说有哪些？这些都是针灸理论的最基本的科学问题。这些问题的回答，对于用现代科学进行诠释针灸理论、理解针灸理论的科学基础，并对针灸临床实践具有重要指导意义。

针灸技术的科学基础包括针刺手法的作用机制，针感和手下感的形成机制、针刺得气机制，艾灸的作用要素和作用机制，拔罐、刺络放血、穴位埋线的作用机制等内容。不同针刺手法效应各异的原因何在？针感和手下感是怎样形成的，其分别有什么样的生物学基础？艾灸的作用要素有哪些，其起到什么样的作用？拔罐、刺络放血、穴位埋线具有哪些作用，其作用机制是什么？这些都是针灸技术的最基本科学问题。这些问题的回答，对于合理应用针灸技术和提高针灸临床疗效有着非常重要的意义。

针灸作用的基本规律包括针灸的基本作用和作用特点、针灸作用的时效和量效特征、针灸效应的影响因素等内容。针灸有哪些作用？针灸作用的基本方式是什么，其具有哪些特点？针灸效应的影响因素有哪些？这些都是针灸作用规律的最基本科学问题。这些问题的回答，对于认识针灸作用的本质特征，明确针灸取效的关键要素及提高针灸临床疗效具有非常重要的意义。

针灸作用机制包括针灸作用途径、针刺镇痛与针刺麻醉、针灸治疗疾病机制、针灸治未病机制等内容。针灸作用有哪些途径？针刺镇痛有哪些特点，其镇痛作用是如何实现的？针刺麻醉有哪些优缺点，在临床是如何应用的？针灸治疗缺血性脑卒中、支气管哮喘、冠心病、消化性溃疡、溃疡性结肠炎、糖尿病及并发症等有哪些特点，其作用机制是什么？针灸治未病有哪些特点，道理何在？这些都是针灸防治疾病的基础性问题，更是实验针灸学最为重要的基本科学问题。这些问题的回答，对于阐释针灸作用机制和证实针灸科学性起到至关重要的作用，同时对针灸临床拓展应用也有所裨益。

（二）实验针灸学的任务

促进针灸学的发展和培养现代针灸人才，并最终服务于针灸临床，是实验针灸学的三大任务。

促进针灸学的发展是实验针灸学的主要任务。实验针灸学在验证和继承传统针灸学理论的基础上，通过应用现代科学技术及实验方法，研究针灸作用理论及作用机制等，不断充实和发展针灸学，赋予针灸学新的科学内涵。在继承和保持针灸学固有特色的基础上，实现传统针灸学与现代科学的融接，促进针灸学的创新和发展，并重视针灸临床规范化、标准化的研究，进一步促进针灸学的国际化，从而实现针灸学发展与针灸学国际化发展的双赢。

培养现代针灸人才是实验针灸学的任务之一。通过实验针灸学的学习，使学生明白针灸作用理论、作用技术及作用效应的现代科学原理，并在教学中介绍实验针灸学一些经典研究方法和研究成果，以及其规律的总结提炼过程，培育学生的科学素养，激发学生的创新思维，使学生初步具备发现问题、分析问题和解决问题的能力，同时加强实验针灸学成果与临床实践的联系，以培养具有一定创新思维和较强实践能力的复合型针灸人才。

服务于针灸临床是实验针灸学的最终任务。临床实践是传统针灸学发生、发展的源泉，肯定疗效、提高疗效是实验针灸学研究的出发点和归宿，因而，服务于临床是实验针灸学的生命所在。实验针灸学在针灸理论、规律、机制等方面研究的深入和突破，最终目的是促进针灸临床的发展。这就要求实验针灸学的研究者和学习者要重视实验针灸学成果对临床实践的指导作用，将实验针灸学的研究成果转化为临床应用，用最新的研究成果指导临床实践，通过把握针灸效应影响因素，优化针灸刺激参数，优选针灸介入时机，充分调动各方面积极因素，以实现针灸效应的最大化，提高临床疗效，并拓展针灸应用范围，更好地为人类健康事业服务。

三、实验针灸学的学习方法

实验针灸学是一门具有实验性和研究性的学科，它是在中西医理论指导下应用实验研究方法和现代科学技术研究、验证、探索针灸原理、理论、规律，并最终服务于针灸临床的一门学科。所以学好实验针灸学应明确学习目的、注意学习方法及要求。

（一）明确实验针灸学的研究方法

观察是科学研究的一个永恒主题，实验针灸学属于科学研究，所以也必然以观察作为最基础的研究方法。

科学观察是人们有目的、有计划地通过自己的感官去反映自然界各种事物现象的活动。科学观察包括自然观察和实验观察。自然观察通常被称为"观察"，实验观察通常被称为"实验"。正如巴甫洛夫所说的"观察是搜集自然现象所提供的东西，实验则是自然现象中提取它所愿望的东西"。观察是指观察者在对被观察对象不做任何变革的情况下进行的观察，观察的局限性在于不能对自然现象及其变化过程有任何干预，只能注视、等待这些自然现象及其变化过程的发生。实验是科学观察的高级形式，是人们根据研究目的，运用科学仪器，人为地控制、创造或纯化某种自然过程，积极主动地观察和探索自然现象及其规律的科学活动。

与观察相比，实验能更好地发挥研究人员的主观能动性，能够达到科学研究的目的性。恩格斯说："单凭观察所得的经验，是决不能充分证明必然性的。"实验不仅能够发现纯粹的观察所不能看到的新事实，还能用实验中观察到的事实去检验假说，发现客观事物的规律。

实验与观察既有联系又有区别。观察和实验都是为了获得认识客观事物现象和过程的科学研究方法，在现代科学研究活动中两者相互依存，观察是实验的前提，实验是观察的发展。

（二）认识中西医思维方式的差异

传统针灸学的思维方式是抽象的、整体的。相较之下，西医学侧重于具体和线性思维。而实验针灸学则是应用现代科学技术与方法来研究传统针灸学的理论、原理和规律。这就要求在学习这门课程时，既要把握整体，又要注意局部。

在学习过程中，要始终将整体观念放于首位。经络系统通内达外，内连脏腑，外络肢节，为一个统一的、协调的整体。体外刺激对人体的影响不是简单的、孤立的，而是多层次、多环节、多途径的综合作用。在实验针灸学研究过程中引入现代科学技术与方法，着重微观、局部、具体的研究，其最终目的是更好地揭示人类经络系统的宏观整体调节作用。例如，针刺对于穴位处肥大细胞的影响，从微观角度看可以使穴位处肥大细胞的数目增加，脱颗粒率发生变化，使胞内介质释放，但最终通过神经体液途径引起更大范围乃至全身的变化，体现了其宏观整体的调节作用。

（三）交融知识以激发创新思维

随着科学技术的发展，学科间相互渗透更为普遍。实验针灸学是一门交叉性很强的学科，不仅体现在中西医学科的交叉，更多地体现在现代科学多门学科的交叉。多学科交叉，知识的交融是实验针灸学学科发展的活力所在，也是实验针灸学学习的难点所在。

学习实验针灸学，仅仅依靠教材是不够的，还要广泛积累多学科的知识，要有不断更新知识的学习态度，学习新的知识，阅读有关医学期刊、书籍和资料，参加相关学术会议，了解最新学术进展，更应具备完成实验研究所需的广博知识和运用自如的多种技能，包括处理信息能力、科学管理能力、多学科集体攻关能力等，同时更要注重学科交叉，知识的渗透。因此学习者应主动进行科学知识的积累更新，培养观察事物的敏锐性及洞察力，培养独立思考、解决问题的信心和能力，激发自己在针灸实验研究中的创新思维。

（四）注重探究以培养科学素养

探究既是科学学习的目标，又是科学学习的方式。在实验针灸学的学习过程中，比获得科学知识更为重要的是培养科学探究的意识。引导学生经历和体验科学探究的过程，这不但有利于科学知识的掌握，实践技能的提高，更有利于学生科学探究意识的增强。

实验针灸学是以科学的方法探究针灸基本理论、作用规律和作用原理的学科，其目的是指导针灸临床实践。在学习过程中，注重实践操作，通过经典有趣的实验，延伸探究的空间，从课内到课外，从理论到实践，以服务临床为最终落脚点，激发学习热情。兴趣热情是推动探究活动的原动力，它能激发学生提出问题，也能驱使学生去寻找答案，循序渐进，培养学生的科学探究能力，进而培养学生的科学素养。始终记住自己不仅是医学家，还应该是一名科学家，要有科学家的道德标准和素质，更要有严谨的治学态度、严密的工作方法和实事求是的作风、敢于创新的探索及科学奉献精神，培养科学素养在实验针灸学的学习过程中尤为重要。

总而言之，实验针灸学是针灸推拿专业学生必修课程。本课程的教学目的是使学生了解针灸作用理论、作用技术及作用效应等的科学原理。通过学习，培养学生基本的科研思维能力，提升其实验动手能力，并使其逐步具备主动地将理论与临床相联系，用理论指导临床，临床推动理论的能力。使之具备继承能力、实践能力、发展能力。本教材每一章节都有其重点与难点内容。为了更好地掌握和运用所学知识，必须强调综合理解，将中医理论、传统针灸学、现代科学等知识结合起来，勤于思考，勇于探索，对所学重点难点知识进行理解、记忆、消化和吸收，方能达到更好的学习效果。

小　结

（1）实验针灸学是在中医理论指导下，应用现代科学技术与实验方法，研究针灸基本理论、作用规律和作用原理，指导临床实践的一门学科。

（2）实验针灸学的发展大致可分为 5 个阶段：新中国成立前的近半个世纪是萌芽阶段；从新中国的成立到 20 世纪 50 年代末是准备阶段；1959～1965 年，实验针灸学的奠基阶段；1966～1979 年，是实验针灸学形成阶段；1980 年至今，实验针灸学进入了发展阶段。

（3）实验针灸学的基本内容：针灸科学研究的基本方法和程序、针灸理论及技术的科学基础、针灸作用的基本规律和针灸作用机制。针灸理论的科学基础包括经络穴位现象，经络穴位的理化特征，经络穴位的结构、功能，经络穴位的假说等内容。针灸技术的科学基础包括针刺手法的作用机制，针感和手下感的形成机制、针刺得气机制，艾灸的作用要素和作用机制等内容。针灸作用的基本规律包括针灸的基本作用和作用特点、针灸作用的时效和量效特征、针灸效应的影响因素等内容。针灸作用机制包括针灸作用途径、针刺镇痛与针刺麻醉、针灸治疗疾病机制、针灸治未病机制等内容。

（4）实验针灸学的任务：促进针灸学发展是实验针灸学的主要任务。实验针灸学在验证和继承传统针灸学理论的基础上，研究针灸作用理论及作用机制等，不断充实和发展针灸学，赋予针灸学新的科学内涵。实现传统针灸学与现代科学的融合，促进针灸学的创新和发展。培养现代针灸人才是实验针灸学的任务之一。通过实验针灸学的学习，培育学生的科学素养，激发学生的创新思维，使学生初步具备发现问题、分析问题和解决问题的能力，以培养具有一定创新思维和较强实践能力的复合型针灸人才。服务于针灸临床是实验针灸学的最终任务。肯定疗效、提高疗效是实验针灸学研究的出发点和归宿，因而，服务于针灸临床是实验针灸学的生命所在。实验针灸学在针灸理论、规律、机制等方面研究的深入和突破，最终目的是促进针灸临床的发展。

（5）实验针灸学的学习方法，实验针灸学是一门具有实验性和研究性的学科，它是在中西医理论指导下应用实验研究方法和现代科学技术研究、验证、探索针灸原理、理论、规律，并最终服务于针灸临床的一门学科。所以学好实验针灸学要明确实验针灸学的研究方法，认识中西医思维方式的差异，交融知识以激发创新思维，注重探究以培养科学素养。通过学习，培养学生基本的科研思维能力，提升其实验动手能力，并使其逐步具备主动地将理论与临床相联系，用理论指导临床，临床推动理论的能力。使之具备继承能力、实践能力、发展能力。

（6）实验针灸学是针灸学的分支，与传统针灸学关系密切。传统针灸学主要解决针灸"如何治病"的问题，而实验针灸学主要解决"为何能治病"的问题。在现有成果的基础上，进一步在中医理论指导下，更好地应用现代科学技术和手段，彻底阐明针灸作用原理，解决针灸"为何能治病"的问题，提高临床疗效，更好地应用针灸，是实验针灸学发展的终极目标。

复习思考题

1. 实验针灸学的定义是什么？
2. 实验针灸学的基本内容和任务是什么？
3. 观察和实验的关系及区别是什么？
4. 实验针灸学的学习方法是什么？

（孟培燕　孔立红　周美启）

第一章　针灸科学研究程序与方法

掌握科学研究方法、培养科学素养是实验针灸学教学的重要任务之一。本章主要介绍针灸科学研究的基本程序和方法：科研选题、文献检索、建立假说、科研设计与实施及撰写论文；介绍针灸科学研究的具体类型：文献研究、实验研究、临床研究和转化研究及临床研究中的循证针灸学，培养学生初步具有发现问题、分析问题、解决问题的能力，以期启发学生的科学思维，初步建立科学研究的方法。

关键词：科学研究基本程序；科研选题；科研假说；科研设计；针灸科学研究类型；循证医学

第一节　针灸科学研究的基本程序

针灸科学研究与其他科学研究一样，是发现问题、分析问题和解决问题的过程，研究的过程需具备科学性、创新性、需求性和可行性，按照科学研究的基本程序进行。其基本程序是科研选题、文献检索、建立假说、科研设计与实施、撰写科研论文。

一、科研选题

针灸科学科研选题，是在针灸基本理论指导下，采用科学的研究方法来确定准备研究的课题。科研选题是科研活动的起点，反映了研究者专业知识、理论水平、科学思维能力、知识结构等，在科学研究过程中具有战略意义，也是需要解决的首要问题和关键环节，在一定程度上决定了科学研究的价值和意义。因此开展科学研究首先必须以科学的方法论为指导，在理论和实验方面进行充分论证，严肃认真地做好选题工作。

（一）基本原则

1. 科学性　指的是科研选题要符合客观规律，逻辑推理，有一定的科学理论和客观事实为依据，即在已有的科研实践基础上，借助文献资料和个人的经验总结，经过归纳、演绎、类比、分析、推理等科学思维确定科研选题并形成科学假说。切忌凭主观臆测选题。

2. 创新性　指的是选题必须具有先进性、新颖性和独创性。要选择前人没有解决或没有完全解决的问题，研究的结果应该是前人所不曾有过的成就，即独创、修改和拓延前人研究成果的课题。科研创新可以是理论上的新发现、新见解，体现在科研思路、科研选题等源头创新，临床应用研究的选题要以总结辨证论治新规律，防治重大疾病的新理论、新疗法、新技术、新的诊疗仪器和设备的研究为重点；或将已有先进技术应用于新领域的可能性的研究。选择具有创新性的课题需要在科研过程中目光敏锐，抓住线索，跟踪追击，以求突破。

3. 需求性　指的是科研选题必须符合社会发展的需要、防治疾病的需要、针灸学科和针灸理论发展的需要，注重理论探索和学术发展，使其具有实用价值和良好应用前景。

4. 可行性　指的是科研选题具有实施并完成课题的必要条件和保障，即对课题能否按计划进行并取得预期成果的评估。选题必须与自己具有的理论水平、技术能力、经费状况、研究条件等相适应，另外还须考虑课题组成员年龄层次，知识结构是否恰当，所需资金预算是否合理等。选题要从实际出发，量力而行。

（二）选题种类

1. 基础研究 探索在中医针灸领域中，带有全局性的一般规律的研究，以增加科学技术知识、解决未知领域的理论问题为目的。其研究成果可能对整个中医针灸领域甚至可能对生命科学产生深刻的影响，如针灸学中的经络腧穴实质的研究，经穴-脏腑相关性，针灸作用的规律和原理，时效和量效等研究。这类研究的特点是一般不以具体应用为目的，其探索性强、研究方法要求高。

2. 应用研究 针对中医针灸实践中的某一具体问题进行研究，并提出解决问题的方案和方法，以应用为目的。这类研究特点是采用基础研究提供的理论和成果，解决具体的问题，因此实用性强，理论和方法比较成熟，其研究周期一般较基础研究短，成功率较高。例如，针灸防治临床各科疾病的临床方案、疗效评估体系的研究，针刺手法规范化的研究等。在课题设计上要求技术路线清晰、方法具体可行、成果具有推广价值。

3. 开发研究 运用基础和应用研究的成果，研制出产品或对产品进行技术工艺改进的创造性研究，以物化研究为目的。这类研究是采用较成熟的理论和技术进行产品研究，未知因素较少，风险低，成功率高，具有投资大、经济效益高的特点，如中医针灸诊疗仪器的研制或改造等。

以上三类研究选题虽然不同，但却密切相关。基础研究为应用研究和开发研究提供理论依据；应用研究为基础研究提供有力的证据和素材；开发研究使应用研究得到拓展。

（三）选题思路

针灸科研选题的思路有多种，可以从临床或科研实践中选题，从文献查阅中选题，从学科交叉融合角度选题，也可以从学术争论或理论内部矛盾中选题。

1. 在医疗实践中选题 临床实践中常常会发现一些问题或对某种现象的机制产生一定的想法，这种原始的问题或初始意念是选题的重要线索。例如，从针刺可以治疗一般痛证中受到启发，联想到以针刺代替止痛药用于手术后止痛，由此进一步想到针刺能否用于手术前镇痛，甚至进一步延伸到针灸治疗抑郁症和成瘾性疾病。这种选题方式往往从临床或科研实践出发，其目的也是解决临床或实践中常遇到的问题。

2. 从文献报道中选题 从文献情报中寻找苗头或线索，或从同类成果中寻找薄弱环节，针对问题加以研究，即在继承前人实践经验和研究成果的基础上选题。例如，在文献阅读时发现有关"双固一通"的腧穴配伍方法，那这种方法在临床运用中是如何起到协同增效的作用，对于针灸治未病有哪些启发等问题就可以成为有价值的选题方向。

3. 从交叉学科中选题 随着科学技术的发展，诸多边缘学科的兴起，自然科学各学科之间的相互渗透和自然科学与社会科学之间的结合，使现代科学一方面进一步分化，另一方面又趋向结合，通过学科渗透和交叉的方法可发现许多选题线索，例如，将针灸针和生物纳米技术有机结合，做成纳米传感针，用于小分子的检测。

4. 从学术争议中选题 科学的发展产生了不同的学术理论或学术争议，以往的科学理论有可能不能完全解释新现象或新事实，从这些争议或理论局部入手选题也是研究选题的重要途径。

二、文献检索

文献检索是根据课题需要，运用科学的查找方法，利用各种检索工具和数据库等文献信息资源，以获取文献信息为目的，从众多的文献中迅速而准确地查出特定的文献、事实、数据的工作过程。通过文献检索，可以了解选题或假说的创新性和价值，评估科研设计的正确性、科学性，确认研究方法或技术手段的合理性和可行性，并能在研究过程中发现问题、完善假说、避免重复和扩大视野。因此，查阅文献、收集信息贯穿于课题研究的全过程。实验针灸学常用的医学核心数据库及电子资源见表1-1。

（一）文献检索的基本过程

1. 分析课题 包括分析课题的内容，以便确定检索途径；分析课题所涉及的内容和学科范围，以确定相关检索标识，确定检索工具和检索文档。

2. 确定检索工具和信息源 根据研究的需要，选用书目、期刊指南、索引、文摘等检索工具，并在相应的信息源（图书杂志、大众媒体、磁盘、光盘、计算机网络等）中查找文献。

3. 确定检索途径和方法 选择好检索工具后，需进一步确定检索途径和方法，研究者可根据既定的文献标识，如作者名、文献名、文献代码、图书分类体系、主题词等进行检索。最常见的检索途径有主题词检索、关键词检索和分类检索，最常用的检索方法有顺查法、倒查法、抽查法等。

4. 加工处理文献 在检索完成后，还需对查找到的文献进行分类整理，筛选鉴定，剔除重复和价值不大的文献，核对重要文献的出处来源。

（二）文献检索的主要途径和方法

1. 检索途径 医学文献检索的主要途径包括主题途径、分类途径、著作途径、题名途径等。

（1）主题途径：是从文献主题内容角度来检索信息的途径。它以主题词作为检索标识，利用检索工具的主题索引或关键词索引、计算机检索系统的主题词字段限制来提供主题检索途径。主题词是揭示信息主题内容的词、词组或短语，包括标题词、叙词和关键词等，检索时根据课题和具体的检索工具确定主题词。由于主题词的规范性，因此输入的主题词必须完全正确，因此每次使用需要查找主题词表。用关键词检索的最大优点是词语不必规范化，用户可根据自己的需要，选择熟悉的词语进行检索，不用特意记忆或事先查找词汇，比较方便。其缺点是容易漏检，因而使用这种途径进行检索时，必须同时考虑多个同义词、近义词，以减少漏检。

（2）分类途径：分类号检索是根据按一定规则编排的分类表进行检索。检索工具中常用"目次表""类目表""分类目录""分类索引"等来提供分类检索途径。

（3）著者途径：以文献的责任者、编译者的姓名为检索标识来查找文献的途径。可通过著者索引、机构名称索引或计算机检索系统的著者字段限制来查找文献。

（4）题名途径：是以书名、刊名、篇名等标题名称作为检索标识来查找信息的途径。

2. 检索方法

（1）直接法：是利用文摘或题录等各种文献检索工具查找文献的方法，按时间顺序查找，可顺查、倒查和抽查。①顺查法：自课题研究的起始年代，从远到近查找。这种逐年顺查的方法比较全面，不遗漏，缺点是比较费时间、检索效率低。②倒查法：与顺查法相反，是由近而远、逆时间顺序的检索方法。这种方法适用于一些新课题或有新内容的老课题，查找效率高，省时省力，但容易遗漏有用的文献。③抽查法：针对学科或课题的研究特点，根据文献资料发表集中的年代或时期，抽出其中一段时间进行文献检索的方法。一般适合在熟悉该学科、课题发展的情况下使用。

（2）追溯法：即利用现有文献资料后面所附的引用参考文献进行追溯查找。这是检索者最常用的一种方法，它可以扩大文献的检索范围，节省查找书目、索引等检索工具的时间，由远及近将一批有关文献查出来，一般多利用述评、综述或专著进行追踪查找。

（3）分段法：即是将上述两种方法结合使用，即先通过选定的检索工具查找出一批文献，然后再利用文献所附的参考文献来追溯查找，如此交替地往前推移。这种方法多在科研人员选定了课题、制定了科研计划后才使用。

表 1-1 实验针灸学常用的医学核心数据库及电子资源

中文数据库		外文数据库	
全文数据库	文摘数据库	全文数据库	文摘数据库
中国知网（CNKI） 维普期刊数据库 万方数据库（含中华医学会期刊）	中国生物医学文献数据库（CBM）	ScienceDirect SpringerLink EBSCO NSTL Wiley-Blackwell	PubMed（含部分免费全文） OVID 检索平台（可链接全文） Web of Science（可链接全文） BIOSIS Previews
学位论文	会议论文	学位论文	会议论文
万方学位论文数据库 CNKI 学位论文数据库 国家科技图书文献中心（NSTL） CALIS 高校学位论文数据库	万方中国会议论文库 CNKI 中国重要会议论文全文数据库 国家科技图书文献中心（NSTL）	ProQuest 欧美博硕士学位论文数据库 国际博硕论文数字图书馆（NDLTD） 加拿大 AMICUS 学位论文	ISI Proceeding BIOSIS Previews （也可在 CNKI、CALIS 检索）
专利	电子图书	专利	电子图书
中国知网（CNKI） 中国国家知识产权局数据库 中国专利信息检索系统	中国国家数字图书馆 读秀知识库 书生之家 超星电子图书 方正 Apabi 电子图书	美国专利与商标局专利数据库服务系统（USPTO） 德温特世界专利索引 欧洲专利数据库（esp@cenet） 日本专利局数据库 世界知识产权组织（WIPO）专利数据库	EBSCO 美国国家学术出版社（NAP）
循证医学证据检索		生物信息类资源检索	
Cochrane Library 数据库 EBM 循证医学数据库 美国国立指南库 BMJ Clinical Evidence 数据库 ProQuest Medical Evidence Matters Archive 数据库 英国 NHS CRD 中心出版物		核酸序列数据库（Gen-Bank、EMBL-Bank、DDBJ） 蛋白质序列数据库（PIR、SWISS-PROT、TrEMBL、GenPept、UniProt、OWL） 蛋白质结构数据库（PDB、MMDB、DSSP、HSSP、SCOP、CATH） 蛋白质功能数据库（BOND、DIP、STRING、KEGG） 基因组数据库（Entrez Genomes、Ensembl、UCSC Genome Browser 等） 疾病相关基因数据库（OMIM、GeneCards 等）	

三、建立假说

建立假说是指围绕初始意念进行文献检索后，在理论上对所研究的问题进行合理而充分的解释，并形成有待证实的理论认识。假说的建立为科研设计提供了目标，为科研展开提供了焦点和主线，是对研究工作的具体引导，使研究方向明确清晰，避免了研究的盲目性。建立假说是科学研究的核心问题，假说的正确与否从根本上决定科研工作的成败，假说水平的高低决定科研成果水平的高低。

科学研究的过程就是不断发现新事物和新现象，不断形成和更新各种假说的过程，如果这种假说得到有力的证明，就会形成新的理论和学说，科学家们在不断探索和研究中，完善和发展正确的假说，从而促进科学发展。

（一）假说的特性

1. 以科学原理为指导　科学假说大多是在大量临床实践的基础上摸索总结出来的，带有规律性的认识或提炼概括出的理论思维。如经络实质的二重反射假说认为，针刺穴位一方面可以通过中枢神经系统引起通常的反射效应（即长反射）；另一方面由于局部组织损伤而产生的一些酶化学物质作用于游离神经末梢，引起一系列的短反射，从而引起了各种循经经络现象。该假说就是基于生理学中已知的事实和循经感传的特点而提出的。

2. 以经验事实为依据　任何科学的假说，都有其或多或少的经验依据。它既不同于某种"想当然"的主观信念，也不同于富有浪漫气质的科学幻想，而是对某个问题有根有据的解答。如对穴位研究，提出穴位是一个由多种组织构成的立体构筑，就是基于大量的层次解剖、断层解剖、巨微解剖和显微解剖等形态学研究而来。

3. 有严谨的推理过程　尽管假说是以事实为依据、通过科学思维做出的推想，但这种推想只是一个推测性的说明，并非研究结论，具有很多不确定性，有待于进一步通过科学实验来检验或证实。例如，临床实践和大量的动物实验表明，针刺辅助麻醉可以减少麻醉药的使用量，并加快术后患者或实验动物的恢复，据此研究者提出针刺基于机体的内源性保护机制，对术后的重要器官起到保护作用的假说。

4. 经得起实践检验　假说的科学价值在于可被重复和验证，重复和验证的越多，科学价值越大，越接近理论范畴。对于医学科研，科学假说必须在实践中可以重复和验证，例如，在长时间或反复多次针刺后会出现针刺镇痛效应降低的现象，即发生了针刺耐受，研究者推测产生这一现象的原因除了穴位感受器具有适应性外，可能还存在与介导电针镇痛的内源性阿片肽相对立的抗阿片肽或其他物质，后来研究发现，针刺耐受与反复针刺后引起的脑内八肽胆囊收缩素和血管紧张素Ⅱ含量增高有关，从而验证了假说。

（二）形成假说的方法

1. 归纳法　是从特殊到一般的归纳过程，即从大量的临床现象中经过综合和系统加工，找出它们主要现象的共同特征。例如，通过幻肢感传这一特殊的现象，又通过硬膜外麻醉患者的循经感传也能进入麻醉区的事实，提出循经感传的机制为中枢兴奋扩散的假说，就是把在特殊情况下已经证明无误的规律提高为一般情况下的假说，这是建立假说的一种极其重要的方法。

2. 演绎法　是从一般到特殊的认识过程，也可以说是采用已知的一般规律和理论解释另一个特殊事物或现象，这就是演绎推理所建立的假说。这种由演绎推理建立假说的方法也是研究者所普遍采用的。例如，通过大量的事实，人们已知生物全息现象普遍存在，通过这个理论，在人体上相继发现了耳穴、头穴等，并发明了腹针、鼻针、眼针、口唇针等各种微针疗法。

3. 类推法　是根据已知事实或规律推论未知事物的方法。在生命科学中有很多现象和过程，具有较好的相似性和对称性。中医学的许多假说，是根据类比和对称的原则建立的，五行学说中各行的性质即是类比，阴阳、经络就具有典型的对称性，它们之中既有各自特点，又有彼此间的共同点，由于共同点的存在，就可以用已知的事物去类推未知的事物。

建立假说的方法还有回溯法、移植法、经验公式法等多种方法，可以在具体情况下具体应用。

（三）假说建立的步骤

1. 意念的提出和形成　在建立初步假设之前，研究者要掌握事实，进行细致严谨的临床观察和总结，找出主要矛盾和解决矛盾的切入点及方法，进而提出问题，形成初始意念。

2. 假说的补充和完善　进一步对所掌握的事实和资料及已知的科学理论进行广泛的论证，形成初步假说。初步假说形成后，还需要从多方面、多角度为假说寻找依据，多方进行论证和修订，不断补充，不断完善，从而形成相对合理的科学假说。

3. 假说的检验　假说毕竟是假说，包含许多尚未确定的成分，因此必须经过实践去检验和修订，最后才能够得到真实的认识。假说检验分为以下两部分。

（1）逻辑分析：主要是检验假说在理论上是否成立，其方法主要是采用严密的逻辑证明和反驳，即从少数简单前提出发，通过严密的逻辑推理得出的解释，如果与已有事实或理论不相矛盾，并能推出新颖独特的预测，则可进行下一步实践检验。

（2）实践检验：实践是检验假说最重要的标准。实践检验包括调查、观察和实验等不同方法，可通过科研设计、科研课题完成。若结果符合假说的预期结果，说明选题在实验的特定条件下是正确的；实验结果部分符合假说预期结果，应进一步分析、修改和补充假说后，再进行实验；实验结果与假说不符，不能轻易否定假说，应从不同角度和侧面再进行检验；实验结果与假说预期结果截然相反，即使修改和补充假说也不能自圆其说时，一般应考虑放弃。

四、科研设计与实施

科研设计是为了验证科学假说。科研设计针对某项科研课题而制订，包括总体计划、研究方法、技术路线与实施方案等。科研设计直接影响到科研的实施、结果和成败，是科研中重要的环节。科研设计结束后，即可按照有关设计实施。

（一）科研设计内容

科研设计包括方法技术设计、统计方法设计、研究进度设计和科研团队设计等。

1. 方法技术设计　运用专业理论知识和实验技术进行设计，包括明确研究目的，确定研究方法、研究对象、样本大小、观察指标及资料收集方法，误差与偏倚的控制，研究工作的必备条件，解决研究结果的科学性、创新性和实用性等问题。

2. 统计方法设计　运用统计学知识设计实验的对照、重复、均衡、随机化、误差控制、估计样本含量、经费预算、收集及整理和分析资料，解决研究成果的可靠性、重复性和经济性等问题。

3. 研究进度设计　根据课题的研究计划年限对研究方案安排时间进度，包括远期目标、近期计划，保证按期完成任务。

4. 科研团队设计　对科研人员的技术水平、专业进行设计，组建学术水平高、技术力量雄厚、专业结构合理的科研团队。

（二）科研设计基本要素

科研设计包括受试对象、受试因素、实验效应三大基本要素。

1. 受试对象　指研究者施加处理的对象，包括人、动物、器官、细胞等，针灸科研中受试对象主要是动物或人。受试对象的正确选择是实验结果可信、实验成功的关键，要制订受试对象纳入标准和排除标准，减少或消除对实验结果的干扰和影响，重视受试对象的同质性，同时临床实验（试验）必须考虑到伦理道德问题、经济学问题、患者的依从性问题等。选择受试对象时应着重考虑下列基本条件。

（1）敏感性：受试对象对被施加的处理因素应有较高的敏感性，容易显示处理效应。因猫对呕吐反应最敏感，且其呕吐机制与人类最为接近，所以常用猫作为呕吐反应的受试对象。

（2）稳定性：受试对象对处理因素的反应应有恒定性，可减少误差。反应不稳定、指标的波动幅度大，结果的误差也大。

（3）依从性：即受试对象接受处理因素的合作程度。

（4）可行性：在研究周期内能够得到足够的、符合条件的受试对象。

2. 受试因素 根据研究目的，欲施加于实验对象并引起直接或间接效应的因素。既可以是研究者主动施加的外部干预，如动物模型的造模因素和药物、针灸、推拿等干预因素，也可以是受试对象客观存在的固有因素，如中医证候、性别、年龄等。实验针灸学研究常用的处理因素有针刺、艾灸、推拿、药物或其他生物、物理和化学等因素。

受试因素可有不同的类别。每次研究只观察一个类别的作用，称为单因素研究；如同时观察多个类别的作用，则称为多因素研究。同一类别的因素，可有不同的水平，如不同针灸刺激量、作用时间与方式等。不同的因素、不同的水平可能产生不同的效应，如针灸疗效研究中给予研究对象（人或动物）不同的穴位、相同的操作方法就是单因素，而不同的穴位、不同的操作方法、不同的疗程就是多因素。在针灸科研设计的实施过程中，应保持处理因素的标准化与稳定性。如穴位定位、刺激方法、针具规格、使用手法、刺激时间、疗程等处理因素应做出明确规定，保持标准化，维持稳定性。

3. 实验效应 指处理因素作用于受试对象的反应和结局，通常用效应指标来体现。选择效应指标时应优先考虑客观指标、计量指标、变异小的指标和动态指标。选择的效应指标应具有以下特性。

（1）关联性：是所选指标应与研究目的有本质的联系，能确切反映研究因素的效应。除了注意所选指标与实验的关联度外，还应注意指标间的关联性，可选择指标之间是并列关系或是上下关系，是效应与机制关系或是佐证或反证的关系等。

（2）特异性：指能反映某一病证及效应的专属性，不易受其他因素干扰，可分为判别性指标、评价性指标、预测性指标三种。判别性指标用于临床研究中疾病的诊断，评价性指标用于临床试验的疗效评价，预测性指标用于个体临床事件发生可能性的估计和疾病的发生或预后状况的事前估测。

（3）精确性：要求观察指标既精密又准确，精密性指重复观察时各观察值与其平均值的接近程度，其差值属于随机误差；准确性指观察值与其真实值的接近程度，主要受系统误差的影响。为保证实验效果的精确可靠，尽量采用先进的实验方法和可重复的实验手段。

（4）灵敏性：灵敏度高的指标能使处理因素引起的微小效应显示出来。指标的灵敏度与测试技术、测量方法、仪器精密度等方面关系密切。但要注意，过高的灵敏性容易造成假阳性。

（5）客观性：是指观察指标本身具有客观特性，避免受主观因素干扰，可度量和检测。根据指标本身具有的客观特性可将观测指标分为定量指标、定性指标。定量指标是指观察指标能通过适当的手段和方法被客观地度量和检测，并以一定的量表述其观测值；定性指标是指观察指标本身虽具有客观表现，但检测的结果只能定性地描述。

（三）科研设计基本原则

科研设计应遵循的基本原则是随机、对照、重复，临床研究还有盲法。

1. 随机 是使每一个体都有均等机会被分配到任何一个组别中，分组结果不受人为因素的干扰和影响。通过随机化，一是尽量使抽取的样本能够代表总体，减少抽样误差；二是使各组样本的条件尽量一致，消除或减少组间的误差，从而使处理因素产生的效应更加客观，便于得出正确的实验结果。常用方法如下。

（1）完全随机法：也称简单随机法，包括抽签法、抓阄法、扔硬币法、随机数字表法和计算机随机编码等。这些方法操作简便，但例数较少时易出现各组例数不平衡的情况。

（2）区组随机法：先将研究对象分为不同区组，然后再对每一区组内的研究对象用简单随机法进行分配。本方法能保证各组人数相等，便于逐渐累积临床病例。

（3）分层随机法：对可能影响试验过程和结果的主要混杂因素（如年龄、性别、病情、疾病分期等）进行分层，使每一层内完全随机化分组进行样本分配，可使实验组与对照组之间的均衡性增强，可比性增大。

2. 对照 是指确立实验中可供相互比较的组别。目的在于控制各种混杂因素，鉴别处理因素与非处理因素的差异，消除和减少实验误差，提高研究结果的真实性和可靠性。常用的对照方法如下。

（1）空白对照：又称正常对照，在不加任何处理的空白条件下进行观察的一种对照方法。原则上临床疗效对比研究不用空白对照。

（2）实验对照：是采用与实验组相同操作条件的对照，即对照组除无处理因素外，施加与处理因素组相同的其他实验因素。

（3）标准对照：即采用目前标准的或公认的、通用的方法做对照，即以参考值、理论值、经验值或标准值等标准条件进行对照。研究中医针灸治疗方法或疗效时，可设目前国内或国外已被公认的药物或疗法作为标准对照。

（4）自身对照：将同一受试对象实验后的结果与实验前的资料进行比较，如针灸前、后的对比研究，是临床常用的一种对照方法。

（5）配对对照：把研究对象条件（年龄、性别、病灶、病程等）相近似两个配成一对，再把每一对中的研究对象随机分配到各比较组中去，给予不同的处理因素，对比两者之间的不同效应。

（6）相互对照：又称组间对照，不设立对照组，但几个实验组、几种处理方法之间互为对照。例如，同一针灸方法不同时间的对照、不同针灸方法的对照、针灸和药物的对照等，此法在针灸临床研究中应用较多。

（7）安慰对照：是空白对照的特殊类型，目的在于克服对照组患者由于心理因素所造成的偏倚。如在药物疗效研究中常有安慰剂对照，安慰剂要求在外观、颜色、形状上与实验药物完全一致，但无明显的药理作用。针灸的安慰对照（如假针刺组）还存在着一些争议和问题，有待标准化、规范化和统一化。

3. 重复　要求研究样本对于相应的总体具有代表性，既指实验过程多次重复进行，又指按照实验方法其他人也能重复。重复是保证科研成果可靠性的重要措施之一。

4. 盲法　主要用于临床科研中。盲法是指受试对象、实验研究者和结果测量者三者中任一者或一者以上不知道受试对象分组情况和实验措施的实验方法。其目的是克服研究者或受试者的偏倚和主观偏见。主要分为以下几种。

（1）单盲法：研究对象不知道所接受治疗措施的具体内容，包括分组或者所施加的处理因素。单盲法可以避免来自受试者主观因素对疗效造成的偏倚，但仍然无法克服来自研究者主观因素对疗效判断的影响。

（2）双盲法：研究者和研究对象均不知分组情况和所施加的处理因素具体内容。双盲实验大大减少了来自研究者和研究对象两方面主观因素所造成的偏倚。但双盲法并非适用于所有的临床研究，有些临床试验实施双盲法较困难，例如，探讨针灸疗法的疗效，针灸医师的手法操作暂无公认、有效的盲法。

（3）三盲法：研究对象、观察者与研究者均不知道研究对象分组情况或者所施加的研究因素。三盲法可将偏倚降到最低程度，使评价结果更符合客观情况，是一种客观、合理、严肃的临床试验方法，但在实际的应用中实施起来比较困难，故实际应用中较少。

五、撰写科研论文

医学科研论文是医学科学研究工作的书面总结，是交流、传播医学科技信息的基本形式。

（一）医学科研论文的类型

1. 按论文写作目的分类

（1）学术论文：对医学领域中的问题进行研究和探讨，并对医学研究中取得的新成果、新理论或新技术进行文字总结，作为信息交流的论文。

（2）学位论文：为申请学位而书写的供评审其科研水平的学术论文，主要反映作者在学位攻读期间所做的科研工作和科研成果。

2. 按论文资料来源分类

（1）原著：作者根据具体选题所进行的调查研究、实验研究、临床研究及临床工作经验总结，直接表现作者研究现状和水平，并能体现其新观点、新方法和新理论。原著是医学期刊文献的主要组成部分。

（2）编著：作者结合个人的研究经验，把分散的资料按照个人的观点和体系编排起来，使读者能在较短时间内了解某一领域的研究进展情况，教科书、专著、综述等都属于这一类。

3. 按医学学科分类 主要有基础、临床、预防医学论文三种形式。基础医学论文包括基础理论研究、实验研究、现场调查研究等形成的论文；临床医学论文包括诊断、治疗、护理等方面的论文；预防医学论文包括卫生保健、防疫、流行病学调查等方面的论文，其中临床、预防医学论文以回顾性总结分析类论文居多。

（二）医学科研论文撰写要求

1. 科学性 是科学论文的灵魂和生命。它必须有足够的、可靠的和精确的实验数据或现象观察或逻辑推理作为依据。科学论文的内容应为科学实践证明，取得预期结果或解决相关问题，具有可重复性。从课题设计的合理性、研究方法的精确性、资料处理的科学性、实验结论的客观性等方面评价和体现论文的科学性。

2. 创新性 科研论文是科学研究和技术创新成果的科学记录，它不同于一般的专著、教科书或工作总结。论文应有新的发现或发明，而不是一味重复过去的资料和结论。例如，基础研究应选题新颖、方法先进，有新发现或新观点；临床研究应有新方法、新方案，且疗效更好。

3. 实用性 医学是一门应用科学，除少数纯理论研究的论文之外，绝大多数医学论文应结合医疗、预防的工作实际，力求解决临床实际问题。例如，进行动物实验，不单纯是为了进行研究而研究，或为了发表几篇文章而研究，而应在动物研究的基础上，在条件成熟的时候，过渡到临床，造福于人类。论文的实用价值越大，其指导作用也就越大，越具重要性，也就越受读者欢迎。

4. 逻辑性 医学科研论文是通过实验研究或临床医疗观察材料，经分析、综合、抽象、概括及推理后的总结，是将获得的实验数据进行由此及彼、由表及里的分析，概括出其本质和规律性东西，具有极强的逻辑性。

5. 规范性 医学论文写作要遵守一定的规范格式。尽管不同的科技期刊均有其固定的写作格式，但从整体来看，已日趋统一化、规范化、标准化。规范化的格式有利于科研信息的国内、国外交流，也便于文献检索。

6. 可读性 撰写医学论文是为了交流、传播、存储新的医学科研信息，让他人用较少的时间阅读、理解论文的内容。论文应结构严谨、层次清楚、图表清晰、语言通顺、表达精练准确，具有良好的可读性。但应切忌华丽辞藻的修饰，脱离实际的夸张。

（三）医学科研论文的基本架构

科技发展使科研论文逐渐成为一种特殊的文体。科研论文的撰写形式是为科学反映研究的内容服务，参照国家标准撰写，有利于论文的存储、检索和应用。医学科研论文主要包括标题、作者、摘要、关键词、正文、结论、小结、参考文献等基本格式。详细内容请参阅中华人民共和国国家标准《科学技术报告、学位论文和学术论文的编写格式》。

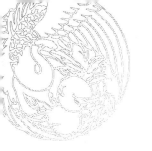

第二节　针灸科学的研究类型

医学科学研究是一门在生物学、物理学、化学等学科发展的基础上形成的综合性应用科学，是获得关于人体及人体疾病的知识和创造防病治病技术的科学实践活动。医学科研的对象是人的生命现象与疾病过程，其任务在于揭示人体生命本质和疾病机制，创造防病治病的各种技术手段。

根据研究目的、受试对象的不同，实验针灸学研究可分为文献研究、实验研究、临床研究和转化研究。前三者互为条件，是发展针灸学的三条基本途径，转化研究则是将前三者相结合，将基础研究成果快速有效地转化为可应用的医学技术。文献研究能发现问题，找出规律，为实验研究、临床研究提供参考和依据；实验研究可以阐明针灸作用原理和规律，提高针灸的临床疗效，扩大针灸临床适应证的范围；临床研究是实验针灸学的动力，因为仅凭临床观察印象判断，不能确定针灸对某种疾病的确切疗效，只有通过在控制条件下的临床实验研究，把患者主观感受的变化、生活质量方面的提高等指标与患者体征及各相关检验、检查等客观指标的变化相结合，才能做出更为科学的判断和令人信服的结论；转化医学研究则是在基础研究和临床应用之间建立有效的互动联系，即在临床实践中发现问题，为基础研究确定研究目标和内容，并最终为临床服务。

一、文献研究

文献研究是根据研究目标的需要，通过检索和查阅各种文献来获得相关资料，系统、全面、正确地了解相关领域的研究动态，从中发现问题，总结出研究内容关键点的一种研究方法。文献研究是科研工作中最常用的方法，获得实验针灸学研究领域的相关科研动态、制订科研方案、研究针灸作用相关课题，都离不开文献研究。文献研究法主要有非结构式定性分析方法和结构式定量分析方法，它们各从不同的侧面对文献中所包含的信息进行加工和整理。针灸文献研究包括针灸数据挖掘研究和针灸文献评价研究。

（一）针灸数据挖掘研究

针灸数据挖掘研究是从海量的针灸文献数据中获取有效、新颖、具有潜在应用价值信息的过程。针灸学数千年的发展历程中所积累的历史文献和现代科技期刊文献、报纸、书籍包含大量的针灸信息，有多源性、多模式性、名称多样性、不完整性、冗余性等特点，如何从复杂的信息中提取出有价值的信息，指导临床决策和科研设计，是针灸文献研究重点关注的领域。数据挖掘技术是指采用特定的技术和算法从数据中抽取知识和规律。基于数据挖掘技术能对复杂异常的定性描述进行关联分析，从大量的、不完全的、有噪声的、模糊的、随机的数据中提取隐含的但又潜在有用的信息和知识，并揭示其规律性。例如，对针灸治疗病证、历代腧穴主治等进行频次分析；对腧穴、经络、针灸处方、主治病证、针刺方法等各种相关因素进行关联分析，从而进一步探索针灸治疗、预防疾病基本规律，因此采用数据挖掘技术提取有效针灸文献信息，是针灸数据挖掘研究的新视角。数据挖掘的实施步骤如下。

1. 数据准备　指消除数据噪声和与挖掘主题明显无关的数据，完成对数据的筛选、变换和预处理。

2. 数据挖掘　针对要挖掘的问题的具体情况和对挖掘算法的具体要求（如针灸治疗偏头痛处方信息中外关穴的应用频次），选择合适的挖掘工具对预处理后的数据进行数据挖掘。

3. 结果分析　在数据挖掘中得到的模式可能是没有实际意义或者没有使用价值的，也可能是不能准确反映数据的真实意义，因此要对数据挖掘的结果进行解释和评估，转换为可被用户理解的知识。

（二）针灸文献评价研究

文献评价研究中最常采用的方法是系统评价。系统评价是一种严格评价文献的方法，采用严格的选择、评价方法，将真实、可靠而有临床应用价值的信息进行合成，为医生、研究者、决策者提供最佳证据和相关的研究线索。系统评价的基本步骤包括提出问题、收集文献、评价研究质量、提取分析数据、撰写评价报告。

系统评价的题目多来自临床实践，如恶性肿瘤、心脑血管疾病和各种慢性疾病的治疗方法的评估，大样本临床试验会消耗大量的人力、财力和时间，可行性差，若将多个质量较高的同质临床试验结果应用系统评价的方法进行合成，相当于扩大了样本含量，就可得出较可靠的结论，帮助临床医师进行医疗决策。应采用临床流行病学方法对纳入的文献资料进行评价，主要包括以下几点。

（1）判断文献的内在真实性，即是否存在各种偏倚因素及其影响程度。

（2）判断文献的外在真实性，即结果的实用价值与推广应用的条件，主要与研究对象的特征、研究措施和结果的选择标准密切相关。

（3）分析影响结果的因素，如针灸研究方案的合理性、施术者的资格和资历、疗程及患者依从性等因素。

（4）通过定量、定性分析方法获得相应的结果，为医务工作者或政策制定者的决策提供二级证据。

系统评价的总体流程图（图 1-1）如下。

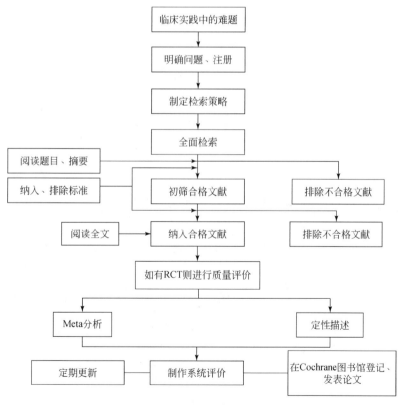

图 1-1　系统评价流程图
RCT：随机对照试验

二、实验研究

实验研究是以实验手段取得科学资料的研究方法，以明确的科学目的为特征，完全在人工控制的条件下考察客观事物，使研究问题中的一些偶然因素有目的、有计划、有预见地减少，通过控制或改变其中某些需要研究的因素，可能获得比较可靠的科学数据。应用实验方法是现代医学和中医现代化研究的一个显著特征，充分应用实验研究手段对人体及其疾病过程做出定性和定量的客观研究是现代医学飞速发展的原因之一。因此，中医药学要发展就必须吸取现代科学技术的精华，积极创造条件开展实验研究。

医学研究中最常用的研究方法是动物实验研究，能弥补人体实验研究的不足，进行许多在人体上不能进行的研究（特别是创伤性研究），获得许多人体研究中无法取得的信息和认识，有助于研究向纵深发展。例如，开颅埋植电极，切除或定位损毁某神经核团以观察损毁前后的生理、病理变化及与针灸的关系；切断神经干来观察分析针灸作用的传导途径，检查中枢神经组织某些生化指标以了解针灸的作用机制，这些研究均不能在人体上进行，但是可以用动物实验代替。另外实验动物可以复制出人类疾病的模型，用于研究分析针灸治疗该病的效应与机制。例如，结扎大鼠的大脑中动脉造成脑梗死模型，然后进行针灸治疗，观察脑内某些生化指标或形态学指标的变化，来研究针灸对缺血性脑血管病的治疗机制；还可以采用不同的针灸方法来观察其对某种疾病动物模型的疗效差异，为针灸治疗各种疾病选择最佳治疗方案提供科学理论依据。

同时，要认识到动物实验并不能完全取代临床试验，因为动物与人之间毕竟存在着一定的差异，故不能将动物实验的结论直接推论到人身上，动物实验结果要想指导临床实践，还需一个慎重的临床过渡性过程，经过探索、修正、验证、确认后，才能成为一种新的理论或方法用于临床实践。

临床研究和实验研究常常是相互结合、相互补充的，动物实验应以临床事实为依据进行设计和评价，临床试验也应以动物实验的资料和证据作为参考和启示。人体可以进行临床研究和实验研究，临床研究主要解决的是针对患者的有效性、安全性和耐受性问题，以及作用规律和部分机制；实验研究目的重点在作用机制方面，如研究不同针灸方法、不同腧穴、不同针灸处方对人体生理参数的调节作用，针刺镇痛的临床观察及其机制，不同手法对人体循经感传现象的影响等。人体实验研究，可以揭示针灸对人体的调节作用及其机制，为进一步应用针灸治疗疾病提供理论基础。

三、临床研究

临床研究主要包括治疗研究、诊断研究、筛检研究、预后研究、病因研究、规律研究、机制研究等。治疗研究包括对药物、疗法及其他医疗服务效果或不良反应的评价；诊断研究是评价某一诊断性实验的真实性、可靠性和实用性；筛检研究评价该方法的真实性、可靠性和实用性；预后研究主要用于预后影响因素的研究；病因研究主要用于疾病危险因素的干预研究；规律研究主要用于发病规律、治疗规律及其影响因素的研究等；机制研究主要用于干预手段起效原理的研究。

实验针灸学的临床研究主要是在临床评价疗效完成的基础上，进一步在临床研究中探索治疗规律和治疗原理。如探索针灸的时效规律；研究针刺治疗脑血管病时脑血流的变化；研究针灸治疗溃疡型结肠炎时血液中相关免疫因子的变化等。

在借鉴现代临床流行病学、循证医学中临床研究方法的基础上，实验针灸学所采用的临床研究方法主要依据 2010 年修订的《针灸临床研究方法指南》中的内容。下面以随机对照试验（randomized controlled trial，RCT）为例。

（一）随机对照临床试验的设计

针灸的随机临床研究应当由研究者在生物统计学者的参与下进行设计，以保证研究的质量。

1. 病例选择 采用严格的诊断标准、辨证标准、纳入标准、排除标准和剔除标准，确定入围的患者能代表所研究的患者群。

2. 研究规模 研究样本量应根据统计学分析的需要而决定。为了提供充分的统计学数据，需要具有足够的样本规模，应先进行样本量的估算。若两组疗效差异不能精确估计，则小样本研究至少每组 30 例，大样本研究至少每组 100 例。

3. 研究场所 研究场所的选择必须满足以下条件：充足的医疗设施、必要的实验室、足够的科研人员及可以应对和处理医疗过程中出现紧急情况的能力。

4. 盲法设计 双盲技术可以用于随机对照临床试验，患者、研究人员及试验结果评估人员等都适用。由于针灸操作的特殊性，目前主要根据设计者、操作者和观察者三分离的原则进行，即将实验结果的评估情况对治疗方面保密，结果评估人应对施行者负责。

5. 随机原则 一方面要从总群体中进行研究群体的随机取样；另一方面要随机分配，即将患者以偶然性机制分到任何一个治疗组中。

6. 对照观察 根据试验目的对照组可需要一组或多组，如假针灸组、无治疗组、常规标准治疗组等。

（二）研究方案的形成

研究方案应包括研究的题目、研究背景和目的、立论依据、研究方法及受试者、干预措施、效应指标、样本量、随机、对照、盲法、统计学方法的制订、试验注册、成果评价的方法、与研究有关的道德方面的考虑与措施、治疗师的背景、资助等（流程图见图 1-2）。其中针刺研究内容包括针刺治疗的合理性、针刺的细节，如所选穴位、患者体位、取穴方法、针具型号、进针方向、进针角度、进针深度、行针情况、留针时间、治疗日程、治疗时间、随访步骤、不良反应等记录。另外需要告知研究工作人员的信息，研究完成的时间表，与有关管理机构的交流情况。

研究方案应经由道德考察委员会来考察和批准。委员会的工作应在世界医学协会赫尔辛基宣言及所在国或机构制定的有关文件的指导下进行。

（三）病例报告方式

病例报告表根据研究方案的规定设计来记录试验过程中每一个试验对象的数据资料，每一个试验患者的病例报告必须是完整的，而且要有研究人员及评估人员的签字。试验中所有的经过都必须有文件记录，包括不良反应现象。

（四）资料管理

保存记录及资料用于集中研究信息，为分析提供依据。研究人员和指导者必须保证信息采集资料的高质量，病例报告表应根据研究方案的规定设计来记录实验过程中每个实验对象的数据资料，应有步骤地采集资料以保证其信息的保护、保留和再利用，并保证其易于核实和审查。

（五）统计分析

研究设计开始时，需要生物统计专业人员的参与，例如，确定所需患者的数目，以便在研究中取得有意义的结果；在研究方案中要包括所用的统计学分析方法，并加以详细说明；最后进行分析结果时，应以便于临床解释的方式阐明。

（六）研究督察

督察应贯通研究实施的全过程，直到研究结束为止。因为针灸的疗效在疗程结束后仍持续一段时间，所以探索性研究方案应对受试者进行随访性评估，随访的时间可取决于针灸疗效的持续时间，过长或过短都会曲解其结果。

（七）研究报告

研究负责人应做出试验的最终报告，提供给研究项目的主持资助人、道德考察委员会及所在地法规认定的任何其他当局机构。最终报告是研究项目完成后对其全面的描述，包括研究结果的发表与评价、统计学分析，以及道德方面、统计学方面与临床方面的评价。针灸临床研究的结果应及时予以公开发表，但必须包括所有的不良事件，甚至未能显示疗效结果的研究也应当发表。因为有选择性地发表（如只讲有利于自己的结果）会导致某种形式的错觉。

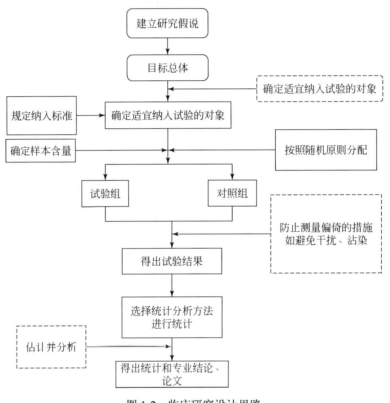

图 1-2　临床研究设计思路

四、转化研究

转化医学，为打破基础医学与药物研发、临床医学之间固有的屏障，在其间建立起直接的双向联系，从实验室到病床，把基础研究获得的知识和成果快速转化为临床上的治疗新方法，对临床上疾病的进程和特性进行观察并提供反馈意见以促进基础研究，从而提高在全社会的最佳医疗和卫生管理实践能力，这是一种全新的医学模式。转化研究是转化医学的重要组成部分，是利用从实验室获得的基础研究和临床前研究发现的知识，进行临床试验和研究活动的过程。临床转化研究则是循证医学的高级阶段和将最新科学知识转化为临床诊治手段的实践方法，也是全方位生物医学研究的核心部分。

中医学在当代的发展，存在着基础理论与临床实践脱节、现代医学指标和中医临床实践脱节、基础研究与临床实践脱节等问题。转化医学思想在中医学领域的应用在本质上应该是针对上述脱节现象的解决方案。其内涵包括经典理论的临床循证研究、现代医学指标的整体观研究（中医化）和由基础研究到临床实践的转化研究。其核心是提升中医临床诊疗能力。转化医学强调患者的早期检查和疾病的早期评估，这种观点契合中医学"治未病"的理念。总结近年来针灸领域的多项研究成果，可以发现已经涌现了诸多转化研究的案例。

北京大学韩济生院士的研究团队在针刺镇痛的神经生物学机制基本阐明且明确临床疗效后，聚焦在电针治疗不同类型慢性痛时刺激参数的选择，通过动物实验发现治疗神经病理痛优选低频电针；治疗慢性炎性痛优选高频电针；治疗脊髓损伤后发生的肌肉痉挛痛，应用高频（100Hz）电刺激，低频电刺激（10Hz）是无效的。这些动物实验结果对临床实际应用起到了重要的指导作用，提高了临床疗效，随后的临床试验也验证了以上结果。近年来有学者在查阅文献时发现，针刺虽然能提高试管婴儿的成功率，但存在治疗结果相差悬殊、重复性差的问题；而机制研究则提示电针可以降低治疗对象的精神紧张，增加子宫内膜的血流量及子宫内膜对受精卵的接纳程度，进而通过收集文献的阳性结果，结合经验开展临床试验发现，将2Hz的电针应用于腹部、四肢穴位，疗效显著增加。这就是将基础研究与临床实践相结合（转化医学）的一个成功案例。

江西中医药大学陈日新教授在临床施灸过程中，发现存在透热现象、扩热现象、传热现象等，这些现象的共同特征是相关腧穴对艾热异常敏感，产生了"小刺激大反应"（其他非相关腧穴对艾热仅产生局部和表面的热感），即腧穴热敏化现象。他们经过反复试验提出了腧穴热敏化灸疗新理论，揭示了穴位敏化态新内涵，突破了长期以来对穴位的传统认识，解决了灸疗长期以来不能准确定位、灸量不能个体化科学定量的关键技术难题，并创立热敏灸技术，极大提高了艾灸的临床疗效，使很多患者受益。热敏灸可以看作"从临床现象到基础研究再到临床应用"的转化研究范例。

第三节　循证医学在针灸研究中的应用

一、循证医学

循证医学（evidence-based medicine，EBM）即遵循证据的医学，是指临床医生在获取患者疾病相关资料的基础上，分析患者的主要临床问题（病因、诊断、治疗、预后及康复等），通过检索评价当前最新的研究成果和最佳证据，结合患者的实际临床问题与临床医疗的具体环境做出科学、适用的诊治决策，在患者的配合下付诸实施并最后做出相关分析与效果评价，这种临床的医疗实践就称为循证医学。循证医学的核心是高质量的（临床）医学研究证据，其重要意义在于促进临床医务人员为患者选择最真实、可靠、具有临床价值且实用的治疗措施，推动临床流行病学研究，促进临床医疗决策的科学化，提高临床教学培训水平，有利于患者监督医疗，保障自身权益，是一种新的医学模式和医学学科，也是一种新的医学思维和理念（图1-3）。

二、循证针灸学

循证针灸学是将循证医学的方法与原理应用于针灸的临床实践、医疗决策和科学研究等方面，强调对患者的针灸诊断、治疗、预防、康复和其他决策应建立在当前最佳研究证据、临床专业知识技能及患者需求三者有机结合的基础之上。

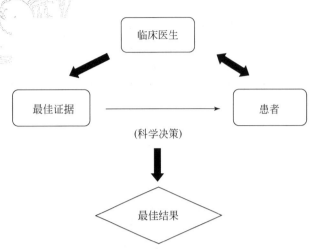

图 1-3 循证医学实施者与受益者的关系

（一）循证针灸学的意义

1. 将针灸学从经验医学中脱离出来
针灸学属于传统经验医学，是以对疾病病因病机的经验积累性认识，加上所积累的临床技能和临床经验指导医疗实践，目前仍未脱离经验医学的范畴。将循证医学引入针灸临床研究，获取针灸疗效的确凿证据，不仅对于指导针灸临床和促进针灸临床发展具有重要价值，而且对促进针灸的现代化和国际化发展提供了关键的方法学支撑。

2. 明确了针灸优势病种和应用范围
有学者通过对近 20 年来针灸文献的回顾性研究，总结了 16 类针灸疾病谱和 461 种病证，包括西医疾病 338 种，西医症状 73 种，中医病证 50 种。此外，文献计量学研究显示，当代适用于针灸治疗的疾病中，明显优势型为神经系统疾病，成熟型是运动系统疾病，发展上升型为精神心理疾病，待成熟型为外科（手术相关）疾病等。以上研究为明确针灸防治疾病的应用范围和优势病种提供了依据，为针灸的临床运用奠定了良好的前期基础。

3. 促进针灸临床疗效的提高　针对每一位患者制定最佳的个体化诊疗方案是提高临床疗效的根本措施。循证针灸学一方面可以通过定性、定量的分析方法，借助数理统计对临床数据进行整合，得出没有偏倚或偏倚较小的结论，为临床医师提供最新、最佳的针灸治疗方案；另一方面可以在临床上充分发挥针灸辨证论治的特色，使个体化治疗的原则得以贯彻和体现。此外，还可最大限度地满足患者的医疗意愿，从而实现针灸临床疗效的不断提高和针灸效益的最大化。

4. 推动针灸疗法的推广应用　通过研究，摒弃无效治疗，推广应用具有充分科学依据的有效针灸疗法，将有利于节省医疗卫生资源，提高医疗服务质量。随着循证针灸学的发展，针灸临床疗效将不断提高，针灸研究将愈加规范，研究质量也将不断提高，必将全面促进针灸学科和学术的长远发展。

（二）循证针灸学实践的基本原则与方法

1. 循证针灸学遵循三个基本原则

（1）最佳证据：即参考当前所能得到的、最好的、有效的、与临床相关的研究证据。这些证据通常来自于基础医学的研究，但更偏重于以患者为中心的临床研究，如关于诊断试验（包括临床检验）的准确性研究，预后标志物的把握度研究，治疗、康复和预防措施的有效性和安全性研究。它们既可以是既往的基础医学或临床实践证实了的可靠观察及成功经验总结，也可以是来自新近研究的最佳证据。

针灸学在实践中形成，结合针灸的历史和现状，需要对针灸证据的来源及证据可靠性进行重新认识和评价。在现阶段，对针灸临床诊治疗效的评价及次优方案的选择，针灸古代医籍是不可忽略的最佳证据来源。

（2）临床经验：是指医生利用临床技能和既往经验快速评价患者的健康状况，进行诊断、评估治疗的可能风险和效益，以及分析患者的个体情况和期望的能力。在针灸的诊疗过程中，临床经验尤为重要，中医个体化医疗的优势和特色突出，判断哪个具体的患者可能会从某种治疗中获益，最终的决策必然是医生基于研究证据的临床经验的判断和选择，因此循证针灸学对医生的临床经验相当重视。

（3）患者的价值观：是指每个患者对其治疗的选择、关注和期望。真正为患者服务的临床诊疗方案中应当整合患者的价值观。

2. 循证针灸学实践的五个步骤　即提出问题，寻找证据，评价证据，应用证据，效果评价。有人用"FIREE"来概括，F：提出临床可回答的问题（formulate an answerable question）；I：寻找证据（information search）；R：评价证据的可靠性（review of information and critical appraisal）；E：将证据应用于临床实践（employ your result in your clinical practice）；E：评价实践效果（evaluate your performance）。其中每个步骤都具有丰富的内涵和科学的方法，它们是相互联系的整体，如果任何方面存在着缺陷或不足，都会影响实践的质量，具体内容如下。

（1）提出明确的临床问题：理想的临床问题包括下列四个要素，患者或人群、干预措施或暴露因素、结局、对比。例如，提出的问题将会决定纳入何种患者，采用什么样的治疗方案及对照措施，怎样评价疗效及采用多长时间随访等。如针灸干预与不使用针灸干预相比能改善面神经瘫痪患者的预后吗？对于临床证据的使用者，则往往根据系统评价所提出的问题和目的，来判断该研究证据是否和他们所面对的、需要回答的问题有关，以及其相关程度。因此，学习和掌握正确提出临床问题的方法很有必要。

可根据下列因素确定优先回答的问题：① 哪个问题对患者的生命健康最重要？② 哪个问题与临床工作的需求关系最大？③ 在允许的时间内，哪个问题最具有能得到答案的可行性？④ 哪个问题最令人感兴趣？⑤ 哪个问题最可能在临床实践中再次出现？

（2）检索当前最佳研究证据：即采用多渠道的检索方法尽可能地查找可以回答这一问题的最佳证据。按照临床研究方法的不同，循证针灸学临床实践常用的研究证据主要有原始证据和二次研究证据。原始证据是指直接将受试者中单个有关病因、诊断、预防、治疗和预后等第一手数据进行统计学处理、分析、总结后得出的结论，可分为观察性研究和试验性研究，包括 RCT、交叉试验、队列研究、前后对照研究、病例对照研究、非传统病例对照研究、横断面设计、非随机同期对照试验及叙述性研究等。

（3）严格评估证据的有效性、效应大小和适用性：运用严谨的、获得公认的评价工具从证据的真实性、可靠性、临床价值及适用性方面严格评价收集到的证据。一般可将针灸证据分为古籍研究证据和现代研究证据，目前对针灸古籍研究证据的评价多为文献学专家的考证，如《针灸古典聚珍》中资深专家对针灸古籍的作者、版本源流、内容学术集成关系进行考证后对每本古籍得出的评价，这部分内容现仍在探索之中。而对针灸现代研究证据的评价主要包括对单个研究证据的评价、对系统评价及 Meta 分析的应用。

（4）应用最佳证据指导临床：把严格评价的结果与医师的临床经验、患者独特的生物特性、价值观和个体情况相结合，肯定最佳的证据用于指导医疗决策，无效或有害的证据则停止或废弃使用，难定的证据应提供进一步研究。

（5）后效评价循证医学实践的结果：评估执行第一步到第四步过程的效果和效率，结合患者情况、诊疗环境、干预措施利弊及患者家属的价值观和意愿，寻求改善方案，提高临床水平，以便今后更好地应用（图1-4）。

（三）循证针灸学实践的注意事项

1. 循证针灸学实践中的伦理学原则　医学伦理学是揭示人们在探索人类生命过程及同疾病做斗争的过程中，人与人相互关系的伦理准则和规范的一门学科，是医疗卫生工作的行为规范和准则。在循证针灸学实践中，一定要遵循伦理学原则。具体包括尊重原则、不伤害原则、知情同意原则、自主原则、公正原则、医疗保密。

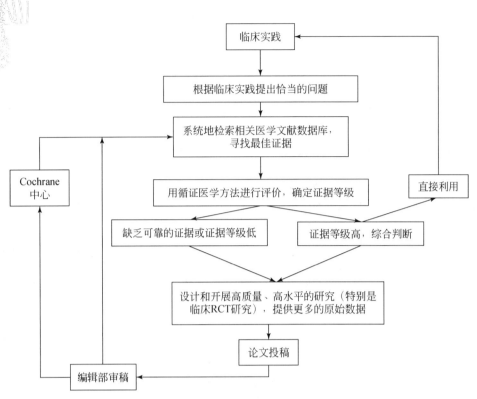

图 1-4　循证医学实践流程图

2. 证据个体化应用要权衡利弊　最佳证据是否可以用于对个体患者的医疗决策，要考虑拟采用的诊治措施能给患者带来多大的利益，同时还要考虑它们被应用后可能产生哪些不良反应及对患者造成的危害程度。因此，拟对患者采用的诊治措施，必须对其利弊关系做客观评估。

3. 重视临床经济学评价　临床经济学评价是指针灸临床医生应用经济学的原理和方法评价临床诊断、预防和针灸治疗技术与措施的经济学效果，找出影响合理利用有限资源的因素，指导针灸临床医生在临床实践中做出决策。

4. 循证针灸学面临的问题　与循证医学一样，循证针灸学不能解决所有问题，多数临床问题尚无相应证据。以 RCT 研究为例，目前存在以下问题。

（1）有描述具体随机方法的真正随机研究少，盲法的使用率偏低。

（2）诊断、纳入、排除标准不明了，疗效评判标准没有采用金标准。

（3）有些组间基线情况无描述、组间样本分配比例不合理、研究结论等数据缺乏规范的统计学处理。

（4）针灸应用不规范。

（5）论文中缺少甚至没有方法学描述。

（6）治疗结果阳性率太高，真实性有待考证。

（7）高质量的 RCT 需要大样本量，需要长时间随访，成本极高。此外，许多少见病、罕见病难以进行 RCT 研究。

（8）一定程度的不确定性仍然不可避免，需要在科学性和不确定性之间寻求最佳平衡点。

此外，循证针灸学不应否定临床经验。循证医学提倡普遍的原则和证据，从不排斥或试图取代经验医学。循证医学不会取代医生的经验，外部证据必须与具体的临床实践相结合。中医提倡辨证论治、个体化医疗，因此如果针灸临床研究证据完全照搬循证医学获得的有效证据，与中医的核心精髓是有一定冲突的。而且新近的研究证据往往有局限性，有时循证针灸学所获得的证据在临床应用比较艰难，临床医生往往会根据实际情况变化处方，这意味着不同患者有不同的治疗方案，这些问题均应引起医学工作者的重视。在遵循普遍原则的同时充分结合临床经验，考虑个体的特殊性，是循证针灸学的核心价值。

知识链接

国际 Cochrane 协作网

大样本、高质量的 RCT 是评价疗效的金标准，但因耗时、耗资、耗人力，在实践应用中受到一定限制。在 20 世纪 70 年代末，已故英国的流行病学家 Archie Cochrane 提出将可得到的单个 RCT 按病种、疗法集中，经 Meta 分析后，得出尽可能真实、准确的综合评价结果，为临床治疗和卫生决策提供科学依据。1992 年由 Iain Chalmers 博士领导，在英国牛津成立了以 Cochrane 命名的英国 Cochrane 中心，后于 1993 年在牛津成立了国际 Cochrane 协作网，其目的是收集临床医学各专业和亚专业的全世界临床研究结果，进行系统评价 Meta 分析，发表结果，为医疗实践和卫生决策提供依据，为实践循证医学提供"证据"。Cochrane 协作网的宗旨是通过制作、保存传播医疗保健干预措施效果的评价，帮助人们制定遵循证据的医疗决策。目前全世界已有 13 个国家成立了 15 个中心，其中英国、荷兰、法国、意大利、挪威、加拿大、澳大利亚、巴西、南非、西班牙、德国和中国都是一个国家 1 个中心，只有美国是一个国家 3 个中心，Cochrane 协作网内部最核心的是系统评价专业组，共 50 个，几乎覆盖临床医学全部领域。目前 Cochrane 系统评价的结果正在作为许多发达国家卫生决策的依据，影响着这些国家的医疗实践、卫生决策、医疗保险、医学教育、医疗科研和新药开发，促进 21 世纪的临床医学从经验医学向循证医学的转变。

小　结

（1）针灸科学研究的基本程序是科研选题、文献检索、建立假说、科研设计与实施及撰写论文。其选题应遵循科学性、创新性、需求性、可行性的基本原则。选题按照研究目的可分为基础研究课题、应用研究课题、开发研究课题；选题思路应直接或间接地来源于医学实践，并结合交叉学科进行选题。文献检索是根据课题需要，利用各种检索工具和数据库等文献信息资源，从众多的文献中迅速而准确地查出特定的文献、事实、数据，以起到掌握前沿、发现问题、完善假说、避免重复和扩大视野的作用。建立假说是根据已知的科学事实和科学原理，对所研究的问题做出假定性的解释和说明。假说以科学原理为指导、以经验事实为依据、有严谨的推理过程、经得起实践检验。建立假说的常用方法包括归纳法、演绎法、类推法等。科研设计是对某项科研课题而制订的总体计划、研究方法、技术路线与实施方案；科研设计包括方法技术设计、统计方法设计、研究进度设计和科研团队设计等；科研设计的基本要素是受试对象、受试因素、实验效应；科研设计的基本原则是随机、对照、重复、盲法。科研设计完成后，在实验室或者临床实施，对其假说进行论证，得出的结果以论文陈述。医学论文是医学科学研究工作的文字记录和书面总结，是交流、传播医学科技信息的基本形式，医学科研论文撰写要求具有科学性、创新性、实用性、逻辑性、规范性和可读性。在针灸临床实践中，往往偏重于应用研究课题和开发研究课题，选题思路可以来自临床实践中遇到的具体问题，临床类的综述往往反映某种疾病的治疗方法、选用穴位，临床研究课题的科研设计应遵循循证医学的原则，按 RCT 的方式进行实验设计。

（2）根据研究目的、受试对象的不同，针灸科学研究可分为文献研究、实验研究、临床研究和转化研究。针灸文献研究包括数据挖掘研究和针灸文献评价研究。数据挖掘的实施步骤包括数据准备、数据挖掘和结果分析。系统评价的基本步骤包括提出问题、收集文献、评价研究质量、提取分析数据、撰写评价报告。实验研究通过控制或改变其中某些需要研究的因素，可能获得比较可靠的科学数据。临床研究和实验研究常常是相互结合、相互补充的，动物实验应以临床事实为依据进行设计和评价，临床试验也应以动物实验的资料和证据作为参考和启示。临床研究主要包括治疗研究、诊断研究、筛检研究、预后研究、病因研究、机制研究、规律研究等。研究方案应包括研究的题目、研究背景和目的、立论依据、研究方法及受试者、干预措施、效应指标、样本量、随机、对照、盲法、统计学方法的制订、试验注册、成果评价的方法、与研究有关的道德方面的考虑与措施、治疗师的背景、资助等。转化研究是转化医学的重要组成部分，是把基础研究获得的知识和成果快速转化为临床上治疗新方法，对临床上疾病的进程和特性进行观察并提供反馈意见以促进基础研究。

（3）循证针灸学是将循证医学的方法与原理应用于针灸的临床实践、医疗决策和科学研究等方面，强调对患者的针灸诊断、治疗、预防、康复和其他决策应建立在当前最佳研究证据、临床专业知识技能及患者需求三者有机结合的基础之上。循证针灸学遵循三个基本原则：参考当前所能得到的、最好的研究证据；结合决策者的经验；尊重决策实施对象的选择。完整的循证针灸学实践包括五个步骤：提出问题，寻找证据，评价证据，应用证据，效果评价。循证针灸学实践中应遵循伦理学原则。

复习思考题

1. 针灸科学的研究程序是什么？
2. 科研选题的基本原则是什么？
3. 假说的概念和形成假说的方法是什么？
4. 简述科研设计的基本要素。
5. 针灸科学的研究类型有哪些？相互关系如何？
6. 如何进行随机对照试验（RCT）设计？
7. 医学文献检索的主要途径和方法有哪些？
8. 循证医学针灸临床实践有哪些基本原则？
9. 针灸循证医学的实践一般包含几个步骤？
10. 循证针灸学的发展面临哪些问题？

（周　华　王培育　吴巧凤　孔立红）

第二章　针灸理论的科学基础

　　针灸理论广博、内涵深邃。本着"肯定现象，掌握规律，提高疗效，阐明本质"的研究思路，展开的科学研究已经取得了一系列成果。目前经络穴位现象的客观存在已被大量的事实充分肯定，并且通过一些生物物理学方法可将经络穴位客观地检测出来，虽然经络穴位处尚未发现特殊的组织结构，但已知结构在经络穴位处分布有一定的特异性。经络穴位表现出诊疗一体化的功能，其功能机制与神经源性炎性反应、外周神经和中枢神经等密切相关。这些研究成果为针灸理论奠定了科学基础，对针灸临床实践具有重要指导意义。本章将重点介绍经络穴位现象、经络穴位理化特性、经络穴位结构、经络穴位功能及经络假说，以期全面了解和掌握针灸理论的科学基础。

　　关键词：经络穴位现象；循经感传；经络穴位理化特性；经络穴位结构；经络穴位功能；经络假说

第一节　经络穴位现象

　　经络穴位现象，是指机体由于某种原因引起的沿古典经脉循行路线或经穴出现的各种生理、病理现象，包括循经感传、循经皮肤病、循经神经血管反应、经脉或穴位感觉异常等现象。现象是本质的显现，现象总是与一定本质相联系，在 1977 年的合肥会议上就提出经络研究应遵循"肯定现象、掌握规律、提高疗效，阐明本质"的思路。多年的研究证明经络现象在人群中确实具有一定的普遍性，并有其特点和规律。从经络现象入手，掌握规律，对针灸临床实践和经络实质的探索均具有重要意义。

一、循经感传

　　循经感传系指用针刺、艾灸、低频脉冲电或其他方法刺激穴位时，人体出现一种酸、胀、麻、重等"得气"感，从受刺激的穴位开始，基本沿古典医籍记载的经脉路线传导，能通过大脑感知的现象（图 2-1）。循经感传简称感传，能由受试者指明传导途径者称为显性感传，不能直接感知传导途径者称为隐性感传。

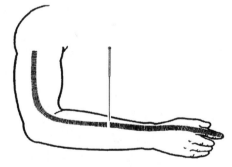

图 2-1　针刺温溜（手阳明大肠经 LI7）感传路线

▰▰▰▰▰▰ "中气穴则针游于巷"（《灵枢·邪气藏府病形》），得气，气行，行气，是为循经感传现象

循经感传与体质

循经感传与过敏体质或过敏性疾病的关系是经脉现象研究的重要内容之一。1975年，安徽医学院（现安徽医科大学）对460名过敏性疾病的患者进行循经感传观察。结果表明，过敏性疾病患者的循经感传出现率为85.65%，显著型的出现率也达3.69%，远高于一般人群。但变态反应的类型与循经感传无明显关系。有人对莫桑比克、几内亚、尼日利亚、坦桑尼亚、英国、美国、法国、德国、加拿大、澳大利亚等多个国家的人群进行调查，共调查618人，结果显示感传的出现率与国内情况基本相符。

（一）循经感传的调查

20世纪70年代，卫生部颁布了测定循经感传的统一标准及方法，全国28个单位对63 228人进行了循经感传的统一调查，结果表明，循经感传在不同地区、民族、性别的人群中普遍存在，出现率为12%～24%；但显著型者的出现率较低，不及1%。

1.激发方法 刺激穴位常用井穴；刺激方法多采用低频脉冲电刺激；刺激电极安放于所测经脉的井穴，无关电极固定于一侧小腿部；刺激强度以受试者产生明确的麻感为度。也有采用针刺或按压穴位的方法。

2.分型标准 循经感传分型可根据感传超过关节的不同距离，将循经感传的程度分为四型，如图2-2。也可根据感传传导的距离，再结合出现感传经脉条数，将循经感传显著程度分为四型，见表2-1。

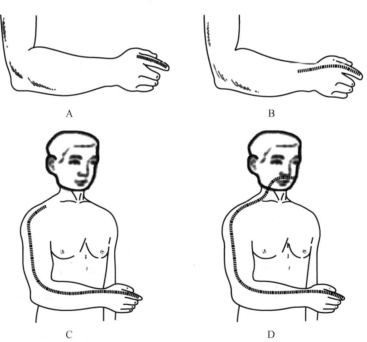

图 2-2　循经感传距离的分型（以手阳明大肠经为例）

A.“-”型，表示感传不超过腕、踝关节；B.“+”型，表示感传超过腕、踝关节（刺激井穴）或超过肘、膝关节（刺激原穴），但不超过肩、髋关节者；C.“++”型，表示感传超过肩、髋关节但不能到达经脉终点者；D.“+++”型，表示感传能贯通经脉全程者

表 2-1　循经感传程度分型标准

分型	感传显著程度
显著型（原称敏感型）	受试者有 6 条以上经脉感传距离达到"+++"，其余经脉均达到"++"的标准
较显著型（原称较敏感型）	受试者有 2 条以上经脉感传距离达到"+++"，或 3 条经脉均达到"++"的标准
稍显著型（原称稍敏感型）	受试者有 1 条经脉感传距离达到"++"，或 2 条经脉均达到"+"的标准
不显著型（原称不敏感型）	受试者只有 1 条经脉感传距离达到"+"，其余经脉均为"-"的标准

3. 分布特点　循经感传在不同地区、民族、性别和健康状况的人群中普遍存在，四种感传类型在人群中比例是按不显著型、稍显著型、较显著型、显著型的顺序依次递减，各型的出现率如图 2-3 所示，但不包括后来发现的隐性感传。过敏体质或过敏性疾病患者的感传出现率明显高于一般人群，与地区、民族、性别似无关，但与遗传有一定关系，在直系亲属中其循经感传的出现率远远高于其他人群。

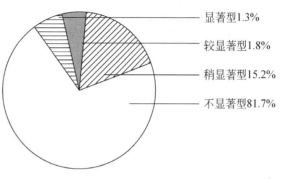

显著型1.3%
较显著型1.8%
稍显著型15.2%
不显著型81.7%

图 2-3　循经感传显著程度分布图

（二）循经感传的特征

1. 感传路线　与古典经脉主干循行路线基本一致，但也有一定差异，表现为不及、超过、串行等，在不同个体、不同经脉、不同线段常发生偏离。总的来说，四肢部基本一致，躯干部常有偏离，头面部则差异较大。

2. 感传感觉　循经感传的感觉多种多样，大多数以酸、胀、麻、痛为主，少数受试者也可出现流水感、蚁行感、冷热感等。感觉的多样性常与刺激方法、部位、个体差异有关。如艾灸时多出现温热感；电刺激时多出现麻、触电感；毫针刺感觉多样，多以酸、胀、麻感为主；指压刺激多以麻、胀感为主。针尖到达皮内时常引起痛感，且定位明确，多无感传现象；针尖深入皮下及肌层时，常以胀感为主；针尖进入更深的部位时，则出现酸、麻、重、胀或这几种感觉的混合感，并有明显的感传。

3. 感传速度　速度缓慢是循经感传的一大特征，一般为 1～10cm/s，但个体差异较大。不同经脉或同一经脉的不同部位其感传速度也各不相同，如上肢、下肢比躯干、头面部快，经过肘、肩、膝、髋等大关节或主要穴位时，可出现速度减慢或停顿。另外，循经感传的出现有一定潜伏期，有的受试者经过一定时间刺激后，方感知感传的出现，潜伏期一般为几秒至十几秒，此期的长短与传导速度成正比，即传导的速度越快其潜伏期越短。

循经感传速度常受各种因素的影响，其中与刺激方法、强度及温度的关系最为密切：①一般来说，手法运针时的感传速度较电针者快，压迫穴位所引起的感传较电针者慢，艾灸引起的感传速度也较慢；②在受试者可耐受的范围内，加大刺激强度或增加艾灸壮数可加快感传速度；③在针刺穴位或感传经过的部位加热可使感传速度加快，降温则使之减慢，如同时针刺两侧肢体的同名穴，一侧加温，另一侧不加温，则加温侧的感传速度明显快于不加温侧。应强调的是，某些穴位受刺激时所引起的向肢端快速放射的电击感并非循经感传。

4. 感传宽度　通常呈带状，其宽度因部位而异，一般为 0.5～5.0cm 或更宽。四肢部较窄，躯干部较宽。有些感传线存在中心线与边缘线之分，中心线内感传强烈、清晰，边缘部则较模糊。感传线可以呈不均匀状态，有的地方窄，有的地方宽，有的地方（如头面部）可出现大面积扩散现象。感传线的宽度常与刺激方法有关，针刺浅者常呈带状；穴位注射时如针头细、药液少、注射慢，则感传常呈线状；而针头粗、药液多、注射快则多呈带状。

5. 感传深度　因部位而异，肌肉丰厚处感传线较深，似在肌肉中；肌肉浅薄处感传线较浅，似在皮下。有人曾观察到 1 例循经感传显著型受试者，肺经感传线似在皮下，脾经感传线似在肌肉中，肾经感传线则似贴骨而行。这似乎表明感传线深度可能与经脉有关，且与中医学的"肺主皮毛""脾主肌肉""肾主骨"相关，但需要进一步研究。

6. 感传方向　刺激井穴，感传向躯干、头面部传导；刺激头面部或躯干部的穴位，感传向四肢传导；刺激经脉中途的腧穴，则感传一般呈离心性和向心性双向传导。若针刺时间较长，尽管刺激并未停止，感传也自动向针刺穴回流，最终消失。而且在此后一定时间内再刺激经穴，即使施以更强的刺激亦不会再引起感传，这种现象有人称为"乏感传期"。乏感传状态波及感传经过的各个部位，但不影响其他经穴，一般持续一至数小时。值得注意的是，由针刺引起的乏感传，加热可促进其恢复。

7. 感传阻滞　①机械压迫：针刺穴位引起感传时，在感传路线上的任何一点施加压迫，感传即在该处被阻断。压迫远侧端的部位（对针刺穴而言）感传消失，而在压迫点近侧端的部位则感传增强、感传线加宽、受试者自觉憋胀；解除压迫则针感又迅速向被阻滞的部位循行，同时，近侧段的感传减弱、感传线变细、憋胀感消失。引起感传阻滞的有效压力因人而异，一般为 500～1000g/mm²。绝大多数受试者循经感传均可被机械压迫所阻断，但压力必须施加在感传线上。压迫感传线两侧旁开的对照点和身体的对称部位对循经感传无明显影响。②局部降温：在循经感传线上冷冻降温可阻滞循经感传（图 2-4）。局部降温引起的感传阻滞，恢复温度后感传呈渐进性恢复，引起感传阻滞的临界温度是（21.26±0.4）℃，远较哺乳动物外周神经传导阻滞的温度高。因此，冷冻阻滞不像是外周神经传导功能障碍所致，可能是降温影响了感传过程中某种酶化学反应所致，值得进一步研究。③局部注射液体：在感传线上注射少量生理盐水或普鲁卡因即可阻断感传。其特点是，感传的阻滞是即时性的，但感传的恢复则是渐进性的。局部注射生理盐水或普鲁卡因时，感传均被"挤"向后退，达不到注射的部位。在恢复过程中，感传又逐渐向注射部位推进，最后通过注射区；在未被阻滞的部位（即近针刺穴一侧），感传的增强特别明显，可持续几小时至十几小时之久。④触觉刺激：在感传线上施以触觉刺激对循经感传的出现有一定影响。但触觉刺激只对少数受试者的感传有阻滞或部分阻滞效果，与机械压迫的作用比较，有非常显著的差异。

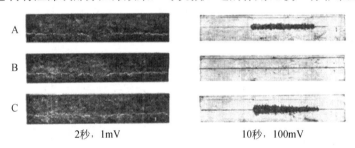

图 2-4　局部冷冻阻滞感传时上臂桡神经的动作电位和耳前肌电记录
A. 感传阻滞前；B. 感传阻滞时；C. 解除阻滞感传恢复后，左列图：桡神经动作电位（平均加权次数 80）；
右列图：肌电针刺穴：合谷，冷冻部位：手三里
（图源：高希言. 中国针灸辞典. 郑州：河南科学技术出版社，2002）

8. 感传效应　当感传沿经脉到达所属络的组织器官时，相应组织器官的功能发生明显变化，这些变化可能为良性，也可能为劣性，但多数是和针刺疗效一致的，有人称此为循经感传的效应性反应。循经感传的效应性不仅是受试者的主观体验，有的还可客观显示。当感传沿肺经到达胸部时，有的受试者出现胸闷、气喘、咳嗽、呼吸困难、心悸等感觉。感传沿心经或心包经到达胸部时，有的受试者出现每搏心排血量显著增加，冠心病患者的胸闷消失，或出现心慌、心悸，或心率变化，感传过去后，心率又可恢复。针刺心经的神门穴，感传至心前区时，心电图 12 个导联均有变化。感传沿胃经到达上腹部时，可出现腹胀、呃逆、恶心、胃部有烧灼感或饥饿感，或者出现节律性膈肌痉挛、肠鸣音和胃蠕动明显增强。如针刺胃痛患者的足三里穴，当感传到达上腹部时，受试者感到胃部灼热或抽动，剧烈的胃痛立即消失。

9. 感传稳定性 对感传显著型的受试者所做的近、远期追踪观察表明，循经感传具有相对的稳定性。39 名观察对象中，在 1 个月、1 年和 3 年后，分别有 5.1%、25.7%和 35.9%的观察对象的循经感传部分或基本消退。5 年后复查 15 人的结果为，6 人稳定，9 人部分消退或基本消退，其消退多为离心性。感传消退 1～5 年的 10 人中，用针灸或电脉冲刺激未能再引出感传。

（三）循经感传的影响因素

1. 温度 气温较高时，感传出现率也较高，气温较低时则相反。提高室温，可使感传速度加快、距离延长，降低室温则相反。一般来说，室温 15℃时不能激发感传；16～20℃较难激发感传；21～25℃较易激发感传；26℃最易激发感传。刺激穴位或在感传线上加温，也可使感传增强、速度加快、感传线延长；降温时则相反，甚至出现感传阻滞。另外，热水浴后或发热患者、甲状腺功能亢进者感传出现率可显著提高。这些结果提示，感传有可能与能量代谢、某些酶化学反应有关，值得深入研究。

2. 时间 夏秋季感传出现率较冬春季为高，这可能与气温有关，但上、下午差别不明显。望日的感传出现率似乎比朔日高。按子午流注的时辰观察，经穴的开阖似乎对感传出现率无明显影响。

3. 刺激方法与强度 一般认为针刺或电针刺激的感传出现率高于按压法，也有人认为穴位药物注射法比电刺激法更易诱导出感传。刺激强度大，感传一般较强，行程较长；但刺激过强将引起疼痛，甚至阻滞感传。

4. 个体差异 ①年龄对循经感传出现率的影响：各地普查结果不完全一致。有人认为显著型和较显著型加在一起，青少年组（6～20 岁）高于中、老年组；而有人认为，中、老年组的感传出现率比青少年组高；也有研究未显示出各年龄组之间的差别。②遗传因素可能与感传有一定关系：有人调查了 6 例感传显著者的 30 名直系亲属，发现其中感传显著型 6 例（20%），较显著型 15 例（50%），远比一般高。在对循经感传者的家族调查中发现，其中一组配偶双方均为感传显著型，其下一代 24 人中感传出现率为 87.5%（21 人），显著型出现率为 45.8%（11 人）；另一组配偶双方均为不显著型，其下一代 11 人中感传出现率为 45.4%（5 人），显著型出现率为 9.1%（1 人），两组差异非常显著。③刺激不同经、穴，感传出现率也不同：一般认为上肢经脉的感传出现率比下肢高，手三阴经比手三阳经高。各经相比，肺经、大肠经、心包经、心经和三焦经感传出现率较高，而肾经、膀胱经较低。但也有研究显示，向心性经脉的感传出现率高于离心性经脉。在穴位方面，一般认为刺激井穴或原穴，感传出现率较高。④受试者的情绪对感传亦有影响：如 1 例十四经均有感传的受试者，当产生思想负担时则不能引出感传，思想负担解除后则可引出感传，但暗示对感传无影响。有人用声、光、电信号暗示，用经络模型、挂图向受试者描述感传路线，在受试者身上画出感传路线或用明显的语言暗示，发现初诊患者中各型感传的出现率与暗示前后相比似无变化。⑤气功诱导的影响：气功诱导入静并按压井穴，可使一些原来无感传者出现感传，用此法可将人群中的感传出现率提高到 85.6%。⑥健康情况与感传也有关：许多研究表明感传与疾病有关，特别是神经系统损伤或疾病（如截瘫、脊髓灰质炎后遗症、脑血管意外、神经症、精神病等）的患者感传出现率高于正常人。因此，有人认为循经感传是一种神经病理反应。但隐性感传的发现和诱发感传的成功又说明循经感传是一种在多数人身上均可出现的生理现象。当然，作为一种生理现象，循经感传也可在特定条件下以某种特殊形式反映出来，或受某些病理因素的影响而以某种病理反应的方式表现出来。

（四）循经感传的激发与控制

1. 针刺手法 有人结合治疗，观察了 28 例患者，采用反复轻微捻针伴以小幅度快速提插手法激发感传，施针后所得感传多在局部（92.8%），超过两个大关节以上的仅占 7.2%，激发性刺激持续 30 分钟后，感传局限于针刺部位者明显减少（25.0%），超过两个大关节明显增多（达 67.8%）。

在接受第一次治疗的当天，感传超过三个大关节者不多（28.5%），而经 30~40 次激发后感传超过三个大关节者明显增多（达 85.7%）。可见，随着针刺（或激发）次数的增多，感传的出现率或显著程度均明显提高。应用推、按、循、扣等手法还可明显提高气至病所率。在治疗青少年近视眼患者时，发现手法运针的激发效果优于入静诱发。

2. 接力针刺　对于短程感传，在其终止部位继续施加针刺刺激，常可使感传继续前进，称为循经感传的"接力"或"接力循行"。一般常用电针（针接电脉冲）或声电针（针接声频电脉冲）激发，此法可使感传出现率达到 84.4%，通达全程者占 22.1%。

3. 循经加热　有研究曾观察大肠、肺、小肠、肾、胃、脾和膀胱等 7 条经上的一些主要穴位在循经加热刺激前后感传线长度的变化，共测 485 穴次，结果发现，激发前只有 72 穴于刺激后出现感传，且多为短程感传；激发后则有 214 穴出现感传，提高近 3 倍，且部分（149 穴）感传超过了一个大关节。

4. 药物导入　上肢疼痛患者沿大肠经导入乙酰胆碱后，感传出现率由激发前的 15% 提高到 70%，三磷酸腺苷（triphosadenine，ATP）导入后则由 6.7% 提高到 37.5%，肾上腺素导入前后感传出现率无显著差异。这说明，将某些药物循经导入可激发感传。还有报道指出，应用 ATP、辅酶 A 和行气活血、通经活络的药物也可使感传显著提高。

此外，用热水浴、提高室温、气功入静等方法也可激发感传。

（五）循经感传的临床应用

1. 循经感传与疾病诊断　循经感传现象在患者多见、病经多见，并有趋向病所或可被病灶所阻滞等特点，感传线的长度变化，常与疾病的消长呈平行关系。根据循经感传与疾病的这种规律性联系，可把循经感传用于疾病诊断。例如，采用人为的方法激发感传，然后根据感传的性质、宽度、路线、趋病情况等以判断病灶的部位、大小和性质，目前已有应用此法纠正临床上误诊的报道。

2. 循经感传与针刺疗效　大量研究资料证明，循经感传的显著程度和针刺治疗效果有密切关系。在针灸临床实践中，"气至而有效"是医者所追求的。在观察循经感传与针刺治疗效果关系时发现，当感传到达病所后，相应的临床症状大多得到改善。一般来说，感传越显著，疗效越好。

（六）循经感传的机制分析

1. 中枢兴奋扩散观点（简称中枢论）　认为感传的基本过程是在中枢神经系统内进行的，即感传是兴奋在中枢神经系统（特别是大脑皮质）内的定向扩散，是"感在中枢，传在中枢"。感觉的产生是大脑皮质功能的一种表现，针刺穴位时所发生的特殊感觉沿一定的路径循行，就表示大脑皮质中有相应的神经细胞兴奋，这些神经细胞间兴奋扩散路径的连线，表现为躯体上的经脉路线，如图 2-5。

其主要依据如下。

（1）以皮质感觉功能为基础：生理学中有中枢兴奋扩散的概念，刺激大脑皮质体感区可以引起扩布性的感觉播散，如直接电刺激皮质的第一体感区，可在机体对侧引起蚁行感，所以循经感传的"感"是以皮质感觉功能为基础。

（2）幻肢感传：研究发现在一些截肢患者，针刺其断肢残端上穴位仍然引起感传，部分患者可通达已不存在的肢体末端，如图 2-6，大多数受试者的感传路线基本循经，速度缓慢，但也有一些受试者无法分清感传的路线和过程。另外，硬膜外麻醉患者循经感传可通过或进入麻醉区也支持中枢论观点，如图 2-7。

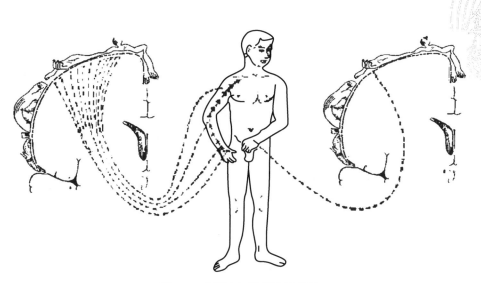

图 2-5 中枢论与外周论示意图

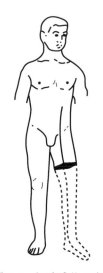
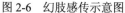

图 2-6 幻肢感传示意图

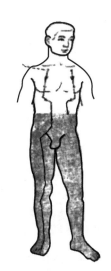

图 2-7 循经感传在麻醉区的传导

（3）自发感传：是指在不对穴位进行任何刺激的情况下，自发出现的循经感传现象。颅内疾病可引起自发性感传和循经感觉异常。气功锻炼可诱发一部分人出现循经感传。有的受试者，出针后一段时间（几十分钟到十几个小时）在原针刺的经脉上又自发地出现与针刺时同样的循经感传，感传出现时未伴有其他任何形式的功能障碍。

（4）气功诱导：入静后可使感传出现率大大提高，而且练功者易出现自发感传现象。

2. 外周动因激发观点（简称外周论） 这种观点认为感传循行时，外周或者说"体表"可能有某种实质性的过程在循经进行，正是这一过程决定了感传的路线和特征。针刺穴位时，循经行进的某种"动因"依次兴奋了沿途分布的神经感受装置，神经冲动相继传入中枢神经系统，从而在主观上感觉到针感在外周循经传导，也就是说"传在体表，感在中枢"。其主要依据如下。

（1）感传阻滞现象：可阻滞性是循经感传的一个重要特征。大量实验结果证明，循经感传可被机械压迫、局部冷冻降温等因素所阻滞。感传阻滞对针刺效应有显著影响，感传被阻滞，针效随之显著减弱（甚至完全消失）；解除阻滞，感传到达相应的脏腑，针效又迅即恢复。

（2）伴随循经感传出现的各种功能反应：循经感传线有时会出现白线、红线、皮丘带、皮下瘀斑、带状出汗、立毛和肌电等反应。对这些现象虽然目前还不能做出恰当解释，但它有力地说明循经感传并不只是一种单纯的主观感觉现象，在外周还可以引起各种可见的形态变化。

（3）感传的路线与体觉系统分域定位的关系不符：不少学者都观察到，针刺足三阳经的膝以下穴位时，感传循行的路线是沿着下肢上行，经过躯干直上头面，而不经过上肢。这一事实是很难用现代神经解剖学和生理学有关体觉系统分域定位的知识来解释的。迄今为止，灵长类动物的第Ⅰ躯体感觉皮质（SⅠ）排序是从内中线向外依次为下肢代表区（部分延伸至内侧面）、面积较小的躯干代表区、上肢代表区和面部代表区（图2-8）。如果循经感传是由于"中枢兴奋扩散"所引起，则兴奋扩散过程也应按下肢、躯干、上肢和面部的顺序进行，但这与足三阳经的感传路线明显不符（图2-9）。

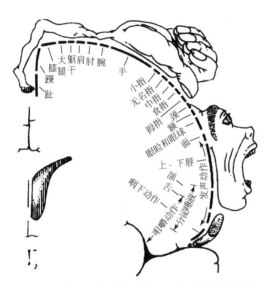 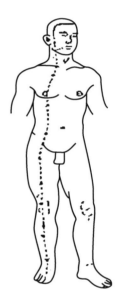

图2-8　人体各部在大脑皮质第Ⅰ躯体感觉区的定位　　　　　图2-9　足三阳经感传路线

（4）皮质体觉区诱发电位观察的初步结果尚未证实感传过程中出现中枢兴奋的观点。

以上分别介绍了支持"中枢"和"外周"观点的一些间接事实，但这都还不是直接证据，要证明"中枢兴奋扩散"的设想，则必须要在清醒的条件下，在感传显著者的皮质体觉区记录到与循经感传相应兴奋扩散过程，但迄今尚未有明确的实验资料。要证明"外周动因激发"的设想，则必须要在感传到达时，在相应的传入神经上记录到与感传同步的传入放电，并证明神经冲动确可在外周传入神经末梢之间传递，这方面已经取得了一些初步结果。在一部分感传显著受试者中，针刺面部的迎香穴或肩部的肩髃穴，当感传循大肠经下达食指时，在支配该区的桡浅神经上即可记录到相应的传入放电，感传消失，传入放电亦消失。

3. 外周—中枢统一观点　认为在循经感传的形成过程中，"外周"与"中枢"是不可分割的整体。经络如果作为一个实体存在，不应局限于机体的某一局部，应有它从外周到中枢、从低级到高级的谱系。外周有循经的实质过程，中枢则有循经的功能联系；在外周和中枢的协同过程中，起决定作用的是外周的实质过程；中枢的特定联系只不过是外周循经过程的反映。但在一定条件下，中枢环节也可能表现出自己特定的影响。这个假说肯定了外周循经过程的存在，对"外周"与"中枢"的关系也做出了比较深刻的阐述，得到了越来越多的实验结果支持。

分析循经感传机制，综合循经感传的特征及其他循经生理、病理现象，可以说外周有循经现象，中枢则有循经的投射及特定的功能联系，即循经感传是外周与中枢协同活动的结果。循经感传作为一种稳定的生物现象，它必然是在长期的进化过程中逐渐形成的，很可能在中枢神经系统的某些部位留下牢固的痕迹，或形成某种特定的功能联系，成为循经感传过程的中枢环节。但这种特定的功能联系（或经络构型）也不可能凭空出现，它仍然是按照进化的原则形成的。现在已有充分的事实说明，中枢神经系统功能和结构都高度依赖于外周传入信息和靶组织的状态，如果没有外周的循经性实质过程，也就不可能出现中枢特定功能联系的经络构型，中枢的特定联系只不过是体表的"循经实质过程"的反映和投影。此观点不仅可以比较合理地解释说明自发感传、感传可以循行通过麻醉区等实验结果，还可以把这些似乎处于对立的现象统一在一个共同的基础上。

二、循经皮肤病

循经皮肤病是指沿经脉循行路线出现的呈带状的皮肤病损，因为是"看得见"或"摸得着"的循经现象，也有人称之为"可见的经脉现象"或"显见的经脉"。

循经皮肤病的种类：先天性循经皮肤病，包括各种痣、汗孔角化病、鳞状毛囊角化、单纯性血管瘤等10种；后天性循经皮肤病包括神经性皮炎、扁平苔藓、湿疹、过敏性紫癜、硬皮病、银屑病、线状色素沉着、带状疱疹、皮下脂肪萎缩等18种。这些皮肤病不仅循经性强，有的甚至布满经脉全程。循经皮肤病可出现于十四正经，其中以肾经最为多见，其次为大肠经、肺经、心经、小肠经、心包经和膀胱经，其他经则较少见。

（一）表现特征

1. 基本循经，相对稳定　即皮肤病损有一定规律地按经脉体表循行线分布，可广泛分布于十四经及带脉上，通达经脉全程者较为少见。如以《灵枢·经脉》作为厘定肾经路线的标准，则有92%以上的皮损是起于或位于肾经的穴位或经线上，说明肾经皮肤病损的分布不仅与古典的肾经路线一致，而且这种特点还表现得相对稳定。

2. 单经出现，多经并发　常以单经出现，也可见多经并发。所谓多经并发是指一名患者同时并发有2条以上的循经皮损，多者可达5~7条。皮肤病损可以互相融合，相互通连，也可分别出现于无直接联系的经脉（如小肠经与肾经）。同时出现于躯体两侧的皮损，有的对称分布，也有的不对称分布。其中后天性皮损对称分布的较多，先天性者较少。

3. 宽窄不一，断续变异　皮肤病损的宽窄不一，细者如线，宽者可达2~3cm，但绝大多数循经皮损的宽度都在1cm以下，呈窄带状。分布于同一条经脉上的皮损，宽窄也不完全一致，有的地方较宽，有的地方较窄，有的甚至扩展成片。

有一些皮肤病损呈连续的线状或带状。这种特点在贫血痣、色素痣和硬皮病等病种表现得最典型，把经络的路线鲜明地呈现在人们眼前。但在多数情况下，皮损间断分布，并不连续。还有一些皮损如丘疹、丘疱疹，虽然孤立存在，但沿经排列成行，经络的路线仍清晰可见。

分布路线也有变异现象，如中途弯向邻经的弯曲现象、一经皮损中途斜走邻经的窜经现象、循经皮损一端分支的分支现象、两经皮损融合并进的融合现象和循经皮损在躯干部位带有神经节段的某些特征等现象。

4. 内脏相关，伴发他症　循经皮肤病与相关内脏的病变可能有联系。对部分病例的观察发现，足少阴肾经皮损以伴发肾脏及神经、精神方面变化为主，足太阴脾经以伴发消化不良症状为主，手阳明大肠经以伴发胃肠及咽部不适为主，手少阴心经以伴发心脏病变为主。后天性循经皮肤病多为神经性皮炎和扁平苔藓，似与自主神经有密切关系。但也有报道指出，经各种检查未发现循经皮损与内脏病变关系密切。

（二）机制分析

1. 与自主神经的关系　先天性循经皮肤病主要是由于外胚层细胞发育异常造成的。

2. 与局部的微循环的关系　中胚层的血管变化异常也可能是产生机制之一。

3. 与局部的化学变化的关系　后天性者可能是由于经脉线组织处于致敏的病理状态下，某些原因刺激局部释放生物活性物质诱发了变态反应所致。

可以说，循经皮肤病既是可见的经脉现象，又是经络功能活动在病理状态下的反映。

三、循经皮肤血管功能反应

循经感传作为一种主观感觉，从生理学角度来说，很难直接记录或显示。但在一些循经感传显著的受试者身上，针刺时常伴随感传出现一些功能反应，如红线、白线、红疹、皮下出血、局部皮肤温度和血流变化、肌电反应等。这类反应持续时间短，大多可自行恢复，无明显后遗症。这也为经脉的存在提供了很好的佐证。

（一）表现特征

1. 症状　包括针刺后在经脉循行路线上出现的红线、白线、红疹、皮丘带和皮下出血等现象，其中以红线、白线报道较多。

2. 先兆症状　红线出现之前，感传经过的部位常伴有痒、凉、麻木、酸胀和疼痛等反应。持续时间因人而异，长短不一，潜伏期也不尽相同，有些人留针后马上出现，有些人次日才出现。

3. 分布特点　一般只出现在感传线上的某一段，很少通达全程。这类线较细，为1～2mm。出现后持续时间长短不等，短则十几分钟，长则数小时。

（二）机制分析

循经皮肤血管功能反应与自主神经和血管功能有关，但还需进一步研究探索。

四、经络穴位感觉异常

经络穴位感觉异常包括循经性感觉异常、穴位感觉异常。

（一）循经性感觉异常

循经性感觉异常是指沿着经脉循行路线自发出现的疼痛、麻木等异常感觉，也称为"循经性感觉病"，是病理状态下出现的经络现象之一。

1. 感觉性质　循经性感觉异常是多种多样的，既有感觉过敏，也有感觉迟钝。如常见的循经性疼痛，可以是抽痛、灼痛、钝痛或压痛，大多数以钝性轻痛或压痛为主，偶有患者疼痛难忍。此类疼痛与炎症性疼痛容易区别，其疼痛区域边界模糊不清，不伴有红、肿、热等现象，也无明显创伤史；或者有循经麻、酸、热、冷、水流感、气流感和蚁行感，其中以麻感较多。

2. 分布特点　感觉障碍分布于体表，呈线带状，宽度为0.3～3.0cm，当深入体腔时则范围增宽，并趋于弥散。其分布不同于神经、血管、淋巴管走行的路线，与神经病和内脏疾病所引起的皮肤过敏的 Head 带也不相同，而与古典经脉循行路线基本吻合；疼痛和感觉异常可出现于经脉全程，也有的仅见于经脉行程的一部分，还有窜经现象；感觉障碍出现频率最高的经脉是膀胱经，其次是大肠经、督脉、胃经和胆经。

3. 发作特征　①一般每日发作1次至数次，但也有日发10余次，或数日或数月才发作1次者。

②发作时从某一恒定的始发点开始，循经扩延一定的距离，扩延速度为 10～40cm/s，或者更慢，每次发作的持续时间短者数分钟，长者数小时。③有少数患者，发作时伴有精神障碍、内脏危象或其他反应，这些症状多在发作停止后 3～4 小时消失。④发作时在始发点或扩延路线施加针刺、艾灸或压迫，可阻止发作。

（二）穴位感觉异常

脏腑组织功能正常时腧穴处于相对沉寂的状态，而当其受损、功能发生变化时，相应的腧穴也变得易过敏化而更加活跃，可表现出痛、酸、胀及对热的感觉异常等，即穴位出现感觉异常。常见的穴位感觉异常包括痛觉过敏、热觉过敏。

1. 穴位痛敏化 当脏腑发生病变时，常在一定的穴位或某条经脉的多个穴位处出现痛觉过敏现象，表现为穴位处出现自发性疼痛或压痛点。胆囊炎或胆石症患者在沿胆经的阳白、风池、日月、风市、丘墟及经外奇穴胆囊穴等 18 个部位出现了压痛点，与其旁开 1 寸的对照点比较，有显著性差异；心脏病患者可在心经、心包经循行的相应部位出现酸胀、压痛、麻木等异样感觉和体征，以心经神门穴和心包经大陵穴明显；心肌炎患者在大陵穴上多见压痛点。另外内脏病变时，疼痛往往可扩散到受同一或紧邻的脊髓节段所支配的皮区，此处皮区的疼痛称为牵涉痛，有的牵涉痛部位即是中医穴位。这些穴位牵涉痛往往伴有继发性痛觉过敏、反射性局部肌肉痉挛、深触痛等；慢性病可有伴发的结节组织增生，感觉过敏等现象。

2. 穴位热敏化 脏腑病变时相应经脉的井穴或原穴等对热的敏感度发生变化。近年来的临床研究发现，人体在病理状态下，体表可产生一种新类型的病理反应，即腧穴热敏化现象，即对热的敏感度发生变化，发生热敏化现象的区域称为热敏点，表现为穴区对热的敏感度升高或降低及穴区皮肤温度的改变。有研究发现在心包炎病理模型的动物身上出现高温带现象，如心包经上的腧穴和"内关"所在区域均出现特异高温点。对 40 例肝实热患者双侧肝俞和太冲穴的皮肤温度进行测试显示，患者的穴位温度高于健康人；对 60 例肝实热证患者及 20 例健康人的太冲、肝俞穴温度进行测量显示，重症肝实热证患者太冲、肝俞穴温度较健康人明显升高，提示内脏病变会在其关系密切的穴位上出现温度异常改变。临床有学者根据艾灸时穴位对热的敏感程度变化，发明热敏灸治疗疾病，从而大幅度提高临床疗效。腧穴热敏化现象与腧穴的热学特性密切相关。

（三）机制分析

来自内脏、躯体或中枢神经系统的异常刺激，均可引起循经及穴位感觉障碍。有人认为这是以大脑皮质功能失调为基础的病理性反射。现代研究认为敏化穴位局部会形成穴位敏化池，会有神经肽-肥大细胞-致敏物质释放的病理反应过程，同时使中枢神经激活，在不同水平、程度发生敏化。这种汇聚神经元在内脏病变时发生敏化的现象，说明腧穴的功能不是一成不变的，而是一个"活"的动态的概念。但确切机制还有待进一步研究。

> **知识链接**
>
> ### 穴位敏化现象及其生物学意义
>
> 机体在病理过程中通过神经源性牵涉反应诱发体表对应部位产生感觉异变，反应部位就是"穴位"。这种感觉异变称为"敏化"现象，其在生物学上具有重要意义。穴位是动态的，其"开/合"状态和功能强弱会随着内脏功能的变化而改变；穴位是反映和调节内脏功能状态的特定部位，具有诊断及治疗内脏病变的双重作用。穴位从"沉寂"（生理状态）到"唤醒"（病理状态）的过程即为穴位敏化，主要表现为穴位位置、大小及其理化环境的动态变化，也是机体自稳态调控的触发点。

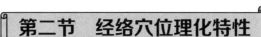

第二节 经络穴位理化特性

经络穴位是与机体之气相通并随之活动和变化的感受、反应、传导的部位，是针灸的刺激部位和针灸治疗的基础。随着人体经络及其现象研究的深入，以及生物物理学等检测方法和技术的发展，通过对人体经络和穴位的特异性信息收集，获得更为准确和直观的经脉及穴位的量化指标，可为疾病的预防与诊治提供参考，可为指导针灸临床诊断和治疗奠定重要的科学基础。

目前，国内外学者应用生物物理学方法在经脉循行线上探测到了经络穴位与周围非经脉处、非穴位处具有不同特性，包括经络穴位的电学特性、热学特性、光学特性、磁学特性、声学特性、同位素迁移特性、肌电特性、穴位的离子特性等，其中经络穴位的电学特性及热学特性探测的研究较为活跃。

一、电学特性

经络穴位电学特性探测研究包括电阻探测和电压探测。开展最早、研究最广的是经络穴位的电阻探测，循经低电阻和穴位低电阻特性是其主要表现特征。

1950 年，日本学者中谷义雄用直流电阻测定仪测量到某肾病患者沿肾经有皮肤导电量较高的点分布，在其他患者身上也发现了类似的现象，日本学者笹川将这种皮肤导电量较高的点命名为"良导点"，由"良导点"连成的线称为"良导络"。他们检测到人体体表共有 26 条低电阻点的连线，这些连线大多与古典经脉循行线一致。20 世纪 50 年代，日本、德国和法国学者先后独立报道了人体经穴电阻不同于非经穴的研究。我国学者也自制了多种测量体表电阻抗的仪器，系统地对人体经脉循行线进行了检测，发现经脉循行路线上的皮肤电阻（阻抗）较经脉线两旁低，显示经脉线上皮肤较非经脉线有更好的导电性。

（一）表现特征

1. 左右对称、循经低电阻 经脉线上探测点，包括穴位在内，其电阻一般低于周围对照部位电阻。这些低电阻点的分布基本是循经的，但排列并不相连（图 2-10、图 2-11），分布呈带状。正常人同名经脉左右两侧对称穴位的电阻值极为接近，提示经脉左右平衡。

不仅在人体上，多种动物的体表也具有低电阻点集合而成的"经脉线"，相应的穴位也具有低电阻的特性。

2. 受生理变化影响 机体在不同的生理状态下，经穴皮肤电会发生一定的改变：测定正常人进餐前后胃经有关穴位的导电量时发现，多数穴位在餐后导电量升高，其中以足三里穴表现得最为明显；测定排尿前后膀胱经原穴及膀胱俞、太溪、至阴、照海、太冲、关元、中极等相关经穴的导电量时显示，多数穴位在排尿后导电量下降；妊娠初期测定任脉相关经穴、正常人运动后测定十二原穴等，其经穴导电量都有不同程度的变化。在不同妊娠月数，孕妇耳郭低电阻点也不同，其数目在妊娠第 8 个月时开始迅速增加，至临产时达到早期孕妇平均数的 4 倍，产后迅速减少。测定部位和经穴不同，其电阻值不同，如测得的十二经原穴电阻值以大肠经原穴、三焦经原穴为最低，肾经原穴次之，肝经、心经、心包经的原穴最高。

3. 受环境因素影响 测试结果受测试电极压力、测试通电时间、重复测试次数、季节、昼夜节律、室温高低、湿度大小等因素影响，如经穴皮肤导电量可随着季节的不同而变化。昼夜节律对经穴皮肤电也有广泛影响，如连续测量十二经五输穴或原穴昼夜间导电量的变化发现，其呈现出近似余弦曲线的变化，与十二经气血流注有着基本一致的昼夜节律：白天比夜晚高，下午比上午高，子、丑、卯、辰时最低。另外，环境温度对经穴皮肤电也有一定影响，如环境温度升高时，经穴导电量升高（即电阻降低）；温度变低时，经穴导电量亦降低（即电阻升高）。

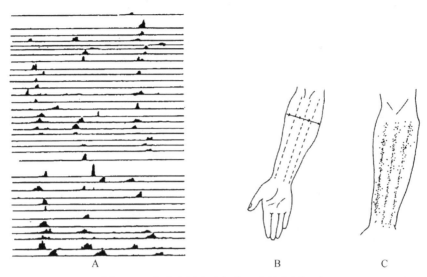

图 2-10　前臂内侧皮肤低电阻点的实测记录
A.皮肤阻抗记录；B.测试范围；C.前臂内侧皮肤低电阻点的分布

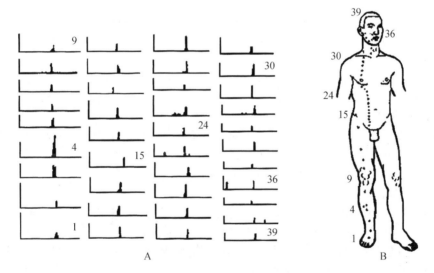

图 2-11　循胃经路线分布的皮肤低电阻点
A.皮肤阻抗记录；B.低电阻点位置

（二）临床应用

1.协助诊断　大量研究表明，当脏腑发生疾病时，常在相关经脉及其有关穴位皮肤出现导电量测值偏高（实证）、偏低（虚证）、左右失衡等异常变化。因此，可以通过经穴皮肤电测值的偏低、偏高和左右失衡等变化，分析判别其病位之所在，作为辅助诊断疾病的一种方法。有人发现神经衰弱患者肝经、肾经原穴导电量（或电阻）检测值发生变化者占99.8%；心脏病患者心经和心包经原穴导电量检测值失衡；测定胃及十二指肠溃疡患者的十二经原穴导电量时发现多数低于正常，少数高于正常，变化较明显的经脉是胃经、脾经和小肠经，其中胃经的测量值最低，脾经的测量值最高。

研究者在对急性膀胱炎患者进行导电量测定时发现，膀胱经的测量值偏高，而肾经测量值偏低。此外，有人报道切除部分脏器的手术患者，其相应经脉及其相关经脉的原穴或俞、募穴的导电量显示出左右失衡或降低的现象。另外，有研究发现腰椎间盘突出症患者，左右两侧委中穴的电阻差值有显著性差异。

2. 指导选穴　有人将病理状态下，电阻值明显异于正常或者有电阻失衡现象的穴位作为治疗选穴，取得较好的临床疗效。如研究发现，原发性痛经患者中极、关元、肾俞、次髎、公孙穴电阻值较正常明显升高，且双侧肾俞、次髎、公孙等穴电阻失衡现象较正常女性明显。上述穴位电阻值在经过施行隔物灸 3 个疗程后可明显降低。另外，在低电阻处选穴治疗，常常取得较好疗效，如日本的良导络疗法。

3. 反映针效　研究表明，针刺对经穴皮肤电有较大影响。针刺正常人或者患者的某些经穴，其穴位的导电量大部分呈上升趋势。捻针时原穴导电量明显上升，留针时随着针感的减弱其导电量降低，起针后继续下降或不变。用补泻手法时，发现原穴导电量也有相应变化，补法时导电量升高，泻法时相反。针刺时穴位导电量的变化，与针刺得气、行针手法等密切相关，提示穴位皮肤电的变化可作为针刺的客观反映指标之一，可作为对临床疗效判定及观察或检测某些效应指标的依据。

（三）形成机制

1. 神经-汗腺说　认为皮肤低电阻点与神经系统特别是交感神经系统关系密切。其实验依据：①在颈部交感神经麻痹或剔除了颈部交感神经的人体，同侧的导电性不良或消失；②当注射交感神经兴奋剂时，其皮肤电阻降低，导电量增大；③当注射交感神经抑制剂时，其皮肤电阻增大，导电量降低；④当注射副交感神经抑制剂时，其皮肤电阻降低，导电量增大；⑤当注射副交感神经兴奋剂时，其皮肤电阻增大，导电量降低。

2. 神经-血管说　当内脏发生病变时，通过内脏-躯体自主神经反射而引起皮下小动脉的血管运动神经异常兴奋，导致血管收缩，使该部皮肤营养不良，毛细血管通透性增大、水肿、出血而形成半坏死层，导致通电时电阻降低。

3. 屏障障碍说　人体属于第二类导体，只要皮肤某点存在水和电离子并与人体的体液相连通，就形成导体，但正常皮肤有一角化层，阻断了人体体液和外界的联系，故形成高阻抗。当机体患病时，患病脏腑相应穴位的角质层变薄或消失，其颗粒层甚至棘层细胞暴露在外，失去了高阻抗的屏障，所以导电性增高。

4. 缝隙连接说　近年来的研究发现，经穴皮肤的表皮中缝隙连接的数目明显多于周围对照皮肤，这一结构特征可能与经穴皮肤的低电阻性质有关。有学者用电镜与光镜的形态计量学方法研究大鼠胃经胸腹段和膀胱经背部段体表循行线表皮的结构特征，结果表明，经脉线表皮细胞缝隙连接的面密度、数密度、平均外径和平均面积均明显大于邻近对照表皮。经线上每个表皮细胞膜上的缝隙连接面积为其邻近对照表皮细胞的 12 倍以上。影响缝隙连接通道开放的变化可影响皮肤的电阻，影响缝隙连接通道的开放可影响经穴电阻，影响针刺效应。

二、热学特性

经络穴位热学特性的测量目前多采用测温计、红外热像技术、液晶显像方法探测经络穴位体表温度，其中红外热像技术应用最多。物体的温度在绝对零度（-273℃）以上时均存在分子的热运动，所产生的能量以红外热辐射能的形式散发。红外热像技术利用红外辐射原理，通过测取目标物体表面的红外辐射能，将被测物体表面的温度分布转换为形象直观的热图像。

（一）表现特征

1. 左右对称、循经高温　经穴部位容易出现与周围皮肤温度不同的温差点，循经高温带是其主要表现。从20世纪70年代开始，有人发现穴区比其周围组织的温度高0.5～1℃。如用红外辐射成像技术可在正常人体背部清楚地看到一条循经红外辐射轨迹，与古典督脉循行路线基本一致；用等温显示方法将温标设置在33℃处，人体下肢内侧可同时显示出与古典足三阴经循行大致相同的红外辐射等温度轨迹；将温标设置在33.2℃左右，右上肢外侧也可同时清晰地看到与古典手三阳经基本一致的红外辐射等温度轨迹。经穴温度在头面部、躯干及四肢左右两侧基本是对称的。

2. 呈窄带状　在完全没有外加刺激的自然条件下，循经红外辐射轨迹沿古典十四经脉的路线或长或短，长者可通达经脉的全程，该轨迹一般呈窄带状。

3. 与循经感传的冷热感有关　在循经感传过程中，受试者主观感觉的热感（或冷感）与探测仪所显示的红外线图像亮带辉度的变化基本一致，辉度改变的部位也与经脉的循行路线基本符合，但与神经、血管和淋巴管的走向不同。如果感传的性质为酸、胀、麻而无冷、热的感觉，则热像图上记录不到温度变化的图像。

4. 受针灸刺激影响　针灸既能诱发出所属经脉红外辐射轨迹，也可改变既有的循经红外辐射轨迹的皮温，使之变得更加连续、规整。高温带与针感的强度有明显的关系，针感强者，高温带也比较明显。

5. 受生理病理变化影响　健康人皮肤相同经脉左右侧对称穴位的温度相差大约0.5℃，如利用温差电偶温度计和高灵敏电流计组合测得中都穴两侧温度差值为0.1℃，三阴交穴为0.1℃，太白穴为0.2℃，太溪穴为0.3℃，太冲穴为0.5℃；另外人们观察到女性体温生理性变动较大，如乳房温度受月经周期影响，月经终期温度下降；妊娠期、产褥期乳房血管扩张，温度升高；有时由于左右乳房血管分布的差异也会影响温度的对称性。有研究人员通过观察274例不同病种患者，显示穴位温度失衡与中医辨证有关，如肺系疾病患者左右两侧少商穴温差值大于其他穴位，肾系疾病则涌泉穴温差值大于其他穴位。由此可见生理、病理状态会影响人体的表面及穴位的温度。

6. 受环境因素影响　影响人体体表温度的外部因素有很多，如昼夜变化、温度、湿度、气压、通风条件、辐射线等。由于影响体表温度的因素众多，所以临床或实验研究中对体表温度的测定要求精细、周密，外环境因素一致，仪器先进、可靠。

（二）临床应用

1. 协助诊断　研究表明，当脏腑发生疾病时，常在有关腧穴如井穴、原穴、背俞穴处出现皮肤温度偏高、左右失衡等异常变化。部分学者将经穴温度的改变作为诊断疾病的参考指标之一。

有学者通过红外热像及液晶显像技术发现，内脏病变能导致某些穴位温度上升，一些内脏疾病患者相应的背俞穴或与之密切相关的穴位上出现高温点或高温区，一般为单侧，也可为双侧，其温度高于周围0.5℃以上。如肠绞痛患者往往在双侧大肠俞出现高温点，肝胆性消化障碍患者一般在肝俞、胆俞部位出现高温点，生殖系统疾病的男性患者在足五里穴出现高温点，肺癌患者在肺俞穴出现高温点或魄户穴红外线显示异常，重症肝病患者太冲、肝俞穴温度较健康人明显升高。有人将背俞穴红外热像图用于疾病诊断中，对疾病与背俞穴温度异常相关性进行研究，对38例患者进行检查发现，其符合率达95.12%。

正常人同名穴两侧温差一般在0.5℃以内，而患者与疾病相关的同名穴两侧温差超过0.5℃，甚至达到2℃，即穴位温度失衡。有学者使用探穴测温仪测量慢性胃炎和溃疡病患者对称井穴平均温差，患者组与正常组相比，有显著差异。有研究者观察不同病种患者，如肺病患者两侧少商穴温差值大于他经穴位、肾病患者涌泉穴温差值大于他经穴位。也有研究者观察同一病种的不同证型，显示穴位温度失衡与中医辨证相关,支气管哮喘患者肺经与大肠经的部分腧穴的体表温度左右两侧不对称,而热证患者在肺经与大肠经上某些穴位的体表温度值比健康人群同一穴位的体表温度值高,辨证为寒证的患者在孔最穴与合谷穴上的体表温度比健康人群相同穴位的体表温度低,而尺泽、曲池穴皮肤温度却比健康人高。

2. 指导选穴 穴区处具有与周围皮肤温度不同的温差点,应用穴位测温技术可作为选择穴位的依据。

研究表明,对周围性面瘫患者进行面部红外成像后发现,面瘫患者面部双侧温差不仅明显大于健康人,而且还与病变程度和恢复程度有直接对应关系。对于双侧温差大的部位在患侧面部该处附近取穴,可较常规取穴获得更好的疗效。因此可通过评估患者面部健侧与患侧穴位温差值,来指导临床针灸选穴治疗。

3. 反映针效 研究表明,周围性面瘫患者针刺前患侧和健侧面部温差较大,眉、眼、外眦部位的温差值有统计学意义,针刺后温差值减少,疾病趋愈。另外,有学者观察针刺治疗面瘫的即时效果,并与临床随访的长期疗效观察相对照,结果显示,针刺后面部升温、反应强者,其病变恢复较好且快,反之则恢复较差且慢。此结果说明,针刺后面部的升温值可以作为面瘫即时疗效的评定指标之一,针后升温越高,疗效越好。

穴区温度变化可作为观察针刺补泻手法不同作用的指标,如采用热补手法针刺后,穴区出现升温效应,且虚寒证患者穴温升高幅度较大。捻转补法对穴区局部及所属经络循行远端的皮温均有升温作用,以穴位局部明显,而泻法则使之降低。针刺健康人体曲池穴,提插补法组对同侧商阳穴皮肤温度的影响以升温效应为主,提插泻法组变化不大;提插补法组和提插泻法组均使对侧少商穴皮肤温度升高。然而,有人在对侧少商穴和同侧商阳穴施"普通针刺法"和"平补平泻手法",多数情况下可使曲池穴皮温上升,以"平补平泻手法"效果更为明显。

有研究发现,针刺合谷穴后,整个同侧上肢、对侧上肢及面部尤其口唇区皮温升高1℃以上,从侧面验证了"面口合谷收"的中医针刺取穴理论。针刺光明穴后目区升温明显,说明胆经络穴光明与目确有联系。对冠心病患者贴压耳穴心、小肠、心脏点、皮质下后,发现内关、外关、阳池、神门4穴温度明显升高,对照组及健康人贴压此4个耳穴则未见内关等体穴温度改变,表明刺激耳穴心、小肠、心脏点、皮质下对心脏相关经络有调整作用,且此种作用与人体状态有关,冠心病患者较其他疾病患者更为敏感。

(三)形成机制

一般认为经脉穴位的皮肤温度变化与局部微循环和深部组织温度有关,是机体代谢状态的反映,与自主神经密切相关。

知识链接

穴位的红外光谱

为了分析人体穴位红外辐射光谱特征,有人用体表红外光谱仪进行了一系列人体(穴位区、非穴位区)红外辐射光谱的检测。如对7名健康成人的3个穴位(内关、劳宫和合谷穴)和相应的桡侧与尺侧2个旁开点进行了检测发现,人体红外辐射强度的个体差异及穴位与非穴位区的红外辐射强度的差别都较大,但频谱特性的差异却不大(图2-12),这表明人体红外辐射具有相同的生物物理学基础;在4~14μm段,人体辐射与黑体辐射(指入射的电磁波全部被吸收)差别不大,而在4μm和14μm波段人体辐射与黑体辐射差别较大,这表明人体表面除了主要的热致红外辐射外,还存在与人体能量代谢有关的其他因素的红外辐射。另外,正常人与冠心病患者左侧内关穴归一化红外辐射强度在1.5~3.7μm波段有明显差异性。

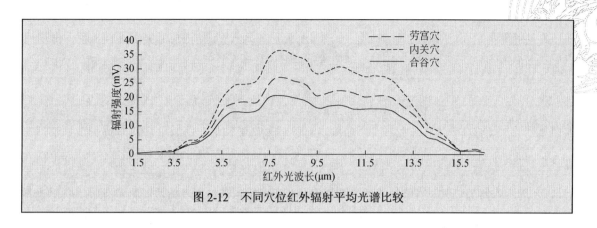

图 2-12　不同穴位红外辐射平均光谱比较

三、光学特性

经脉光学特性探测研究主要是经脉超微弱发光的探测和经脉光传输特性探测。超微弱发光是反映机体代谢状态的灵敏性指标。从 20 世纪 70 年代起，一些学者对体表经脉、穴位的超微弱发光进行了研究。苏联的研究人员发现，当向经络的一个穴位中照射一束激光，通过一定的偏光检测系统，在十几厘米外的另一处穴位上可检测到光的信号。经脉光传输特性探测是通过向辐照点（经穴或非经穴）照射激光，在探测点（经穴或非经穴）检测光信号强度，以比较光波在经脉和非经脉中衰减的程度，一般用透光率和反射率来表示。

（一）表现特征

1. 对称的高发光性　人体穴位处的发光强度高于周围非穴位处的发光强度，在某一固定部位，发光强度相对恒定，正常人体左右体表发光强度对称，正常人同名经脉两侧对称穴位发光强度极为接近，提示经脉左右阴阳平衡。病理状态下会出现左右失衡。

2. 高导光性　经脉是特定波长光波的良通道，光波呈现沿经脉传输的趋势，沿经光波传输可被一定压力阻滞。有研究发现经穴组织对于 $10\sim20\mu m$ 红外光具有较高透过率。

（二）临床应用

一般认为超弱发光的发光强度，在一定程度上反映了机体生命活动能力的强弱，对经脉的客观显示、疾病的诊断和"得气"指标的客观化和定量化可能具有重要意义。针刺得气可增加发光强度，有循经感传者经穴发光强度上升更明显。患者左右体表上测到一个或几个不对称的发光点，但在针刺治疗后可明显向对称转化。

四、磁学特性

20 世纪 80 年代，有学者运用生物磁测量方法，对中医十二经脉和奇经八脉的循行路线进行了一系列的探讨发现，各经脉伴随有磁振动线出现，其循行路线与经脉大致相同。有研究认为，经脉是由环绕血管、神经纤维、肌肉纤维、内脏和筋膜等无限大空间而形成的容积导体电磁场系统。而穴位有接受电磁的作用。

（一）表现特征

1. 循经性　循行线从一极到另一极绕行身体表面，以它们自己特有的形式或多或少与经络循行相一致，虽然有的地方接近些，而有的地方又远离些。

2. 受针刺影响   在磁的皮肤接触点刺入针灸针后，该处的振动消失，由针柄末端出现的振动代替。这种振动线同样可以向两极传导，其轨迹也与身体长轴相平行。

（二）临床应用

自然界的磁变化造成人体生理病理的改变，正是体现天人相应的中医基础理论。磁场的变化可以反映病证，病理状态下，测到的磁振动线与皮肤的接触点，往往是与病理相关的穴位。

研究表明，人体每个细胞都有一个微电磁场，健康人的经脉穴位磁场高于非健康人的穴位磁场，日本生理学家发现，"新生的细胞圆形饱满，电磁场能量高，而衰老的细胞呈三角形凹陷，电磁场较弱"，故当人体患病时，机体生物电流紊乱，则体内磁场失衡，有人认为针灸原理就是改变经络电磁场流量，若施以穴位磁疗，即可直接通过经穴调整内磁场，以磁化血液、活化细胞、激发人体经脉信号的能量，使其迅速恢复传递，达到疏通经脉、调整机体气血平衡的目的。

五、声学特性

有研究发现，在人体经穴输入低频声波，用声电传感器在穴位所在经脉其他穴位处可记录到较经外强的声信号，这一方法被称为"声测经络"。声测经络技术是在机械振动刺激下，使物体内部发生微观动态变化，以应力波形式释放出多余的能量，产生声信息，同时以声传感器将此种声信息转换成电信号经放大后加以显示或记录的技术。声波输入系统（由信号发生器、功率放大器、输声头组成）向穴位输入低频声波，声波检测系统（由声电传感器、双通道放大器、频谱分析仪及微机组成）在穴位所在经脉其他穴位处可以记录到声信号。

（一）表现特征

1. 循经性、高振声   输入经穴的低频声波在体内具有循经传导的特点（图 2-13）。且循经线是一条能发生高振声的线，用叩诊锤叩击皮肤表面，当叩击到经脉线时，用听诊器可以听到一种高亢洪亮的声音，并且有"发空"的感觉，用频谱分析仪可发现经脉线上的声音频谱成分较丰富。

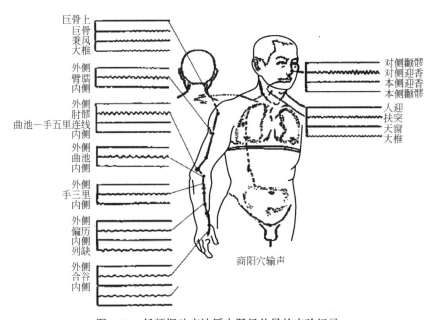

图 2-13   低频振动声波循大肠经传导的实验记录

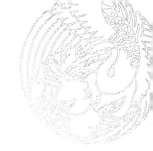

2. 传导衰减性　声波循经传导的速度为 10m/s 左右，声波在传导中有衰减。

（二）临床应用

声测经络可以反映病证，若受试者有病痛，其声波传导受阻，病愈后则恢复。

（三）形成机制

声波传导与筋膜组织有关。人体实验显示，循经声波在人体体表及内脏似在筋膜类组织上传导。动物实验显示，切断皮肤、皮下浅筋膜对声信号的传导均无明显影响，而切断深筋膜组织后循经声信号消失。筋膜组织质地越致密，导声性能越好。

六、同位素迁移特性

20 世纪 60 年代初期我国有学者开始应用放射性同位素检测经脉的循行路线，至 80 年代中期有人用 ^{99}Tc（过锝酸钠）洗脱液注入腕踝关节穴位，将示踪轨迹与经典的经脉线进行比较，结果发现，放射性同位素示踪轨迹在四肢肘膝关节以下与经典经脉线基本一致。

（一）表现特征

1. 循经迁移　放射性同位素注入穴位后可沿经脉线迁移。迁移的距离平均为（57.36±16.65）cm。手足三阴经的示踪轨迹在四肢可以走完经脉全程，进入胸腹腔器官即逐渐散开，与《灵枢·经脉》所记述的循行路线基本一致。手足三阳经的示踪轨迹在肱骨、股骨中段的相应穴位处即向内侧（阴经）偏移。总的来说，放射性同位素示踪轨迹与古典经脉循行路线的总符合率为 78.1%。

2. 双向迁移　迁移呈双向性，但以向心性为主，迁移有一定潜伏期。有研究发现平均潜伏期为（37.28±15.63）秒，迁移的速度快慢不等，平均为（17.35±5.79）cm/min。

3. 迁移阻断　在经脉线上施加一定的压力可将同位素的循经迁移阻断。在经脉循行线皮下注射少量普鲁卡因或生理盐水，对同位素的移行有明显的阻滞作用，有效阻滞时间约为 10 分钟，生理盐水和普鲁卡因的作用无明显差别，提示这种阻滞作用可能与注射部位的蓄积效应、局部压力的改变有关。

4. 受注射深度影响　在穴位的不同深度注射同位素，迁移轨迹与经脉线符合率也不尽相同。有研究发现在皮内注射时出现多条细小的分支，且不循经走行；皮下注射时，约经 20 秒的潜伏期后，即出现同位素循经迁移的示踪轨迹，与古典经脉线的吻合率为 78%；在穴位深部肌肉处找到针感以后，再注入放射性同位素，其移行轨迹与古典经脉线的吻合率最高为 95%。

（二）临床应用

放射性同位素注入穴位可循经迁移，如果将同位素注入非经穴的部位又会出现什么样的结果呢？有学者将放射性同位素注入内关穴两侧旁开的非经非穴对照点，则只有极少数受试者示踪剂可直接进入内关（络穴），然后循心包经向上移行。大多数人，示踪剂在前臂出现了淤积、弥散和不循经扩散的现象，并在其扩散过程中逐渐向心包经靠近，有的从郄门进入心包经，但大多数则直至曲泽（合穴）才归入心包经，然后继续循经上行。上述表现与将示踪剂注入穴位时循经迁移的情况显然不同，说明经穴与非经穴确有区别。将此技术应用到临床研究中，可以观察经穴与非经穴疗效的差异及与经络相关的研究。

（三）形成机制

同位素示踪的轨迹与淋巴系统似无直接的关系，但与血液循环系统关系密切，北欧学者 Aucland

证实人体内组织间隙存在非均质空间，由胶体和自由液体两种成分组成，在毛细血管和淋巴管之间有快速的组织液运输渠道，小分子的 ^{99}Tc 洗脱液则可能是通过这种通道得以循经运行。

七、肌电特性

（一）表现特征

1. 循经性 应用电生理技术，在健康受试者身上发现，针刺引起循经感传现象的同时伴发有循经肌电发放，循经感传轨迹与循经肌电在同一位置中，肌电振幅为 10～150μV，行进速度为 2.3±0.8cm/s（图 2-14）。停止刺激后，循经感传现象首先在远端消失，并逐渐向近端推移，与此相应，肌电信号亦是首先在远端停止。

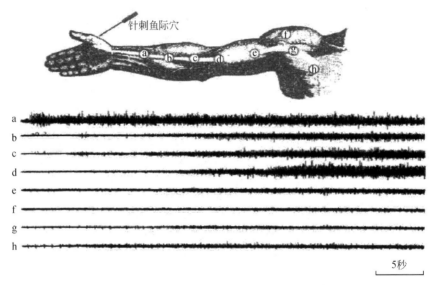

图 2-14 在循经感传线上记录到的肌电反应

2. 肌电反应可阻断 采用臂丛神经麻醉和局限性肌肉-神经传导阻滞后，在上肢出现的循经感传和循经肌电信号一同消失（图 2-15）。

（二）临床应用

研究表明，循经感传不仅是一种主观的感觉迁移现象，而且可以循经肌电为指标而客观化，指导临床诊断治疗。

八、穴位的离子特性

（一）表现特征

1. 呈现 Ca^{2+}、K^+ 富集状态 应用针型 Ca^{2+}、K^+ 传感器在体测量表明，经穴处的 Ca^{2+}、K^+ 浓度均高于非经穴处。应用同步 X 射线荧光分析来探测穴区和穴区周围钙（Ca）、铁（Fe）、铜（Cu）、锌（Zn）四种化学元素，间使穴、条口穴、下巨虚穴四种离子的浓度显著高于周围组织（图 2-16）。

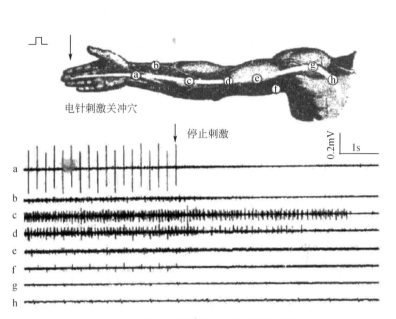

图 2-15　停止电针刺激与肌电消退的关系

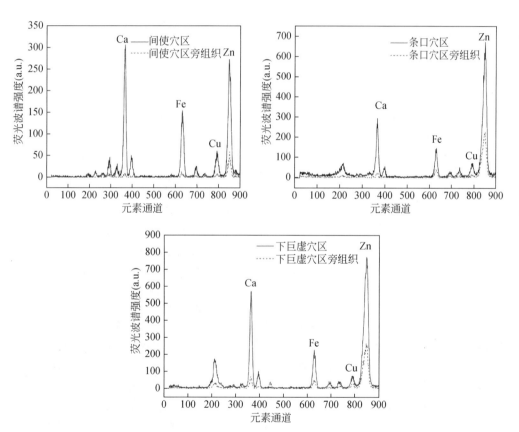

图 2-16　基于同步加速器 X 射线荧光谱的间使、条口、下巨虚穴区（实线）和
穴区旁组织（虚线）中钙、铁、铜、锌浓度比较

（图源：Yan X，Zhang X，Liu C，et al. Do acupuncture points exist？［J］. Physics in medicine and biology，2009，54（9）：N143-150）

2. 受针刺影响　针刺经穴可使本经其他穴位处的 Ca^{2+}、K^+ 浓度升高。应用离子微电极技术在人体和动物活体上检测发现，针刺穴位处，可使本经其他穴位处 Ca^{2+}、K^+ 浓度升高。人体的钙主要存

在于骨骼中，但是骨骼里的钙不可能在针刺的瞬间释放出来。因此认为，针刺可使经脉线内外的离子重新分布。

（二）临床应用

1.反映病证 脏腑病变时，其相关穴位处细胞外的 Ca^{2+}、K^+ 浓度明显下降，下降的幅度与脏腑的病变程度呈明显正相关关系；当病变痊愈后，Ca^{2+}、K^+ 浓度也恢复正常。

2.反映针效 当络合针刺穴位处或相应经脉线上某些部位的 Ca^{2+} 后，针刺效应降低，提示穴位处的 Ca^{2+} 是产生针刺效应的关键因素之一。

第三节 经络穴位结构

关于经络穴位结构的研究，目前常采用大体结构解剖、巨微解剖和显微解剖等技术进行研究。研究发现经络穴位处从表皮、真皮和皮下组织等各层次中以神经、血管、淋巴管、筋膜、肌肉、肌腱和肥大细胞等已知结构为主，目前尚未发现特殊结构，只是不同经络穴位在已知结构的种类、数量和组合形式上存在差别，并认为经络穴位是由多种组织构成的立体构筑。

一、经络穴位与神经

（一）穴区神经分布

穴区的表皮、真皮、皮下、筋膜、肌层及血管壁等组织中有丰富而多样的神经装置，包括神经末梢、神经束和神经丛等。大多数穴位都靠近神经主干，或在穴位周围有较大神经干、神经支通过。

穴区存在较密集的含有交感神经的真皮乳头，采用显微解剖技术发现，穴区真皮乳头比非穴区多 1 倍，每个真皮乳头含有明显的毛细血管袢，袢外包有交感神经。

表2-2 经穴部（足三里）与非经穴部血管神经分布表

部位	组织	分布量（μm²）
经穴部	血管	8.82×10^{-3}
	神经	7.22×10^{-5}
非经穴部	血管	2.26×10^{-3}
	神经	5.26×10^{-5}

采用光镜、电镜对动物及人体穴位和非穴位皮肤组织中神经纤维数量进行观察并经计算机计数处理发现，两者神经纤维密度之比为 7.22：5.26（约 1.4 倍），差别非常明显（表2-2）。在针感点中心1.5mm半径范围内存在粗细不等的有髓与无髓小神经束、游离神经末梢、神经干。

穴区较非穴区感受器相对多，穴区感受器包括游离神经末梢、肌梭、腱梭、环层小体（Pacinian 小体）、触觉小体（Meissner 小体）、克劳泽终球（Krause 终球）等。采用组织染色技术观察不同穴位在皮肤层次中感受器的情况，发现足三里和内关以游离神经末梢为主，偶见触觉小体；关元和大椎穴区则以毛囊感受器和游离神经末梢为主；涌泉穴区则以环层小体、触觉小体和丰富的末梢神经为多见，偶见鲁菲尼小体；Kelner 对 11个穴位的 1 万多张切片进行连续观察发现，穴区感受器如触觉小体、克劳泽氏终球和环层小体相对集中，且一个感受器所支配的皮肤表面面积在穴区仅为 2.8mm²，而非穴区为 12.8mm²，两者存在着非常明显的差别。

（二）穴区神经特点

根据经络穴位与神经的关系，将穴位分成三种类型（表2-3）。

第一类型穴位位于肌肉运动点上。运动点是指用最弱的电流刺激体表一定部位时，能引起被刺激肌肉发生最大收缩的刺激点。运动点可以是相当于神经进入肌肉的部位，而更确切的说，是接近体表的神经末梢的特别密集区，即所谓的运动神经终板部位。Liu 认为所有的运动点都是穴位，但不是所有的穴位都在运动点上，穴位的数量远比运动点要多。

第二类型穴位位于躯体中线，两侧浅表神经的会聚点上。例如，百会便是两侧三叉神经（眶上支、耳颞支等）与颈 C_2、C_3（枕小支）相交会的部位。

第三类型穴位位于浅表神经的分支部位或神经丛上。例如，下关穴位于滑车下神经所分布的部位。

表 2-3 常见穴位神经解剖学分类

穴位类型	穴位
第一类型穴位	阳白、攒竹、颊车、承泣、地仓、完骨、乳根、天枢、风门、肺俞、心俞、膈俞、肝俞、胆俞、脾俞、胃俞、肾俞、志室、合谷、中渚、后溪、外关、支沟、四渎、曲池、昆仑、太冲、血海、大肠俞、关元俞、小肠俞、膀胱俞、足三里、阳陵泉、三阴交
第二类型穴位	百会、印堂、人中、哑门、天突、大椎、鸠尾、中脘、气海、关元、中极、曲骨
第三类型穴位	下关、睛明、耳门、翳风、天柱、内关、巨骨、肩髎、肩贞、环跳、阳陵泉

二、经络穴位与血管

（一）经络穴区血管分布

经络穴区内有血管，约 45.5% 的穴位正位于大血管周围，其中 18.6% 正位于大血管上。全身 361 个穴位中，靠近动脉主干者 58 穴（占 16.1%），靠近浅静脉干者 87 穴（占 24.1%），对十二经 309 穴针下的结构进行观察发现，针刺入穴位，针下正当静脉干者 24 穴（占 7.8%），针旁有动、静脉干者 262 穴（占 84.8%），说明穴位与血管有密切关系。

穴区血管密度较非穴区高，有研究发现胆经和胃经穴位处的微血管分布与非穴位处差异显著。还有研究用乳胶或墨汁灌注等方法，经巨微解剖、光镜辅以图像分析测量，又以质子激发 X 射线荧光发射技术观察到骨间膜外丘穴位处血管密集，外径为 $14\sim84\mu m$，其血管密度值为非穴位区的 3.27 倍。有人对家兔足三里穴与旁开非经穴部血管分布进行了组织学定量观察发现，两者血管密度之比为 8.82∶2.26（约为 4 倍），差异非常显著（见表 2-2）。

（二）经络穴区血管排列

经络穴区有丰富的毛细血管存在，与非穴位区域比较，穴位区域的毛细血管排列有一定的规律。研究发现，这些毛细血管的排列并非杂乱无章的，而是呈平行于经络的走向一层一层分布的，如人体前臂穴区骨间膜毛细血管呈平行排列。穴位微血管丰富，互相连成网状。显微血管观察表明穴位周围的血管祥分布及毛细血管球的数量同非穴位处有着显著性差异。

穴区不同层次血管数目分布有区别，如小腿标本骨间膜切片并做 HE 染色，在光镜下可以观察到骨间膜前面穴位区的大多数血管位于浅表位置，其中位于骨间膜和骨骼肌之间的血管数目较多，位于骨间膜前面的内部浅层血管又明显多于其深层血管。

穴区不同层次分布的血管类型存在差别，如有研究采用巨显微解剖技术对家兔前肢阳明经"商阳""二间""三间""合谷""曲池"穴区层次结构进行了观察发现，各穴区浅层以头静脉为主，以桡神经浅支神经干及其分支为基础，深层以桡动脉及其分支、正中神经为基础。

此外，经络穴位与淋巴管关系也很密切，在四肢、躯干及胸腰部的穴位是微淋巴束聚集的部位，还有研究观察到足三里穴区的淋巴管分支丰富集中，与对照组相比有明显不同。

三、经络穴位与结缔组织

结缔组织是遍布周身的四大组织之一，由细胞、纤维和细胞外间质组成，在骨骼、肌腱、软骨及韧带中，结缔组织的含量较为丰富，而脂肪和皮肤细胞中也有丰富的结缔组织。结缔组织有许多种类，本节特指固有结缔组织。

通过活体针刺留针、CT 扫描摄影，以及尸体针刺留针后解剖发现，胆经、胃经、肺经颈以下各个穴位中，与骨膜相关的占 54.8%，与各种筋膜相关的占 28.8%。采用层次解剖技术观察穴位高密度区的形态结构发现，连续厚实的致密结缔组织结构包括腱膜、增厚的深筋膜和两者混合体。

有学者对人尸体标本中胆经、胃经、肺经上 73 个穴位的位置进行了解剖学定位研究，先将针刺入穴位中相当于"地"的深度，然后解剖观察针尖所在的位置，结果发现胆经、胃经和肺经上的各个穴位"地"深度的位置均与结缔组织结构关系密切，最相关的是筋膜，其次是骨膜，最后是关节囊，提示结缔组织可能在穴位功能的发挥中起重要作用。

通过人活体 CT 和 MRI 定位及尸解发现，与人体穴位相对应的深部组织中结缔组织密集，众多血管、淋巴管和神经丛交织成网，内含丰富的毛细血管床、肥大细胞（MC）等，认为穴位和经脉更多处于结缔组织平面之间。有学者利用 CT、MRI 等医学放射影像学手段，结合数字人体技术，配合计算机软件处理，能够在人体上重建出结缔组织连线，其中四肢部分的连线与古典医籍记载经络的走行非常相似。针刺结缔组织聚集的"穴位"，通过捻转、提插的机械刺激产生生物学信息，经广泛传播参与调节人体的多种功能。

> ### 知识链接
>
> #### 筋　膜
>
> 筋膜由胚胎时期中胚层间充质分化而来，随后普及全身，为其他功能细胞的再生提供细胞储备，并参与细胞信号转导、细胞更新和修复，成为一种新的功能系统。筋膜在人体不同部位呈现出结构的多样性，由浅入深依次分为真皮致密结缔组织皮下疏松结缔组织（浅筋膜）、肌肉表面疏松结缔组织（深筋膜）、肌间隔和肌间隙结缔组织、内脏器官、被膜和内部间隔结缔组织，这五类筋膜在人体内部构成了完整的支架体系。

针刺穴位时，针体与周围结缔组织的相互作用使弹性纤维和胶原纤维将之缠绕，针体的运动引起结缔组织的扭曲带动相应的细胞和神经末梢反应；同时，针刺使针体周围结缔组织细胞外基质持续变化，该变化可对组织细胞产生各种影响。有研究单向捻针法针刺豚鼠"足三里"至手下针感，分别于光镜和电镜下观察，发现在针孔周围组织有程度不同的形态学改变，皮下层针孔周围结缔组织纤维明显呈涡旋状，肌层针孔周围也有结缔组织纤维环绕，并见肌纤维明显受牵拉而扭曲、移位，邻近针穴的小血管、小神经受力移位变形。因此，有学者提出穴位是以结缔组织为基础，连带其中的血管、神经丛和淋巴管等交织而成的复杂体。此外，穴位处有大量胶原纤维穿行于细胞间质中，与"经脉"线路排列方向一致。胶原纤维具有高效传输红外线的特征，穴位深处由体循环引起的热（红外）信号，很容易通过胶原纤维传向体表，使体表产生类似经脉线的红外辐射轨迹。胶原纤维在针刺"得气"中起着重要作用。针刺可能使胶原纤维细胞外基质变形，向纤维原细胞等传递力学信号，进而发挥针刺的远隔效应。

四、经络穴位与肌肉

穴位的断面层次解剖发现，穴位处肌肉、筋膜较肥厚且集中，人体 55% 的穴位正位于肌肉群上，肌肉外包裹着深浅筋膜，针刺过程中必须穿过筋膜到肌肉组织中。有人统计穴位分布和肌肉、肌腱的关系，结果发现，占经穴总数 62.5% 的穴位是在肌肉分界处、有神经干支进入的部位；还有 37.5% 的穴位则多位于肌肉、肌腱之中或其起止点上。通过一定针刺手法"得气"时，发现穴位存在组织损伤和肌纤维缠绕现象。

五、经络穴位与肥大细胞

肥大细胞是人体疏松结缔组织内的常见细胞，国内 20 世纪 70 年代就有人提出过肥大细胞与经络现象有关。肥大细胞多沿经线走行方向的小血管和神经束分布。环境刺激（包括针刺）可使刺激局部的肥大细胞数量增加，细胞被激活并脱颗粒，释放活性物质［包括 5-羟色胺（5-hydroxytryptamine，5-HT）、组胺、P 物质等］，从而影响局部神经和血管的功能状态，出现一系列局部或全身性生物效应。

（一）经穴处肥大细胞的分布特征

人体一些主要穴区处肥大细胞数量明显高于非穴区，且它们多沿经线走行方向上的小血管、小神经束和神经末梢分布。截肢标本各穴区的真皮内有大量的肥大细胞存在，弥散或成群分布，且在小血管、小神经束和神经末梢处较多，肌肉组织内肥大细胞数量少。人体深层经穴肥大细胞密集成群、数量多，而浅层则单个存在、数量少，且深层穴区肥大细胞数量明显高于非穴区，浅层无显著性差异。

穴区处结缔组织内肥大细胞的形态特征随个体成长有一定相应的平行变化。有研究发现，成年大白鼠下肢筋膜内肥大细胞呈不均匀型分布，且穴区处（足三里、阳陵泉、外膝眼、阴陵泉、三阴交及环跳）肥大细胞分布较多；新生大白鼠下肢筋膜内肥大细胞呈均匀型分布，穴区和非穴区无差别；1 个月左右大白鼠下肢筋膜内肥大细胞的形态、分布均近似于新生鼠，仅在穴区处可见肥大细胞分布较多。

（二）针刺对经穴处肥大细胞的影响

1. 针刺可以增加经穴处肥大细胞数量 手针大鼠"足三里"5 分钟后，在皮下组织小血管周围及肌纤维间结缔组织内有肥大细胞颗粒释放，散在于组织间。针刺后各穴区肥大细胞数目也明显增加，经穴旁肥大细胞数目无明显差异，且针刺侧穴区部分肥大细胞形态发生变化，推测这可能与肥大细胞脱颗粒及趋化游走时发生形态变化有关（图 2-17）。

2. 针刺方式对肥大细胞的脱颗粒率有影响 电针大鼠"足三里"穴后，穴区皮肤结缔组织肥大细胞的脱颗粒率增加，而胃幽门部黏膜肥大细胞数减少；施行捻转泻法不但使肥大细胞脱颗粒率增高，还使肥大细胞总数增加。其原因可能在于：首先，捻转泻法可使肥大细胞前驱细胞分裂过程加速，使局部因脱颗粒而减少的肥大细胞数量得以及时补充，为下次脱颗粒做好物质准备，捻转泻法效果优于电针。其次，真皮层致密结缔组织和皮下层疏松结缔组织分别完整包绕人体表面和肌肉表面，形成表里相通、立体网状结构的人体结缔组织胶原纤维网络系统。正常情况下，胶原纤维相互缠绕，交错排列。当在穴区处进行提插捻转手法时，针体同时刺激到肌间膜和真皮致密层的结缔组织平面，引起穴区胶原纤维变形，诱发穴区局部肥大细胞脱颗粒。胶原纤维形态完整的情况下针刺肥大细胞脱颗粒率高于胶原纤维被破坏后针刺肥大细胞脱颗粒率（图 2-18）。艾灸对肥大细胞脱颗粒的影响强于电针。

3. 针刺促进经穴处肥大细胞脱颗粒 5-HT、组胺作为一个复合体储存在肥大细胞颗粒中，并且在其释放颗粒的反应中首先被释放。用荧光组织化学法（如乙醛酸诱发组胺产生荧光）观察到电针后肥大细胞荧光减弱或消失，提示肥大细胞释放的物质主要是组胺类物质。上述物质作用于血管及

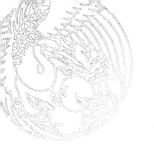

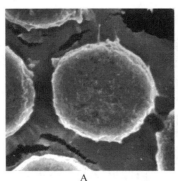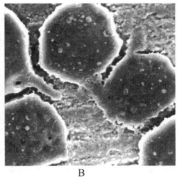

图 2-17　离体培养的鼠肥大细胞在受组胺刺激后脱颗粒
A. 刺激前；B. 刺激后

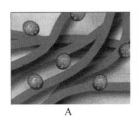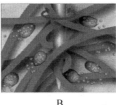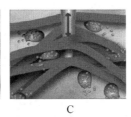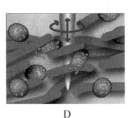

图 2-18　胶原纤维对肥大细胞脱颗粒的影响
A. 显示正常情况下穴区胶原纤维和肥大细胞；B. 显示捻转手法下穴区胶原纤维和肥大细胞；C. 显示提插手法下穴区胶原纤维和肥大细胞；D. 显示胶原纤维破坏预处理后再捻转或提插穴区胶原纤维和肥大细胞

结缔组织中的自主神经末梢及间质细胞，有扩张毛细血管的作用，可使血管内皮基底膜通透性增加，组织液渗出，引起多种效应。5-HT 是一种神经递质，与睡眠、镇痛、体温调节、神经活动都有关系，能改变机体的内分泌功能。肥大细胞还可与 P 物质样轴突末梢形成突触样连接。

（三）穴区处肥大细胞与针刺效应关系

有学者建立了针刺镇痛动物模型，在穴区处注射抑制肥大细胞脱颗粒的药物色苷酸钠以后，可明显减弱针刺镇痛效应，提示穴区肥大细胞脱颗粒在针刺镇痛效应的产生过程中起重要作用。另有学者建立了针刺足三里促进胃损伤小鼠胃排空模型，在肯定针刺足三里效应的基础上，发现用阻断剂阻断穴区处肥大细胞脱颗粒的功能活动后，针刺效应显著下降，而穴区处注射肥大细胞激活剂则有似针刺样作用，提示穴区处的肥大细胞是针刺疗效产生的关键因素之一。

（四）内脏疾病时相关经络穴位上肥大细胞的变化

有研究发现急性胃黏膜损伤后伊文思蓝体表穴区渗出点的皮肤和皮下组织中肥大细胞呈现聚集现象，其数量和脱颗粒数明显多于正常组和"脾俞""胃俞"旁开对照组，在伊文思蓝渗出点和旁开部位均可见 P 物质蛋白的表达水平显著高于正常组，其阳性纤维对称分布于皮下。

第四节　经络穴位功能

经络是人体内运行气血、联络脏腑、沟通内外、贯穿上下的通路，而穴位是人体脏腑经络之气输注于体表的特殊部位，是与脏腑经络之气相通并随之活动、变化的感受点和反应点。所以穴位—经络—脏腑内外相通，具有密不可分的联系。《灵枢·本脏》记载："经脉者，所以行血气而营阴阳，濡筋骨，利关节者也。"《灵枢·海论》记载："夫十二经脉者，内属于府藏，外络于支节。"《灵枢·九针十二原》曰："五脏有疾也，应出十二原。"这些都是对经络穴位生理功能的高度概括。现代研究从不同的角度证实了经络穴位的主要功能和作用机制。

一、经络穴位的主要功能

（一）联系沟通

人体的五脏六腑、四肢百骸、五官九窍、皮肉筋骨等组织器官，虽有各自不同的生理功能，但又互相联系，互相配合，使人体构成一个有机的整体。这种相互联系、有机配合，主要是依靠经络系统的联系沟通作用来实现的。经络穴位结构研究表明大多数穴位都位于神经主干附近，或其周围有较大神经干、神经支通过；现代研究也表明经络穴位与外周神经关系密切，当接受刺激时，可通过周围神经的传入纤维将其信号传导到中枢神经，而中枢神经对其信号进行加工处理整合，通过传出神经传导通路传出，因此经络穴位与中枢神经存在着传入与传出的功能联系。现代研究提出经络联系体表与脏腑主要是通过中枢神经系统，尤其是大脑皮质来实现的假说；另有假说对此进行了进一步完善，认为经络穴位与内脏有着肯定的联系，大脑皮质与内脏也有着肯定的联系，因而推测经络穴位、内脏和大脑皮质之间也必有联系。可见经络穴位通过神经系统而起到连接沟通、调节脏腑组织器官的作用。

（二）运行气血

气血是人体生命活动的物质基础，必须依赖经络穴位的输注与渗灌，才能输布周身，以营养全身脏腑组织器官，维持机体的正常生理功能。经络穴位结构研究表明，经络穴区内有大量的血管分布，将近一半的穴位正位于大血管周围；有学者按经脉循行次序详细地观察了各经脉循行部位的血管分布状况，如手太阴肺经循行部位与腋动、静脉，头静脉，肱动、静脉，桡返动、静脉之分支，桡动、静脉，指静脉回流支，指掌侧固有动、静脉所形成的动静脉网等血管系统有关。而经络穴位现象中的循经皮肤病、循经皮肤血管功能反应，以及应用生物物理学技术探测到的经络穴位理化中的热学特性、同位素迁移特性等都与局部的微循环和血管功能有关；针刺后穴位皮肤温度的变化不仅具有循经性，而且具有全身性的变化；针刺大椎、命门穴有使督脉循行线组织的微循环血流灌注量增高的趋势，这些现代研究揭示了人体经络穴位具有运行气血的作用。

（三）感应传导

感应传导作用，是指经络穴位在生理状态、针刺或其他刺激状态下，具有感受和应答各种信息的传递作用。在循经感传中出现感传阻滞及同位素迁移阻断特性；当体表受到病邪侵袭时，病邪由表及里、由浅入深，内传于脏腑；脏腑之间，脏腑与体表组织器官之间生理和病变相互影响，都是通过经络感应传导的结果。如肝病影响到胃，胃病涉及脾；肝病胁痛，肾病腰痛等。当人体受到某种刺激后，人体会对这种刺激做出反应，并将相关信息通过经络传递至体内有关脏腑，使该脏腑的功能发生变化。如针刺治疗中的"得气"现象，"得气"所产生的临床效应；反之，当脏腑受到某种刺激而功能发生变化时，也可以通过经络将信息传递并反映于体表，如当肺部发生病变时，肺俞穴的体表温度、肺经的循经红外辐射轨迹的长短也会发生相应的变化。这些研究证明经络穴位具有感应传导的作用。

（四）防治疾病

人体具有自身的防病系统和抗病能力，经络是其重要组成部分，穴位是携带"健康信息密码"的体表位域。经络穴位在沟通联系、运行气血、感应传递信息的功能基础上，对各脏腑组织器官的功能活动具有调节作用，从而使人体复杂的生理活动相互协调，以保持平衡的健康状态，而发挥抗御病邪的作用。研究表明，针灸经络穴位可触发广谱的神经-内分泌-免疫调节网络系统发挥防治疾病的作用。例如，针刺"足三里"穴能激活脾虚证大鼠肠系膜淋巴结的免疫应答，增强其淋巴细胞的增殖分化及巨噬细胞的吞噬活化能力，进而提高其肠道免疫功能，改善肠道消化功能紊乱状态；针刺"足三里"穴也可通过调控胃肠功能相关脑区的响应及脑-肠肽水平来改善胃肠道的功能紊乱。总之，针灸经络穴位可通过神经-内分泌-免疫网络，对机体的免疫系统起调整作用，发挥其抗炎、退热、促进病灶愈合和调整机体免疫的功能，达到防治疾病的作用。

二、经络穴位功能表现形式

经络穴位的功能主要表现为病理反应-诊断疾病与感受刺激-治疗疾病两方面，充分体现了经络穴位诊疗一体化的临床运用特点。

（一）经络穴位病理反应

脏腑器官疾病通过经络的作用，在体表相应经络穴位处出现的各种异常变化现象，称为经络穴位病理反应。《灵枢·九针十二原》云："五脏有疾也，应出十二原，而原各有所出。明知其原，睹其应，而知五脏之害矣。"此处说明古人已认识到经络穴位在机体病理状态下具有反映病证的作用。在现代医学中，也有关于某些组织器官在病理状态下，体表相应部位会出现压痛点或痛觉过敏带，并将此表现作为重要的诊断参考依据的记载。有人对千余位心绞痛患者采用按压诊法和压痛仪检测法，标记上肢和胸背部敏感点并与穴位位置对比观察发现，心源性牵涉痛主要分布在上肢尺侧面心包经和心经的 10 余个穴位上，在颈部、胸部和肩背部，敏化区涉及多条经脉的数十个经穴、经外奇穴等。可见，经络穴位在机体病理状态下可出现病理反应，并具有诊断疾病的作用。

1. 病理反应的基本形式

（1）感觉异常：当脏腑发生病变时，常在特异的穴位或特异经脉的多个穴位处出现感觉异常。最常见的感觉异常是痛觉过敏，即穴位处出现疼痛或压痛点，尤其是急性病时，压痛明显，其次还有酸、麻、胀等异常感觉。压痛点在按压时疼痛加剧，可用于临床诊断和治疗。中医学认为，压痛点即是阿是穴。在这些特殊点（腧穴）上进行针刺、按摩可治愈或减缓病痛。相关研究详见第二章第一节。

日本学者研究发现，脏腑病变时相应经脉的井穴或原穴对热的敏感度发生变化，称为知热感度变化，正常人左右同名穴的知热感度基本对称，脏腑病变时则失去平衡。

（2）形色改变：当脏腑组织发生病变时，往往在经脉及穴位处出现组织形态和色泽的变化。一般来说，点片状充血红晕、红色丘疹、点片状白色边缘红晕并有脂溢和光泽者，多见于急性炎症或慢性炎症急性发作；点片状皮肤变白、白色丘疹、无脂溢和光泽者，多见于慢性器质性疾病；点片状凹陷、线状凹陷等，可见于慢性炎症、溃疡病等；点片状隆起、骨质增生等，常见于慢性器质性疾病；结节状隆起或点片状暗灰色等，多见于肿瘤疾病；糠皮样脱屑不易擦去者多见于皮肤病、结核病，易擦去者多见于炎症性疾病。可见患有慢性病时相关的穴位多以形态改变为主，而皮肤色泽的改变既可见于急性病也可见于慢性病。

（3）物理特性变化：有脏腑病变时，经络穴位处会出现一系列的物理特性变化，常见有经络穴位皮肤温度改变、皮肤导电量（电阻）和电位改变及光学特性改变等（详见本章第二节）。

（4）生物化学特性变化：有脏腑病变时，相关经络穴位能出现特异的生物化学变化。有研究以二氧化碳（CO_2）释放量失衡度作为检测指标，发现哮喘患者的太渊穴 CO_2 释放量失衡度显著高于健康人；当家兔出现实验性心律失常时，心包经上的穴位出现 pH 降低，即 H^+ 浓度升高，提示脏腑发生病变时，在其相应的经络穴位处可能出现组织能量代谢变化。有研究发现实验性实寒证和实热证胃溃疡大鼠的相关穴区（中脘、脾俞、足三里）氧分压差值为空白对照组的 2～8 倍，且实热证组氧分压值均升高，表现为代谢增强；脏腑病变会引起相关经络穴位的胞外 Ca^{2+}、K^+ 和 Na^+ 浓度变化，如心律失常家兔心包经上的 Ca^{2+}、K^+ 浓度明显下降，可见脏腑病变会使相关经络穴位的氧分压及离子浓度发生变化。

2. 病理反应的基本规律 经络穴位在机体病理状态下具有独特的病理反应特点与规律。

（1）与特定穴相关：经络穴位病理反应多集中出现在背俞穴、募穴、原穴、郄穴、下合穴及合穴等特定穴，个别出现在经外反应点（阿是穴）上。

（2）与脏腑相关：经络穴位病理反应在体表的分布区域和部位与患病脏腑之间有一定对应关系，如肝病患者在阳陵泉的反应远较胃病患者多而明显，反之胃病患者在胃俞的反应又比肝病患者多；肺及支气管疾病患者则以肺俞、中府及其各特定穴为主要反应点；心脏病患者以心经或心俞为主；胆病患者以足临泣、外丘及阳陵泉下一横指出现反应为主，同时发现这些患者很少或根本没有在与其患病脏腑不相关的穴位出现反应。在耳郭也出现在与患病脏腑有联系的耳穴反应区。

（3）与病程和病情相关：首先，经络穴位病理反应的性质、多少、强弱常随病程和病情发生相应变化。胃溃疡出血患者，第 1 天只有 4 个穴位出现病理反应，压痛为主，两个穴位有结节；次日病情加剧，病理反应穴位增加到 8 个，结节数目增加；手术后 2 周再查，只剩下 3 个穴位有反应，结节很少，压痛消失；胃癌或肝癌患者，阳性反应穴位的反应物总数可达 25～50 个，此时分别在胃俞或肝俞见到病理反应物。胃功能紊乱或轻症肝吸虫病患者则无结节性反应物出现，仅在胃俞或肝俞穴出现松弛感或凹陷反应。此外，穴位生物物理特性的改变同样与脏腑疾病进程有关，如胃炎活动期患者穴位伏安特性发生明显的改变，而当病情趋于稳定时则发生伏安特性改变的穴位减少，程度降低。另外，病情轻、好转快，穴位病理反应物消失快；病情重、好转慢则穴位病理反应物消退亦慢。因此，病理反应的经络穴位多少、反应轻重、反应形式及反应形式的变化可提示病情轻重缓急及进退消长，为临床上疾病的诊断和治疗提供一定的帮助。

（二）经络穴位感受刺激

针灸推拿等治疗方法必须作用于穴位才能发挥效应，而穴位是体表存在的感受诸多刺激的感受装置，具有感受刺激、治疗疾病的作用。

1. 感受刺激的基本形式与特点 经络穴位从表皮、真皮到皮下组织的不同层次中存在多种感受器，在感受刺激方面有以下特点。

（1）感受多种形式的刺激：皮肤内分布着多种感受器（图 2-19），能产生多种感觉。一般认为皮肤感觉主要有三种，即由对皮肤的机械刺激引起的触-压觉，由温度刺激引起的冷觉和热觉，以及由伤害性刺激引起的痛觉。各种感受器都有自己最敏感、最容易接受的刺激形式，也就是说，某种感受器只对某种能量形式的刺激敏感，感觉阈值最低，极小的刺激强度即能引起相应的感觉。感受器所敏感的刺激形式，就称为该感受器的适宜刺激。如一定波长的电磁波是视网膜光感受细胞的适宜刺激，一定频率的声波是耳蜗毛细胞的适宜刺激等。

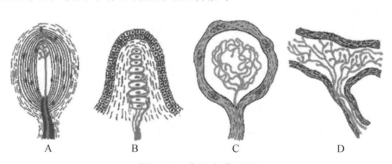

图 2-19 皮肤内感受器
A. 环层小体；B. 触觉小体；C. 冷觉；D. 热觉

1）机械刺激：毫针、推拿按摩等产生的机械刺激为经络穴位触-压觉感受器的适宜刺激。微弱的机械刺激使皮肤触觉感受器兴奋引起的感觉称为触觉；较强的机械刺激使深部组织变形而引起的感觉称为压觉，两者相比，触觉的适应性快，刺激阈值低，比较敏感。由于两者在性质上类似，可以统称为触-压觉。机械刺激引起感觉神经末梢变形，导致机械门控 Na^+ 通道开放和 Na^+ 内流，产生感受器电位。当感受器电位使神经纤维膜去极化并达到阈电位时，就产生动作电位。传入冲动到达大脑皮质感觉区，产生触-压觉。

2）温度刺激：艾灸、红外线照射刺激等可使经络穴位局部的温度升高，有一定的温热作用，相对温度感受器属于适宜性刺激。温度感受器分别由冷热两种感受器的兴奋所引起。皮肤上分布着冷点和热点，其分布密度远比触-压点低。如用 40℃ 的温度刺激作用于皮肤时，可找到皮肤的热点；用 15℃ 的温度刺激可找到冷点。皮肤的温度感觉受皮肤的基础温度、温度的变化速度及被刺激皮肤的范围等因素影响。

3）其他物理化学刺激：电脉冲、激光、微波、磁场、穴位发疱等可直接或间接通过兴奋触-压觉感受器和温度感受器，产生类似于针刺、艾灸样经络穴位适宜性刺激。

穴位感受器将各种刺激通过换能转变为感受器电位或直接引起传入神经冲动（从这个意义上说，穴位是换能器），并产生酸、麻、胀、重等多种针刺感觉，同时产生相应的治疗效应。不同刺激方式的效应不同，体现出穴位感受刺激功能特异性。

（2）感受刺激的特点

1）感受刺激的阈值不同：作用于穴位的适宜刺激必须达到一定的强度和一定的持续时间，才能引起穴位感受器的兴奋，产生相应感觉。通常将引起感觉的最小刺激强度，称为感受阈或强度阈值；将引起感受器兴奋所需的最短时间，称为时间阈值。作用于感受器的刺激能量是刺激强度在刺激时间上的累积，必须达到一定的总量才能使感受器兴奋。不同的穴位感受器具有不同的阈值。相比之下，艾灸所兴奋的感受器阈值较高，手法运针次之，电针兴奋的穴位感受器的阈值较低。

2）感受刺激有适应性：当某个恒定强度的刺激作用于感受器时，虽然刺激仍在继续作用，但感受器对刺激的敏感性会逐渐降低，发放冲动的频率逐渐减弱，感觉也随之减弱，这种现象称为感受器的适应。穴位处有多种多样的感受器，所感受的刺激形式也各自不同，所以穴位对不同形式的刺激有不同的适应性。例如，穴位对电针刺激发生适应相对较快，而对毫针的机械刺激发生适应相对较慢。即使对电针刺激而言，穴位的适应速度也不一样，单调重复的电脉冲刺激易使穴位感受器产生适应，而频率、节律和振幅不断变化的复合波则较难产生适应。穴位感受器对刺激产生适应后，将使刺激的效应降低，在临床应用中应加以关注。

3）对刺激具有放大作用：穴位不仅能感受、转化多种形式的刺激，而且可放大刺激，感受毫针等最小的局部刺激，转化放大为对全身整体的调节作用，以最小的刺激调动机体的巨大潜能，发挥防病、治病的作用（从这个意义上说，穴位是放大器）。

2. 感受刺激防治疾病的基本规律

（1）近治作用：是经络穴位能治疗该穴所在部位及邻近部位组织、器官的病证，是所有腧穴主治作用所具有的共同规律。例如，耳区的听宫、听会、翳风诸穴均能治耳病；胃脘部及其周围的中脘、建里、梁门诸穴均能治疗胃病；肺部及其周围的肺俞、风门、天突、膻中等穴能治疗呼吸系统疾病；腰骶部、下腹部的肾俞、关元、中极、维道等穴能治疗泌尿、生殖疾病。

经络穴位治疗局部体表或邻近内脏疾病时，体现出横向的、节段性的分布主治规律，可以不受经脉循行线路的约束。如以足少阴肾经腧穴为主，涌泉可以治疗足心热，大钟可以治疗足跟痛，大赫可治疗生殖系统、泌尿系疾病，幽门、通谷可治胃肠病，俞府、神藏可治肺病，说明每个腧穴随着经脉循行所到部位不同，其主治也随之发生变化。

临床上选用"阿是穴"治疗疾病，是依据"以痛为腧"的原则选取穴位，也是腧穴近治作用的具体应用。如临床上针灸治疗带状疱疹可以在病痛部位选穴或选"阿是穴"，采用刺络拔罐以活血消肿、疏通经络、祛瘀生新，是治疗带状疱疹常用且收效较快的方法，在缓解疼痛、促进疱疹干涸吸收、缩短病程、降低后遗神经痛发生率等方面具有其独特优势和良好疗效。

（2）远治作用：是经络穴位能治疗本经循行所过远隔部位脏腑、组织、器官的病证。远治作用主要体现为体表与体表相关、体表与内脏相关。

经络穴位的远治作用首先表现在对经脉循行远隔部位的体表病证的调节。《针灸聚英》记载"肚腹三里留，腰背委中求，头项寻列缺，面口合谷收"，其中"面口合谷收""头项寻列缺""腰背委中求"等体现了经络穴位对经脉循行远隔部位的体表病证的调节作用。临床上常取后溪、中渚治疗颈项扭伤，委中、昆仑治疗腰背扭伤等，均有较好的疗效。

此外，循经取穴治疗远离部位的体表病证也包括体表显现的组织器官疾病。在十四经脉腧穴中，手足六阳经在四肢肘膝关节以下的腧穴，具有主治头面五官疾病的特点。如《针灸大成》所说"头风头痛，刺申脉与金门；眼痒眼痛，泻光明与地五"，《针灸大成》所说"喉痛兮液门鱼际去疗，转筋兮金门丘墟来医，阳谷侠溪，颔肿口噤并治""通天去鼻内无闻之苦，复溜祛舌干口燥之悲"等，都是临床应用穴位远治作用治疗相关头面五官疾病的经典取穴和配穴。

经络穴位的远治作用还体现在调节相关的脏腑病证。在十四经脉腧穴中，尤其是十二经脉在四肢肘膝关节以下的腧穴，不仅能治疗局部病证，还能治疗本经循行所涉及的远隔部位的脏腑病证。在《素问·咳论》中指出"五脏六腑皆能令人咳……此皆聚于胃，关于肺……治藏者治其俞，治府者治其合，浮肿者治其经"，对咳嗽的治疗大多采用四肢肘膝以下的远端腧穴。经络穴位的远治作用与经络的循行分布密切相关。临床上常取肺经肘以下的穴位治疗肺脏疾病，取内关治疗心血管疾病，取足三里、上巨虚治疗胃肠疾病等，都是根据经脉循行选取远端穴位。

三、经络穴位功能机制

经络穴位反映病证、诊断疾病的机制中，研究最多的是病理状态下经络穴位处疼痛产生的机制；经络穴位感受刺激、治疗局部和远隔部位疾病的机制中，对局部病证治疗的机制研究较少，对远隔部位，即经络穴位治疗脏腑疾病和远隔的体表组织疾病的研究较多。现介绍如下。

（一）体表-体表相关机制

1. 近治作用的体表-体表相关机制　中医学认为"经穴所在，主治所及"的近治作用，涉及腧穴邻近的体表组织器官病证，其可能机制如下。

（1）肌肉神经节段性分布：机体中只有少数肌肉是单肌节组成的，这种肌肉由一个脊髓节段的神经纤维所支配，如头后小直肌、头斜肌、颏舌肌及甲状舌骨肌，均来自 C_1 肌节，肛提肌来自骶（S）5肌节及椎骨间的棘突间肌，由相应脊髓节段的神经纤维所支配，它们都是单肌节发展来的肌肉。某些原为单肌节肌肉，后来由两个肌节合并在一起形成双肌节，于是这些肌肉受两个脊髓节段的神经纤维所支配，如拇短展肌受来自 C_8 和脑（T）1节段的神经纤维支配，胫骨前肌受来自腰（L）4和 L_5 节段的神经纤维支配。原始的肌节在发育过程中发生合并、分裂、分层、转移、消失等变化，脊髓节段支配的情况也发生相应改变。人体内大部分肌肉均由多肌节合并而成，尤其是四肢部肌肉，可由两个、三个甚至四个肌节合成，从而受多神经节段的神经纤维支配。如股二头肌和臀大肌分别由 L_4、L_5 和 S_1、S_2 四个肌节构成，故该肌群也由 L_4、L_5 和 S_1、S_2 四个脊髓节段的纤维支配。网球肘近部取曲池穴治疗，膝关节炎近部取足三里穴治疗等是依据肌肉神经节段性取穴的典型应用。

（2）皮肤神经节段性分布：一个后根与其神经节供应的皮肤区称为一个皮节。人体各部分皮肤感觉神经分布可分为根性分布和周围性分布两种。所谓根性分布，即从胞体发出的神经纤维未经合并重组形成神经丛，仍保持原始的神经根性分布于外周，如脑神经及 $T_2 \sim T_{12}$ 神经均为根性分布，其节段性比较容易辨认。而分布于四肢的神经纤维，均经过合并形成神经丛（如颈丛、臂丛、腰丛、骶丛）之后重新排列形成神经干，如上肢的桡神经、正中神经、尺神经，下肢的股神经、腓总神经、坐骨神经、胫神经等，均为周围性分布。在躯干部位，由于没有形成神经丛，$T_2 \sim T_{12}$ 神经出椎间孔后没有合并重新排列组合仍按原神经根的节段支配躯干部位体表，胚胎期分布方式与大体解剖分布方式完全一致（图 2-20）；在头面部，也表现出节段性支配；四肢的周围神经则与胚胎期的节段性分布差别较大，从表面上看节段性关系不十分明显。例如，单纯性病毒疱疹后遗神经痛，在与病变同皮肤神经节段分布的相关背俞穴散刺拔罐，可发挥很好的镇痛作用。

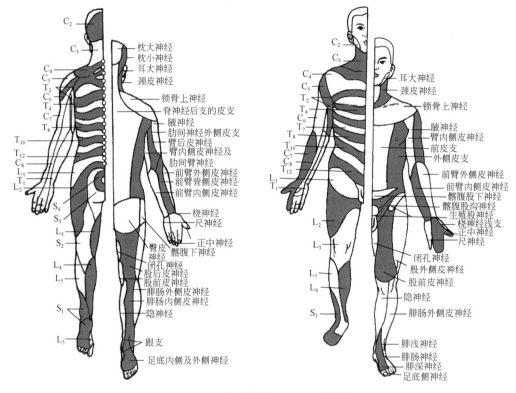

图 2-20　神经节段性分布及周围分支

头面部经络穴位主治与神经支配相关，也符合神经支配节段性分布的规律。头面部（颜面及额部）皮肤在顶耳线（耳郭根部垂直上至颅顶）以前，皮肤感觉受三叉神经支配。三叉神经的根性支配呈环状洋葱皮样的感觉带，与三叉神经脊束核各部相适应。其最内侧的第 1 环区相当于核的上部，第 2 环区、第 3 环区相当于核中部，第 4 环区、第 5 环区相当于核下部。此核的节段性支配，在人类已被清楚地显示（图 2-21）。三叉神经周围支分布可自口裂、眼裂向后上方引线，至耳郭根部上侧为界。眼裂以上为三叉神经第 1 支（眼神经）分布，在眼裂与口裂之间为三叉神经第 2 支（上颌神经）分布，口裂以下为三叉神经第 3 支（下颌神经）分布（图 2-22）。

由于头面部经络穴位分布于神经附近，因而头面部各经穴位主治病证以局部病证为主。头面部 19 个穴位分属于 6 条经脉，其主治病证几乎完全一致，都是以局部病证为主，主要是口、眼、耳、鼻五官科病证。由于头面部针感的初级传入是通过三叉神经感觉支，因此面部穴位针刺效应的初级调整中枢不是在脊髓，而是通过延髓三叉神经感觉核（脊束核）实现的。有学者选取足阳明胃经的"下关"及足少阳胆经的"上关"进行观察发现，"下关""上关"均属三叉神经支配，它们对牙髓

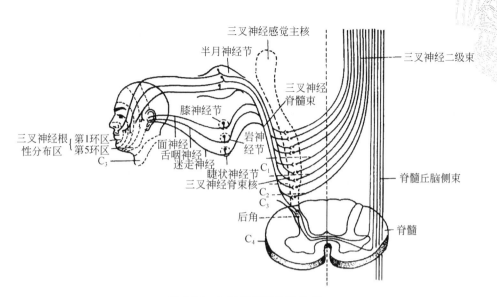

图 2-21　三叉神经的根性分布

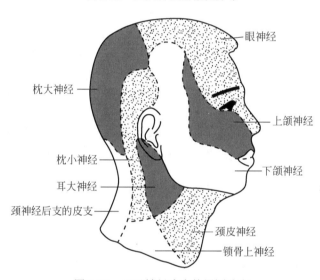

图 2-22　三叉神经皮支的周围分布

刺激所引起的伤害性反应的抑制作用较强，而对尾尖刺激伤害性反应的抑制作用较弱，因牙髓受三叉神经支配，与两穴为同节段神经支配，符合神经支配节段性分布的规律。

（3）神经源性炎性反应机制：机体发生病变时，经络穴位处会出现感觉异常，最常见的感觉异常是痛觉过敏，即穴位处出现疼痛或压痛点。压痛点在按压时会出现疼痛加剧的病理特征，可用于临床诊断和治疗。中医学认为，压痛点即是阿是点。研究认为，阿是穴的产生与体表神经源性炎性反应相关。当发生病变时，通过某种复杂途径将信息传至体表神经末梢，在局部释放以神经肽为主的神经化学物质，激活局部组织中的肥大细胞，引起肥大细胞脱颗粒，释放组胺等化学介质，造成局部微血管扩张、血管通透性增加、血浆蛋白外渗等神经源性炎性反应；在 P 物质、组胺等神经递质的介导下，不同程度地影响传入神经的敏感性而诱发外周敏化，将外周疼痛信息传入中枢，从而在体表一定部位出现痛觉过敏或压痛点（阿是穴）。皮肤角朊细胞作为神经肽的主要靶点，可在神经肽的作用下发生增殖、迁移，引起局部组织形态改变，并释放细胞因子促进炎性反应进程，这样便形成了阿是穴。

临床上"阿是穴"可用于诊断和治疗疾病，既可以治疗所在的局部病证，又可以治疗远隔的组织器官脏腑病证。

2. 远治作用的体表-体表相关机制　"经脉所过，主治所及"的远治作用，体现为经络穴位-脏腑相关与经络穴位-体表相关（又称体表-体表相关）。根据经脉的循行特点，手阳明大肠经的经脉、经别、经筋均上头面，取手阳明大肠经的合谷可以治疗该经经脉、经别、经筋所及的前额、颊、喉咙、下齿、口、喉咙，以及鼻等部位的病证，说明合谷对面、口部疾病有较好的治疗作用，使"面口合谷收"成为指导临床实践的准则。类似的典型远治作用的腧穴还有很多，如列缺穴为手太阴肺经的络穴，具有主治表里两经病证的作用，其表里经脉为手阳明大肠经，大肠经循行头项部，因此四总穴歌有"头项寻列缺"的总结。依据该理论，临床上治疗颈椎病远端取穴多用列缺、后溪、悬钟等穴。经穴远治作用的体表-体表相关机制研究，首先以"面口合谷收"研究展开。

（1）面口合谷收的解剖学基础

1）合谷穴区和口面部的解剖关系：大脑皮质投射区的相邻或者重叠，是"面口合谷收"最直接的解剖学基础。研究表明，合谷穴区和口面部有着相邻或重叠的大脑投射终止区，它们的感觉上行通路都经过或重叠在脊髓背根节、丘脑、孤束核及大脑皮质内。合谷穴位于手背第一、第二掌骨之间，当第二掌骨桡侧的中点处，解剖学上从外到里依次为皮肤、皮下组织、第一骨间背侧肌，最后为拇收肌。根据现代神经学理论，外周脊神经支配着合谷穴区，该区域分布了很多神经，如桡神经的浅支、尺神经深支的分支等，就是说，合谷穴区的浅层属桡神经，深层属尺神经，而这两条神经又由臂丛神经发出，其中尺神经发于 C_8 到 T_1，桡神经发于 C_5 到 T_1。在动物身上模拟"面口合谷收"的形态学基础研究，有学者研究发现三叉神经半月结细胞同时具有合谷和四白穴区的投射；另外动物"合谷"与面口部的传入信息均可以到达孤束核和网状结构。Rose 等在猕猴实验研究中也发现，当刺激猕猴的前肢拇食指和口面部时，在猕猴的丘脑腹后基底核群部位可同时记录到拇食指和口面部刺激引起的诱发电位，这一现象提示合谷穴区与同侧的口面部神经传入信息汇聚在丘脑的同一部位。

2）合谷穴区和口面部的径路联系：细胞间存在着信号转导通路，也就是细胞径路。径路包括细胞内及细胞间的信号转导通路和神经元之间的长程转导通路。合谷穴区与口面部在感觉径路的终止位置邻近或重叠，这为"面口合谷收"临床应用提供了依据。从现代解剖学研究可以知道，支配合谷穴区的神经主要是桡神经浅支和尺神经深支，也就是说在针刺合谷穴区时，受到刺激的神经主要是桡神经和尺神经。桡神经浅支来源于 C_6，当合谷穴区受到针刺时，其感觉通过桡神经浅支向上传导至颈神经后根，再通过颈神经后根传入脊髓后角的第二级感觉神经元的胞体，其轴突形成脊髓丘脑前束和侧束向上行，经脑干、延髓、脑桥和中脑内侧丘系的外侧，终于丘脑腹后外侧核的第三级神经元胞体，经信号转导后，发出纤维，再经过内囊，投射至大脑皮质中央后回中、上部。口面部的感觉传导路径同样由三级神经元组成。口面部接受刺激后，经三叉神经分支传入三叉神经脊髓核和三叉神经桥核，经第二级神经元胞体信号转导，发出纤维交叉至对侧，形成三叉丘脑束，并投射至丘脑腹后外侧核的第三级神经元胞体，发出纤维经内囊后肢，最终投射至大脑皮质中央后回下部。

从以上论述可知，在合谷穴区与口面部的感觉传导径路中，各级神经元的投射终止部位在脊髓后柱、丘脑和大脑皮质，这些部位非常邻近或存在重叠，甚至可能出现汇聚。值得一提的是，锥体束中的皮质核束（运动纤维组成）止于舌肌和面肌的运动核的神经纤维可扩展到内囊后肢的前端，也就是说，面部肌肉运动神经元和四肢感觉神经元的投射区位置邻近。因此，针刺可通过合谷穴区的感觉传入径路到达面口部的运动神经纤维末梢，从而实现"面口合谷收"的治疗作用。

（2）"面口合谷收"的神经生物学机制：在生理状况下合谷穴区与口面部的躯体感觉传入

在脊髓、丘脑和大脑神经元的接壤、汇聚和整合是"面口合谷收"的生理学基础，而在病理状况下大脑皮质和丘脑手区及面区之间的功能重组是"面口合谷收"的神经生物学机制。现总结如下。①在"面口合谷收"的脑位域毗邻关系研究中，采用单电极记录两只恒河猴 3b 皮质神经元活动，寻找外周感受野位于手面交界边缘脑区的位置，观察神经元对手部和面部触觉刺激的反应形式及位域特征。结果表明，手部的神经元位置相对较浅，而口面部的较深（图 2-23）；来自合谷和口面部的感觉传入可以投射到同一个感觉皮质神经元上；感受野的触觉刺激可以明显激活这些神经元（图 2-24）。②采用经皮穴位电刺激和电针两种方式刺激合谷穴、颊车穴的功能磁共振成像，从神经中枢角度探讨合谷穴与面口部的特异性联系研究中发现，相同刺激模式下，合谷穴与颊车穴相同激活区在额下回（BA47、BA45、BA44）、颞上回（BA22、BA38、BA42）、缘上回（BA40）等部位脑区，即两穴脑激活区具有广泛的重叠及毗邻（图 2-25）。

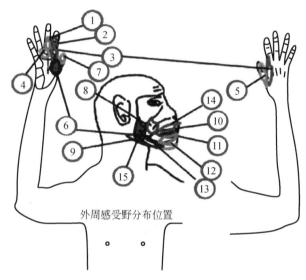

外周感受野分布位置

图 2-23　单个微电极在 3b 区一个通道记录到的神经元和它们的外周感受野分布

（图源：刘健华，高昕妍，徐婧，等."面口合谷收"的脑机制.中国科学-生命科学，2015，45（3）：279-288）

①～⑮表示记录电极从浅到深记录到的神经元编号。可以看到，手部的神经元位置相对较浅，而面口部的较深，神经元⑥具有合谷穴区和面部双感受野

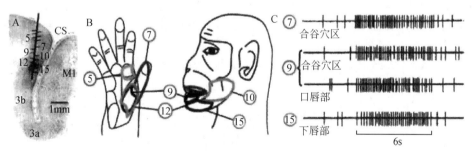

图 2-24　恒河猴 3b 区 3 通道 6 个神经元的外周感受野分布范围和激活特征

（图源：刘健华，高昕妍，徐婧，等."面口合谷收"的脑机制. 中国科学-生命科学，2015，45（3）：279-288）

微电极插入中央后回 3b 区，一个通道记录到 18 个神经元（A），其中神经元 9 和 12 存在两个独立的外感周围野，分别位于口面部和拇食指间（B），表明来自"合谷"和口唇部的感受传入可以投射到同一感觉皮层神经元上，感受野的触觉刺激可以明显激活这些神经元（C）

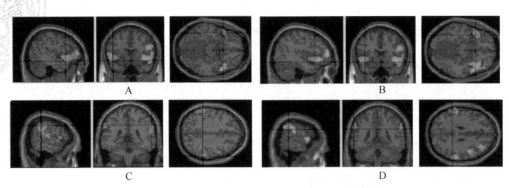

图 2-25　经皮穴位电刺激合谷穴与颊车穴功能性磁共振成像比较

（图源：刘颖，谭奇纹.基于功能磁共振成像合谷穴与面口部特异性联系的中枢机制研究.山东中医药大学博士学位研究生论文.2014，
7：12-13）

A.合谷、颊车穴相同激活区-左侧颞上回（BA38）；B.合谷、颊车穴相同激活区-左侧颞上回（BA47）；C.合谷、颊车穴相同
激活区-右侧顶下小叶（缘上回 BA40）；D.合谷、颊车穴相同激活区-左侧顶下小叶（缘上回 BA40）

知识链接

列缺穴远治作用的相关机制

　　针刺正常组列缺穴后主要激活的脑区为双侧的顶下小叶、中央前回、中央后回、颞上回、颞中回和额下回，以及左侧大脑的岛叶和左侧缘上回；而针刺颈椎病组列缺穴主要激活的脑区为双侧的小脑、顶下小叶、中央前回、颞上回、枕叶，以及左侧大脑的颞中回和中央后回。其中除了小脑和枕叶外，其他脑区在正常组中均有被激活，分析这可能是针刺颈椎病患者列缺穴的特异性之一。针刺颈椎病患者列缺穴后激活了小脑，考虑与列缺穴可以缓解颈椎病患者的颈项强痛、四肢麻木、步态不稳等症状的功效有关。针刺颈椎病患者列缺穴后激活了枕叶，考虑与列缺穴可以缓解颈椎病患者的头晕目眩、目痛等症状的功效有关。

（二）体表-内脏相关机制

　　当脏腑发生病变时，常在特异的穴位或特异经脉的多个穴位处出现病理反应；经穴感受刺激又具有治疗远隔的脏腑疾病的作用，这种现象称为体表-内脏相关，其相关机制研究资料较多，现概括如下。

　　1. 体表穴位-内脏反射机制　人体以脊髓神经节段为中心，通过躯体神经联系体表部位，通过自主神经与内脏建立联系。因此，自主神经是体表穴位和内脏有机联系的重要环节。

　　当内脏器官受到生理或病理性刺激时，通过支配内脏的感觉神经的传导，可引起相关体表部位的皮肤、皮下结缔组织及肌肉发生异常变化。由于支配内脏的感觉神经所占优势的种类不同，构成内脏-体表穴位反射弧的具体成分就有所差异，所引起的内脏-体表穴位反射的表现形式、分布部位就各不相同。主要有以下几种形式。

　　（1）交感性内脏-体表穴位反射弧：当交感性感觉神经支配占优势的脏器发生病变时，交感性感觉传入的信息通过中间神经元分别兴奋脊髓侧角和前角的交感神经元及运动神经元，从而引起内脏病变相应节段体壁的各种变化，表现为自发性疼痛、压痛、感觉过敏、局部浮肿、充血、贫血及运动障碍等。这些病理表现及分布特点既可以为诊断疾病提供一定的参考价值，又可以作为"以痛为输"的取穴参考点，具有一定的临床意义。

　　内脏病变对躯干部位的交感性反射：胸腰部位的神经节段呈原始的横向排列，且有明显的节段特性，故传递内脏性冲动的交感性感觉纤维进入交感干后，通过白交通支与相关节段的脊神经发生联系并随脊神经通过后根进入脊髓相关节段。因此，胸、腹腔脏器病变，有明显的节段性。

　　内脏病变对四肢的交感性反射：在脊髓中交感神经细胞仅存在于 $T_1 \sim L_3$，而上肢的感觉是由

$C_5 \sim T_1$ 节段神经支配，下肢的感觉则是由 $L_2 \sim S_2$ 节段的脊神经支配。因而由躯体神经支配的四肢，直接由内脏疾病而产生的牵涉痛的机会较少。

（2）副交感性内脏-体表反射弧：主要由迷走神经的内脏感觉纤维和骶髓副交感纤维构成。根据这两组神经的传入部位不同，病理反应所发生的部位亦不同，分别发生在肩部、上肢拇指侧的酸痛感和输尿管下部、膀胱三角部、尿道、前列腺、直肠及肛门等部位的疼痛，特别是骶髓副交感性牵涉痛的症状类似于坐骨神经痛的表现，要注意区别。

（3）膈神经性内脏牵涉痛：膈肌中心部、心包、胆道系统的感觉也由膈神经的感觉纤维传入，其所属的神经节段为 $C_4 \sim C_5$。因此，膈肌中心部位的疼痛，可以放射到 $C_3 \sim C_5$ 甚至更广的支配区域，在颈肩部产生放射痛。

（4）内脏-四肢反射弧：内脏的疾病可通过支配四肢血管壁平滑肌、竖毛肌、汗腺的交感神经传入、传出分别引起上下肢自主性功能的改变，引起四肢部位的自主神经功能紊乱，表现为患者常主诉手脚容易出汗、发凉（血管收缩）、灼热感（血管扩张）、刺痒感（竖毛肌收缩）及肌肉酸痛（肌肉血管障碍）等症状。Davis Pollock 认为，急性内脏痛对四肢的放射痛多发生在四肢的近侧端；而慢性内脏疾病向四肢交感神经性的放射，则发生在人体的全身，以四肢末端占优势（图 2-26）。

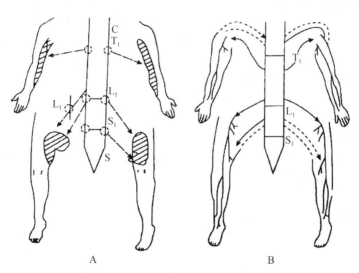

图 2-26　由内脏投向四肢的牵涉痛机制图

A. 内脏感觉与内脏运动反射；B. 由内脏作用到四肢自主神经的反射

以上四种内脏-体表反射弧的构成、病变部位、临床表现、临床意义详见表2-4。

（5）内脏-耳穴反射弧：临床观察表明，内脏疾病往往在耳郭一定部位出现压痛点、低电阻点等反应。动物实验证明，内脏疾病所致低电阻点的数目和皮肤电阻日均值的消长与内脏病变的发展及康复呈平行关系。常见的耳郭病理反应有压痛、水肿、凹陷、隆起、脱屑、皮肤电阻及电位的变化。在此介绍自主神经在胃溃疡与耳郭病理反应相关中的作用，探讨耳郭病理反应与内脏疾病间的关系。

表2-4　内脏-体表反射弧的基本情况

分型	构成	病变部位	临床表现	临床意义
交感性内脏-体壁反射弧	交感性感觉神经占优势	与相应的内脏属于相同或相邻节段	自发性疼痛、压痛、感觉过敏、局部性浮肿、充血、贫血及运动障碍	诊断和治疗
副交感性内脏-体壁反射弧	副交感性感觉神经占优势	肩部、上肢拇指侧和输尿管下部、膀胱三角部、尿道、前列腺、直肠及肛门	上肢酸痛感和类似于坐骨神经痛的表现	诊断和治疗
膈神经性内脏-体壁反射弧	膈神经为主	膈肌中心部、心包、胆道系统	颈肩部产生放射痛	诊断和治疗
内脏-四肢反射弧	交感性感觉神经占优势	四肢末梢部位	手脚易出汗、发凉、灼热、竖毛、刺痒、肌肉酸痛	诊断和治疗

1）交感神经肾上腺素能纤维与耳郭低电阻点形成：在观察实验性胃溃疡引发耳郭皮肤电阻变化过程中，只切断右耳诸感觉神经和迷走神经耳支，对耳郭皮肤低电阻点形成关系不大；当切断右耳肾上腺素能神经纤维一切来源，包括全部切除右耳诸感觉神经，并摘除右颈上交感神经节和颈总动脉的一段，实验家兔右耳低电阻点数目比左耳减少了将近1/2～1/4，两耳间低电阻点数目及电阻值均有极显著差异。说明交感神经活动参与了耳郭低电阻点的形成过程，它可能在内脏-耳穴联系途径中起着重要作用。

2）迷走神经在耳郭低电阻点形成中的作用：用慢性埋藏电极方法持续地刺激迷走神经腹支进行观察，随着刺激时间的增长，家兔耳郭低电阻点也随之增多，呈线性关系。当停止刺激72～96小时后，耳郭低电阻点也随之减少，并逐渐恢复到原有水平，而对照动物耳郭低电阻点的数量基本上不出现变化。当中断迷走神经刺激时，耳郭低电阻点不再增长，经历一段时间后低电阻点可恢复到原来的水平，重复刺激迷走神经时可以使已经消退的耳郭低电阻点再度增多，停止刺激后，低电阻点数量再次下降。然而，当刺激胃动脉周围丛交感神经时不能使耳郭低电阻点产生数量上的明显变化。这一实验事实说明，迷走神经的持续刺激所造成的传入冲动对于耳郭低电阻点的生成和存在也是必需的。

由此看出，内脏的病理冲动沿着迷走神经的感觉支传入脊髓的相应节段，经过调制和整合之后，再发出纤维到颈交感神经节，由该神经节发出的肾上腺素能纤维将信息传导到兔耳，形成各种病理改变，这可能是耳穴病理反应形成的基础。

近年来研究发现，三叉神经感觉纤维除投射到三叉神经脊束核外，还投射到三叉神经运动核、迷走神经感觉核和运动胸核等核团。因此，头面部穴位除对局部病证有良好疗效外，对内脏功能也有一定的调整作用，如针刺水沟穴可以抑制针刺麻醉手术过程中内脏牵拉反应，同时对失血性低血压具有升压作用。

2. 神经节段机制　神经节段支配观点认为，体表（穴位）和内脏器官以神经节段支配为中心，并经过躯体神经和内脏神经联系为一个表里相关、内外统一的整体，使体表经络穴位和脏腑联系起来。

（1）经络穴位分布与神经节段：经络穴位的分布与神经节段支配关系密切。躯干上的经穴有明显的神经节段性分布特征。分布于躯干腹、背侧的经脉有任脉、足少阴肾经、足阳明胃经、足太阴脾经、足厥阴肝经、足少阳胆经、足太阳膀胱经和督脉等 8 条经脉。躯干部腹侧和背侧的神经分布形式呈原始节段状态分布，彼此距离相等，排列匀称；而躯干部穴位的分布也是距离均等，排列匀称，与神经分布极其吻合。任脉穴位位于腹正中线上，恰是两侧胸神经前皮支末端的交界处，穴位的排列与胸神经前皮支分布相吻合（图 2-27）。

足少阴肾经、足阳明胃经、足太阴脾经在腹部的穴位平行排列于腹正中线两旁的皮神经前皮支附近。腹部皮神经前皮支的外侧支较短，而在腹部此三经的穴位排列也距正中线较近，待到达胸部时，随胸廓扩大，胸神经的外侧支变长，而此三经的穴位排列也随之向外侧转移，与腹部比较，远离正中线。背侧督脉和膀胱经的穴位，位于背部后正中线及两旁，穴位排列与腹侧相似，与胸神经后支分布完全吻合。

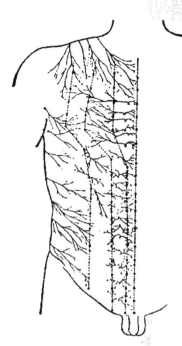

图 2-27　躯干部穴位与神经分布的相关性

（2）经络穴位主治与神经节段：经络穴位的主治同神经节段联系密切。不同经络穴位若在相同脊髓节段，可以调节属于同一神经节段范围内的相关脏器的生理或病理变化，四肢远侧的腧穴也基本符合这一规律。

将颈、上胸部、下胸部和腰骶部的任脉、督脉、胃经、膀胱经、肾经和脾经的躯干段各经络穴位的功能主治与神经节段关系进行比较发现，其主治病证有非常明显的神经节段特性。四肢部及头面部的经络穴位功能主治也与神经节段相关。

1）躯干部经络穴位的功能主治有明显的神经节段性：人体躯干部位经络穴位所属神经节段与其主治内脏器官所属神经节段具有明显的一致性。有人通过辣根过氧化酶标记方法发现，来自躯干部经络穴位的传入神经在脊髓部分布的节段与其主治内脏传出神经在脊髓部分布的节段重叠或交会。

2）在躯干部穴位功能主治的神经节段特性表现为"分段"性特点：即同一条经脉的穴位，由于所处神经节段不同，可有不同的主治，表现为"同经异治"；虽属不同经脉，但其穴位如在同一神经节段上，则其主治病证大体相同，表现为"异经同治"。如在 T_6 以上神经节段支配区的穴位中，主治病证有"咳嗽"者占79%，有"气喘"者占72%，有"胸满"者占51%；在 $T_7 \sim T_{12}$ 神经节段支配区的穴位中，主治病证有"腹痛""腹胀"者均占69%，有"泄泻"者占65%；而在腰以下神经节段支配范围的穴位主治病证以"小便不利""带下""疝气"者最多，这就明显表现出"异经同治"现象。

3）俞、募穴功能主治有明显的神经节段性：在 11 个脏腑 22 个俞、募穴（三焦经未统计）中，21 个俞、募穴是位于所属脏腑神经节段分布范围之内，或邻近节段上下不超过 2 个脊神经节段（表 2-5）。这些事实说明了俞、募穴与各脏腑之间存在着密切联系，也为俞募配穴提供了神经解剖学依据。

表 2-5　脏腑及其俞穴、募穴的神经节段

器官	器官的神经节段	俞穴神经节段	募穴神经节段
肺	$T_1 \sim T_5$	肺俞 T_3	中府 T_1
心	$T_1 \sim T_5$	心俞 T_5	巨阙 T_5
肝	$T_6 \sim T_9$	肝俞 T_9	期门 $T_5 \sim T_8$

器官	器官的神经节段	俞穴神经节段	募穴神经节段
脾	$T_6 \sim T_{10}$	脾俞 T_{11}	章门 T_{10}
肾	$T_{11} \sim T_{12}$	肾俞 L_1	京门 T_{11}
胆	$T_6 \sim T_{10}$	胆俞 T_{10}	日月 $T_7 \sim T_8$
胃	$T_6 \sim T_{10}$	胃俞 T_{12}	中脘 T_7
大肠	$T_{11} \sim T_{12}$	大肠俞 L_3	天枢 T_{10}
小肠	$T_9 \sim T_{11}$	小肠俞 S_1	关元 T_{12}
三焦		三焦俞 $T_{10} \sim L_1$	石门 T_{11}
膀胱	$T_{11} \sim T_{12}$, $S_2 \sim S_4$	膀胱俞 $S_1 \sim S_2$	中极 $T_{10} \sim T_{11}$

4）四肢部的经络穴位主治与神经节段相关：首先，四肢部每条经的穴位主治基本相同。四肢的神经节段是原始的体节沿肢体长轴纵向延长，每一条经线位于 1～2 个神经节段上，如上肢桡侧是肺经（$C_5 \sim C_6$），尺侧是心经（T_1），中间为心包经（$C_7 \sim C_8$）。因此，与躯干部穴位主治的神经节段性特征比较，四肢经穴主治病证有不同的特征。以手少阴心经为例，本经走行于前臂内侧，上达腋窝前缘，从神经节段支配角度看，该经线位置正是胸髓上部节段区（$T_1 \sim T_3$）；支配上肢内侧的躯体感觉神经进入上部胸髓节段后角，而支配心脏的交感神经初级中枢也在上部胸髓节段（$T_1 \sim T_5$），两者在上部胸髓节段后角内发生汇聚。因此，这条经各穴位主治病证都与心脏疾病有关，针刺心经各穴（心包经的内关、间使等穴也是邻近这个节段）可以通过上部胸髓节段区而影响心脏功能，以实现低位中枢相关调节作用。其次，经与经之间主治有所差别。肺经主治呼吸系统疾病，包括气管及肺部病证，而心经和心包经则主治心脏疾病。四肢经络穴位与主治病证这一"纵向"沿经分布特征，为"循经取穴"及"宁失其穴，勿失其经"的原则，提供了神经科学依据。可见，各穴位的主治病证中，"与经络循行有关的病证"和"与近神经节段支配范围有关的病证"大部分相同，亦即穴位主治与经络循行的相关性和穴位主治与神经节段性分布的相关性之间存在一定的交叉现象。

当然体表-内脏相关机制还与中枢神经机制、体液机制相关（这部分内容详见第五章第一节"针灸作用的基本途径"），以及神经源性炎性反应机制（阿是穴机制）相关，即当脏腑发生病变时，相应的体表处出现感觉异常，即阿是穴，在这些特殊点上进行针刺、按摩可治愈或减缓病痛。具体详见近治作用的体表-体表相关机制中神经源性炎性反应机制。

总之，经络穴位功能的研究，目前已经积累了相当丰富的研究资料，特别是经络穴位反映病证、治疗疾病，以及经络穴位-脏腑相关和体表-体表相关机制的研究，虽然有些研究结果还有分歧，但大量事实表明，经络穴位和脏腑之间确有相对的特异性联系，同时经络穴位对经脉所过的体表部位也存在特异的联系，其相关的机制与神经节段机制、体表-内脏反射机制、神经源性炎性反应机制、中枢神经机制、体液机制等相关。这些研究成果进一步阐明经络穴位与脏腑、体表（体表-体表）相关，为阐释经络穴位反映病证、治疗疾病的临床应用提供了确凿的实验证据。当然，经络穴位和脏腑相关及体表-体表相关的联系是一个十分复杂的问题。按照中医学的理论，经脉之间、脏腑之间，还有表里、生克、交会、转注等复杂的关系，在针灸临床上也强调要根据辨证论治的原则取穴和配穴。但这些复杂的关系，在大多数的实验研究中都还没有充分加以考虑。动物实验的条件与人体也不尽相同，因此，有些研究结果也难免有一定的局限性，有些问题还有待进一步剖析验证。

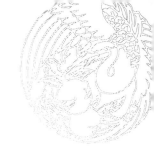

第五节　经络穴位假说

经络的概念出自《灵枢·脉度》，"经脉为里，支而横者为络，络之别者为孙络"。穴位，《灵枢·九针十二原》称其是"神气之所游行出入也，非皮肉筋骨也"。现代科学认为，整个存在领域就是由直接存在的物质世界（包括材料和能量）和间接存在的信息世界所组成的。那么经络和穴位是材料呢？还是能量？或是信息？据此开展了大量的研究工作，围绕经络和穴位实质提出了多种假说，现将其中一些比较有代表性的假说介绍如下。

一、神经-体液相关说

中医学认为人体各部分之所以能保持相对的协调和统一，完成正常的生理活动，是依靠经络系统的联络沟通而实现的。西医学则认为人体功能活动的调节，人体各个部分各种功能之间的相互联系，是通过神经体液综合调控而实现的。这一假说的依据是，在经络现象、针刺作用机制研究中，发现有大量的神经和体液参与，其基本观点如下。

（一）与神经系统相关

有人认为经络联系体表与脏腑主要是通过中枢神经系统，尤其是大脑皮质实现的，也就是说，经络是中枢神经系统功能联系的通路。也有人指出经络学说的物质基础，可能是中枢神经系统中的主要功能联系，在机体其他部位中的反映。针刺之所以能改变其他相应的器官和内脏的功能，主要就是通过中枢神经系统中的功能联系来实现的。进一步的研究认为经络与内脏有着肯定的联系，大脑皮质与内脏也有着肯定的联系，因而推测经络、内脏和大脑皮质之间也必有联系。在这种认识的基础上，进行了一些研究工作，主要表明：①体表经穴和内在的脏腑之间确实存在着相对特异性的联系。②经穴与大脑皮质之间的联系密切。有研究证明针刺犬的"足三里"可以建立食物性条件反射，针刺健康青年的内关穴同样也可以建立起血管收缩反应的条件反射，说明经络与大脑皮质之间有着密切的联系。③针刺镇痛的研究证明，刺激信息的传入途径是针刺可以兴奋局部所有的神经纤维，传入途径则是通过躯体神经和血管壁的神经丛等途径上行的，在脊髓内、在脑中枢传导，其刺激信息在不同核团传导并相互作用，可能产生不同水平整合作用，这些与经络的功能及现象密切相关。传出信息到达外周，调节相应组织器官的功能，产生经络现象，发挥经络的生理功能。同时，也激发了刺激源的再生成（传出冲动对局部体液因素的影响）。

（二）与体液相关

（1）与血管系统相关：有学者按经脉循行次序详细地观察了各经脉循行部位的血管分布状况，如手太阴肺经循行部位与腋动、静脉，头静脉，肱动、静脉，桡返动、静脉之分支，桡动、静脉，指静脉回流支，指掌侧固有动、静脉所形成的动静脉网等血管系统有关。有人在 18 个截肢的新鲜肢体的太冲、涌泉、商丘等穴注入墨汁，然后将肢体以甲醛溶液固定，逐层解剖，其中 13 个肢体出现了被墨汁充盈的纤细管道向上或向下延伸，大部分可循经直达肢体的断面，这种结构的管径为 $30\sim40\mu m$ 的小静脉，因此认为经络、络脉与血管系统有密切关系。

（2）与淋巴管系统相关：有人根据《灵枢》对经络的描述，对比了经脉循行路线和淋巴系统的关系，并观察了穴位处脉管的 X 线显微结构，脉管的传导功能与穴位经络电泳显示为点的形态，认为经脉指的是淋巴管，而络脉则与血管有关，如手太阴肺经、足阳明胃经、手少阴心经、足太阴脾经和足太阳膀胱经几乎与分布在该处的深或浅淋巴管完全一致。根据上述观察结果及对《黄帝内经》

中有关经脉的记载分析，认为古人所指的经脉相当于现代的脉管系统，其中淋巴管相当于"经脉"，而动脉和静脉则都属于"络脉"的范畴，即"经络=经脉+络脉=淋巴管+血管（动脉和静脉）"。

现代研究发现针刺能引起穴位下小血管、毛细血管的内皮细胞及周围的结缔组织损伤，产生大量的损伤产物如胶原微丝和基底膜碎片等，并且可引起小动脉扩张，毛细血管的通透性增加，微静脉和静脉收缩，淋巴管扩张，因而血液中免疫细胞增加，损伤和修复的物质流入针刺部位周围的组织，许多化学物质存活时间很短，仅作用于局部范围，还有些物质起针后很长一段时间内仍具有活性。所有这些因素均改变了局部的体液环境，与针刺的机械刺激作用共同构成刺激源，作用于局部神经感受装置，产生传入冲动。可见体液因素既是经络表达的物质基础，又是经络功能产生的根源。

有人也强调经络对机体的调节作用与神经体液调节作用关系密切，但同时也指出目前有一些事实难以用一般的神经或者体液调节理论解释清楚。神经系统由于其组织结构的稳定性，具有相对独立的特性，在经络过程中起主导作用；体液因素是经络表达的物质基础，在经络过程中必不可少，但又是一种随机的因素。针灸疗效与经络感传密切相关，疗效与感传大致呈平行关系，但在无感传时仍可取得相当的疗效，这一现象不仅证明神经在针灸疗效中的独特作用，还证明体液因素的作用亦相当重要，这恰是神经-体液机制作用的体现。因而提出经络与神经体液调节"相关"的假说。

二、二重反射假说

现代生理学认为，人和动物生理功能的调节是通过神经体液综合调节机制而实现的。器官功能的神经调节可通过两种形式来完成，其一是通过中枢神经系统的长反射；其二是通过位于器官内部的局部神经丛而实现的短反射。基于这些生理学中已知的事实和国内对经络现象研究的结果，有学者提出了经络实质的二重反射假说。该假说认为针刺穴位一方面可以通过中枢神经系统引起反射效应（即长反射）；另一方面，由于局部组织损伤而产生的一些酶化学物质作用于游离神经末梢，引起一系列短反射，从而引起了循经出现的各种经络现象。其基本观点：①经脉循行线上的组织存在着相对丰富的血管和淋巴管，其分布可能有特殊的构型；②经脉循行线上的皮肤、皮下组织与血管周围有相对丰富的神经丝（网），主要由交感肾上腺素能、胆碱能纤维和传入神经所组成，这些游离的神经末梢可以相互发生影响；③针刺时，由于局部组织损伤而产生的一些酶化学物质作用于游离神经末梢，可成为引起另一个短反射的动因。如此相继触发，沿一定方向推进，从而引起了循经出现的各种经络现象；④在一系列局部短反射相继激发的过程中，每一个反射环节所引起的兴奋，通过传入神经进入中枢，上升为意识。这些局部短反射的代表区在大脑皮质上相互接通，就形成了经脉在大脑皮质上的投影图；⑤在经脉循行线上，以神经和血管为基础的局部短反射效应可以认为是一种比较古老、比较低级的外周整合系统，是进化过程中遗留下来的一种比较原始的功能。

三、第三平衡系统说

有学者在我国生理科学会上提出，古代遗留下来的经络图是一种特殊感觉生理线路图，依据它的活动规律，经络系统应列为体内第三平衡系统，其生理功能属于整体区域全息性质，其基本观点：①《黄帝内经》所指的经络（主要是经）即循经感传线，书本上的经线是取决于生理上的循经感传线而不是来自解剖形态的观察；②《灵枢·脉度》中描述的许多尺寸，实际测量的是十二经的感传线，而不是血管，其中"此气之大经隧也"之"气"也应理解为感传；③《灵枢·五十营》中所说的"呼吸定息，气行六寸"，指的是感传速度，"二百七十息，气行十六丈二尺"，其速度为2.8～3.6cm/s，与循经感传的速度接近，而绝非血流速度；④有研究者采用声电传感器、多导生理记录仪、频谱分析仪等仪器，参照人体经络路线，在56只绵羊身上进行了38 477次测定，测定出了脾、胃两条经线循经信息，且这种信息传播不受神志活动的影响，具有循经性、双向性和可重复性，是一种新的生物信息，不同于已知的其他电信息。这种信息可在到达内脏后影响内脏，其速度大大慢于自主神经的速度；⑤鉴于经络的主要作用就在于调节体表和内脏的相互关系，使体表和内脏的功能活动保持相对平衡，因此经络也是一个平衡系统。它既似神经，又不似神经，更像是一个类神经系统。循经感传的速度一般为1～10cm/s，较已知的自主神经传导速度至少要慢10余倍。

因此，不得不承认经络是不同于目前已知的调节系统，研究者把这个系统命名为第三平衡系统，该系统把人体功能活动的总枢纽分为四部分（表2-6）。

表2-6　人体四种平衡系统及速度

平衡系统	速度作用	作用
第一平衡系统躯体神经	70～120m/s（传导）	快速姿势平衡
第二平衡系统自主神经	2～14m/s（传导）	内脏活动平衡
第三平衡系统经络	2.7～8cm/s（感传）	体表内脏间平衡
第四平衡系统内分泌	以分钟计（作用）	整体平衡

四、轴突反射接力联动假说

有学者对针刺时循经出现的红线、皮丘带等经络现象与皮肤三联反应的特点进行了分析对比，从组织生理学的角度对循经皮肤反应等经络现象的产生机制和经络的组织结构基础做出了一些解释。这就是"轴索反射接力联动假说"，这个假说与二重反射假说有类似之处，但其构思更为具体，其基本观点如下。

（一）轴索反射

穴位中的感觉神经末梢受到各种形式的刺激产生兴奋，神经冲动向中枢传导至该轴索分支的分岔处，然后返转逆向，沿其另一分支传向皮肤，在此分支的终末处释放扩血管物质或其他效应物质，使皮肤小动脉扩张、微血管通透性增高，并使接近此分支终末的肥大细胞进入活跃状态。小动脉扩张形成潮红，微血管通透性升高形成风团，由穴位直接刺激和由轴索反射引起的肥大细胞活动改变了中间物质的成分及含量。这些中间物质将信息从一个神经元的轴索终末传递给下一个神经元的终末。这些中间物质包括从上一轴索终末释放的递质、微环境中的各种生物活性物质或电解质，以及构成荷电基质的大分子物质。由于中间物质导电能力的增强，激动皮肤中与上一神经元末梢重叠分布的下一个神经元轴索终末产生兴奋，进而使下一个神经元进行轴索反射，反射的结果同样形成相应区域的潮红或风团，增强中间物质的导电能力，如此一个接一个地传下去的潮红或风团就从局部延伸成为跨过若干个皮节的红线和（或）皮丘带。

（二）突触样接头

有人认为两个相邻的感觉神经元外周轴索终末之间信息传递的物质基础是"突触样接头"，它包括构成接头的两个或两个以上的轴索终末和介于其间的中间物质。迄今为止，形态学中尚未证实在皮肤内两个感觉末梢之间存在突触关系，而突触样接头虽无化学性突触或电触突的一般构造，却能起到突触样的作用。只有这类能传递信息的单位结构存在，轴索反射之间的联动才有可能。在大鼠背部外周感觉神经末梢上，逆行电刺激相邻脊髓节段感觉神经后，所记录到外周感觉神经末梢的传入放电明显增加，这种新增加的成分是来自相邻节段的电信息，提示在一定条件下，外周感觉神经末梢之间可以出现跨节段信息传递，这种激活过程可以跨越多个脊髓节段形成远距离的激活和信息传递。研究者发现在人体的足阳明胃经经线上的皮肤中确实存在两种不同的神经肥大细胞连接。其中一种连接为传出性神经肥大细胞联动，或称为A型连接。此种连接特化地建立在轴突终末和肥大细胞之间，参与连接的轴突终末有施万细胞相伴与被覆，终末内有囊泡、线粒体、神经丝和复合小体等内容物，肥大细胞表面的皱褶也可参与连接的形成，这种连接可能与轴突反射时感觉神经纤维的传出分支有联系，与肥大细胞形成连接的轴突终末似属 C 纤维。另一种连接可称为 B 型连接，在构造上与 A 型连接有很大的不同，它的轴突终末不膨大，也不含任何已知的细胞器，突进与偃卧在肥大细胞体的凹窝中。从其结构特点看，这种连接可能属于传入性的。在小鼠的皮肤中同样也可以观察到神经肥大细胞连接。

（三）长轴突反射

有研究人员提出同一神经元的双重支配使内脏和躯体间的信号可不经中枢而在其轴突分叉上直接相互传递（长轴突反射），是躯体与内脏之间双向联系的一个特异性更强的途径（点对点）。与同节段性机制的敏化相似，内脏异常刺激可通过这一捷径引发体表侧末梢活性物质的释放而造成神经源性炎性反应，出现敏化现象。针灸的作用性质属功能调节，通过 3 种不同的相关途径实现，包括Ⅰ级相关-局部效应、Ⅱ级相关-轴突效应（同神经元）、Ⅲ级相关-脊髓效应（同节段）。Ⅱ级相关-轴突效应（同神经元）即针刺穴下神经末梢/感受器或神经枝干均可引发神经电活动，信号可向两端传递。传向末端的兴奋无疑可直接对所支配范围的皮肤肌肉等组织产生影响（如内关对手掌面）。传向中枢的感觉信号在进入脊髓前可引起两种轴突反射。一种为经典"轴突反射"，信号上传至邻近小分叉转而传向末端，并引起某些活性物质释放，可致微血管扩张。针体周围皮肤出现的红色斑丘疹现象就是这种机制。另一种是一些感觉神经元存在长侧支分叉而形成对躯体和某内脏的双重支配，可通过"长轴突反射"产生穴位敏化，也可刺激敏化穴区而影响内脏功能。

以上研究结果为"轴索反射接力联动假说"提供了一定实验依据，值得进一步深入研究。

五、脉管外组织液流动说

有学者提出经络可能是血管外组织液流动的路径，其后进一步指出在这一路径上组织渗透性应该很好，即流阻应该较低。由于生物组织流阻的检测难度很大，这一经络假说一直未能得到实验验证，其基本观点：①经络作为一种具有低流阻特性的通道，除了可以使组织液运行外，组织中的化学物质也可以通过这一通道进行运输和交换。另外，一些物理量，如压力、热、电流、电磁波等也可以循着这条通道进行传播。因此，经络是一种存在于组织间质当中的，具有低流阻性质的，能够运行组织液、化学物质和物理量的多孔介质通道，用简化的语言可称经络为一种低流阻通道，若强调其运行组织液的功能，亦可称经络为一种组织液通道；有人在彩裙鱼和玻璃燕鱼体内注射阿尔新蓝染料进行示踪，围绕透明鱼体内是否存在类经脉结构进行初步研究发现，彩裙鱼体内存在类经脉结构，透明鱼的使用可能为经络的示踪研究提供更为方便的动物模型；彩裙鱼背部上方和侧面正中可能存在固有的定向组织液流动，这种定向流动与经脉气血运行具有方向性的特点相似，染液在低流阻点注射后更容易出现长距离线状迁移的特点初步证明了低流阻通道的流体约束性。②它具有流体约束性，故经络可称为一种液体通道，本假说可称为"经络的低流阻通道假说"。有人研究发现经络低流阻通道周围的肌肉紧张可影响通道中的流阻，使阻力增大。当电流增至肌肉出现持续性收缩时，流阻明显增加。肌肉紧张可使经络通道的阻力升高。

六、分肉间隙说

20 世纪 80 年代初至今，多名研究人员依据《灵枢·经脉》载有"经脉十二者，伏行分肉之间，深而不见"，分析"分肉之间"有可能是在皮肤与肌肉和骨骼之间的筋膜间隙，它是具有多角、套管、复合、立体形的间隙多元疏松结缔组织。他们进行了尸体四肢横断面与纵剖面"分肉之间"筋膜间隙的解剖观察，其基本观点：①按照十二经脉的路线从上肢臂部右中 1/3 处横断面观察的分肉间隙正好为 6 个，与经脉数一致。按照经脉的分布路线，再从下肢的大腿中下 1/3 处横断面，近侧段下面观察的分肉间隙有 11 个。与经脉相对照的分布如下，足太阴脾经、足厥阴肝经、足少阴肾经、足阳明胃经、足少阳胆经、足太阳膀胱经的内侧支和外侧支、阳维脉、阴维脉、阳跷脉和阴跷脉。通过进行纵剖面解剖观察，将"分肉间隙"的走向与古典十二经脉分布路线对照，结果发现间隙结构与手太阴肺经等古典经脉的分布路线是基本一致的。在每条古典经脉分布路线上，从始到终虽然不是由一个分肉间隙构成，但却可以由几个分肉间隙移行连接搭桥构成一条比较完整的分肉间隙；②经过观察后进一步认为十五络脉定位是在横向联系肌肉等器官间隙的结缔组织中，细小络脉定位是在肌束等组织间隙的间质中。组织间隙的间质是疏松结缔组织的纤维和基质，其中有毛细血管壁与细胞之间的空间。间质的基本结构是由胶原纤维构成纤维网，含有由氨基葡聚糖组成的凝胶和从血浆中产生出来的蛋白质。据此，研究人员认为经络系统的结构是复合的，包括分肉间隙中的筋膜、神经、血管、淋巴管及胶原纤维构成的纤维网。

人体十四经脉的"经"，是纵向分布肌肉等器官的间隙；十五络脉的"络"，是横向联系肌肉等器官的间隙；经脉与络脉的"脉"，是纵横间隙的组织液气；经络气道的"道"，是纵横间隙的液气通道。

关于经络实质的几种主要假说，有的认为经络的实质可能是神经，或是血管和淋巴管，或是富含神经、血管、淋巴管和细胞的结缔组织；也有可能是组织细胞、蛋白或其他组织；还有学者认为经络就是能量，或是一个信息通路。这些假说反映了当前经络实质的研究状况、成果和趋势，从某一层面上解释了经络系统的一些内容，但都不能诠释经络实质，因此，未来需要深入细致严谨的科学研究，最终揭示经络实质。

小　结

（1）经络穴位现象研究集中在四个方面的内容。一是循经感传，这是最为多见的经络现象，也是经络现代研究的一大成果，循经感传的机制主要有"中枢兴奋扩散观点""外周动因激发观点""外周中枢统一观点"等，各种观点都有一些依据，但还需进一步深入研究。二是循经皮肤病被称为"可见的经络现象"。三是循经皮肤血管功能反应。四是经络穴位感觉异常，表现为循经感觉异常、穴位感觉异常等。

（2）采用生物物理化学技术对经络穴位电学特性、热学特性、光学特性、磁学特性、声学特性、同位素迁移特性、肌电特性和穴位离子特性等进行探测，证实了经络穴位的客观存在。同时通过观察机体正常状态与疾病状态下经络和穴位生物物理特性的表现特点，以此揭示经络和穴位反映病证的特异性及规律性，并为临床治疗病证选穴提供了客观依据。经络穴位不同生物物理特性可为针刺手法和针灸效应研究提供客观指标。但在经络穴位不同生物物理特性的研究中，研究者也看到了测量过程中均有一定的影响因素，这为研究者更客观地分析结论提供了参考和注意事项。

（3）对于经络穴位结构的研究，人们从机体表层到深层，从宏观到微观，采用解剖学、组织形态学、神经电生理、生物化学、生物物理和分子生物学等技术进行了不同层次的探讨，发现经络穴位与神经、血管、肌肉和结缔组织、肥大细胞等有关。虽然经络穴区处尚未发现特殊的组织结构，但已知的结构在经络穴区处分布有一定的特异性；与非穴区相比较，已知结构在数量和空间结构分布上存在差别。

（4）经络穴位主要有连接沟通、运行气血、感应传导、防治疾病的功能，主要表现为反映病证–诊断疾病和感受刺激–治疗疾病两个方面。脏腑器官疾病可以在体表相关经络穴位上出现各种异常变化，包括感觉异常、组织色泽和形态变化、生物物理变化和生物化学变化，这些变化在临床上可以协助诊断疾病的病位、病性、病程和病情等。经络穴位在感受刺激、治疗疾病方面，通过接受体表刺激，对相应脏腑的生理功能和病理改变可起到一定的调节作用，表现为经络穴位-脏腑相关和体表-体表相关。经络穴位-脏腑相关的机制比较复杂，研究者从神经的节段支配，中枢神经、自主神经和体液机制角度开展了较多研究，取得了显著进展。人体每个体节以神经节段为中心，通过躯体神经联系体表部位，通过自主神经与内脏建立联系，自主神经在经穴-脏腑相关中也占有非常重要的地位，是体表穴位和内脏有机联系的重要环节。研究穴位功能时发现，无论是感受刺激还是反映病证均表现出两种现象，即穴位的功能既有其快速、特异、专一、特定、局部的一面，又有较为缓慢、普遍、广泛、非特异、全身性的一面。

（5）目前对经络穴位实质的假说有神经-体液相关说、二重反射假说、第三平衡系统说、轴突反射接力联动假说、脉管外组织液流动说及分肉间隙说等，总结为以下4种观点：①经络穴位是以神经系统为主要基础，包括血管、淋巴系统等已知结构的人体功能综合调节系统；②经络穴位是独立于神经、血管、淋巴系统等已知结构之外，但又与之密切相关的另一个功能调节系统；③经络穴位可能是既包括已知结构，又包括未知结构的综合功能调节系统。④经络穴位可能是分布于筋肉、筋膜、神经、血管、淋巴系统等已知结构周围的腔隙。

复习思考题

1. 什么是经络穴位现象？主要包括哪些内容？
2. 1977年合肥会议提出的经络研究的思路是什么？请简要论述之。
3. 什么是循经感传？简要论述循经感传的特征。
4. 循经感传的感觉性质有哪些？与刺激方法、刺激部位有何关系？
5. 哪些因素可阻滞循经感传？这对临床有何启示？
6. 循经感传形成机制的研究有哪些观点？简要介绍分析之。
7. 何谓循经皮肤病？简要叙述其表现特征。
8. 目前对经络实质的看法有哪三种观点？
9. 根据经络穴位的生物物理特性，有哪几种探测的方法？其中你对哪种探测方法感兴趣，有何建议？
10. 经络穴位电学特征主要有哪些？有何临床应用？
11. 经络穴位热学特征主要有哪些？有何临床应用？
12. 简述经络穴位结构与神经、血管、结缔组织、肥大细胞的关系。
13. 经络穴位的病理反应的基本形式与基本规律有哪些？
14. 经络穴位的感受刺激的基本形式与特点是什么？
15. 试述体表-内脏相关机制。
16. 试述"面口合谷收"的生物学机制。
17. 俞、募穴主治功能的神经节段性有何特点？
18. 二重反射假说的理论依据是什么？
19. 轴突反射接力联动假说的主要内容是什么？
20. 脉管外组织液流动说的主要观点是什么？

（王　频　余延芬　惠建荣　毛慧娟　张小卿　孔立红）

第三章　针灸技术的科学基础

针灸作用于腧穴产生"得气"感，从而发挥针灸效应，正如《灵枢·九针十二原》说"刺之要，气至而有效"。深入研究针灸刺激穴位的启动过程及原理，对于合理应用针灸技术，揭示针灸作用机制及提高针灸临床疗效有着非常重要的意义。在针灸技术的研究中，针法和灸法的现代科学研究最为深入，研究成果最为丰富，而拔罐、刺络放血、穴位埋线等刺灸法的研究也取得了一定的进展。本章重点介绍针法、灸法及其他刺灸法作用的一些原理，以期全面了解和掌握针灸技术的科学基础。

关键词：针灸技术；针法；针感；得气；灸法；拔罐法；刺络放血法；穴位埋线法

第一节　针　　法

针法，特指毫针刺法。毫针是针刺疗法中应用最多的针具，各种针刺手法主要以毫针为主进行操作。针刺手法、针刺得气、行针和留针等是决定针刺作用的重要因素。

一、针刺手法的客观显示、效应及其机制

针刺手法主要指从进针到出针前的操作方法，是影响针刺疗效的关键因素。针刺过程主要分为进针和行针两个阶段，针刺效应主要体现在行针的过程之中。

（一）针刺手法客观显示

从力学角度看，针刺手法是一种机械运动，可简单划分为扭力、提插力和摆动力，针刺时会受到阻力和摩擦力。毫针针刺的刺激参数主要与机械运动的位移、时间、加速度和力等物理量有关，不同毫针针刺的差别实际上是机械力刺激参数上的差别，其本质还是作用力的大小和方向的不同。

运用针体受力实时检测系统研究发现，针刺频率在低频区（0~8Hz）变化时，人体获得"得气"状态的可能性最大；进一步通过建立两种中医针刺手法的力学模型，研究频率变化对针刺过程中应力分布及能量在软组织中的耗散作用发现，捻转手法的能量耗散变化在低频区（0~8Hz）对频率极为敏感（图 3-1），而在高频区（＞8Hz）对频率不再敏感；提插手法则在等距间隔的某些频率点上周期性出现能量耗散无穷大（图 3-2）。

运用安装在针体上的力和力矩微型传感器系统，测量均匀捻转、均匀提插、捻转补法、捻转泻法、提插补法、提插泻法 6 种手法在针刺过程中针体上的受力数值和波形，发现针刺过程中针体上受力变化规律与传统针灸学关于针刺手法的描述相吻合。不同手法在针体上产生的拉压力和扭转力矩波形及数值具有显著性差异；不同施针者在人体上实施同一针刺手法所测得的波形和数值都有惊人的相似或相同。

从生物物理学角度研究提插和捻转行针时针刺频率及输入能量的关系发现，针刺能量与针刺频率关系密切。快速提插或捻动针体，可产生较多的输入和传递能量；在频率相同情况下，提插法行针较捻转法行针平均输入到穴位的能量大；提插行针振幅稍大于捻转行针振幅，前者输入机械能稍大，但由于输入总能量不大，所以两者相差的绝对值并不大。

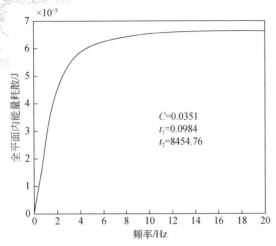

图 3-1　捻转手法全平面内能量耗散与频率关系图
（图源：郭义. 实验针灸学［M］. 北京：中国中医药出版社，2016）
表示选定软组织生理参数 $t_1=0.0984$、$t_2=8454.76$ 和 $C=0.0351$
时数值计算结果

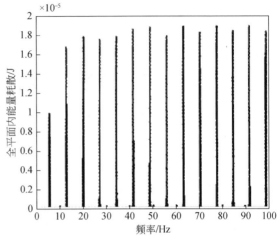

图 3-2　提插手法全平面内能量耗散与频率关系图
（图源：郭义. 实验针灸学［M］. 北京：中国中医药出版社，2016）

（二）针刺手法效应

1. 不同针刺手法对施针局部的影响

（1）局部组织结构：观察不同捻转圈数和不同捻转幅度的针刺手法在离体小鼠背部施针对其局部皮下结缔组织中成纤维细胞支架重塑反应的影响，发现其在形态学上存在差别。

运用超声成像技术研究不同参数的捻转提插手法对施针局部组织位移的影响发现，随着刺激量的加大，组织位移明显增加；增加捻转次数对提针、插针时的组织位移和插针后弹回的组织位移均有显著影响。

（2）局部微循环：运用激光散斑血流监测视频系统研究提插补法和提插泻法对健康人足三里穴区局部皮肤微循环血流灌注量的影响，观察针刺即刻，针后 5 分钟、10 分钟、15 分钟、20 分钟、25 分钟、30 分钟穴区局部皮肤血流灌注量的变化发现，针刺可使足三里局部皮肤血流灌注量增加，其中提插补法比提插泻法更为明显。

（3）局部温度：有资料显示，用热补（烧山火）、凉泻（透天凉）手法针刺人体合谷穴后，观察双侧商阳穴和同侧少泽穴的皮肤温度变化发现，热补手法使穴区皮肤温度先下降后上升，凉泻手法使穴区皮温下降且尤为突出，而平补平泻法除针刺即时皮温下降外，穴区温度基本不变。研究还发现，在言语诱导下，热补手法引起的热感和凉泻手法引起的凉感的阳性率超过无言语诱导近 1 倍。鉴于此项研究观察例数不多，还有待进一步研究。

2. 不同针刺手法对肢体运动的影响　有研究表明，内关穴快速捻针（200 次/分）与提插捻转（60 次/分，幅度 10mm）治疗中风患者手部痉挛的疗效优于单纯针刺、慢速捻针（60 次/分）和单纯提插（提针 3 次，幅度 10mm）。烧山火手法针刺足三里穴出现针下热感，引起运动从属时值缩短，捻转提插补法则引起运动从属时值延长，两者作用相反；透天凉手法使运动从属时值和视时值延长，捻转提插泻法作用与此相反。

3. 不同针刺手法对内脏功能的影响　有资料显示，观察针刺"足三里"穴对家兔小肠运动的影响发现，重捻转（150～200 次/分，4～6 转/次）引起小肠运动减弱，而轻捻转（30～40 次/分，＜2 转/次）引起小肠运动增强。观察针刺双侧内关、足三里对心气虚患者左心搏血量的影响发现，强（捻转角度＞360°，频率 120～180 次/分）、中（捻转角度 180°～360°，频率 60～120 次/分）、弱（捻转角度 45°~180°，频率＜60 次/分）三种不同的刺激量都能增强心气虚患者左心搏血量，强、中刺激与针前比较有明显差异，以中等刺激最为明显。其他类似研究结果见表 3-1。

表 3-1　不同针刺手法效应的差别

观察指标	不同术式	针灸效应
家兔心脏单相动作电位	捻转 提插	使 APD_{10} 和 APD_{90}（复极至 10%、90% 的过程）延长使之明显缩短
家兔胃运动	提插 捻转	均表现为抑制效应，即频率下降，波幅降低，但两种术式之间存在作用程度上的差别，捻转术式的快捻和慢捻之间在作用程度上也显示出差异
慢性胃溃疡大鼠溃疡指数和血清促胃液素水平	热补针法 捻转补法	热补针法降低溃疡指数及升高血清促胃液素水平的作用优于捻转补法
脑梗死患者上下肢肌力恢复及痛阈	快速捻转法（230~250 转/分） 慢速捻转法（60 转/分）仅留针不捻转	快速捻转组疗效明显优于慢速捻转组和留针不捻转组，后两组比较在统计学上无明显差异

此外，有学者研究不同针刺手法对内脏生物活性物质的影响发现，补法针刺"足三里"可使胃组织葡萄糖-6-磷酸脱氢酶、ATP 酶的活性均增加，能量生成增加，ATP 分解利用也增加，而泻法可使葡萄糖-6-磷酸脱氢酶和 ATP 酶的活性有不同程度下降，能量生成减少，ATP 分解利用受到一定程度的抑制，代谢减弱。观察提插手法和捻转手法作用于"足三里"穴对家兔胃运动及内分泌功能的影响发现，提插手法对家兔胃电活动、血清促胃液素、环腺苷酸（cyclic adenylic acid，cAMP）的调节作用强于捻转手法。

4. 不同针刺手法对大脑功能的影响　采用功能性磁共振成像技术（functional magnetic resonance imaging，fMRI）观察补法和泻法针刺足三里穴对大脑功能的影响发现，电针结束后 5 分钟，针刺泻法的脑区激活不明显，针刺补法的平均信号升高，其脑区主要有双侧尾状核头部、丘脑、左侧岛叶、扣带回及小脑齿状核；电针结束后 20~30 分钟，补法和泻法的脑区激活最为明显，均激活左侧的丘脑、中央旁小叶、中央前回、颞中回、额中回、岛叶、双侧尾状核头部、小脑半球、前扣带回、后扣带回，其中补法激活脑区范围更广、强度更大。

运用电生理技术观察不同频率的均匀捻转手法针刺健康人体足三里穴引起的脑电变化，分析脑功能网络连接图发现，针刺后脑功能网络连接较针刺前增强，说明大脑中核团之间的信息交流进一步加强。

（三）针刺手法作用机制

1. 传入神经纤维　针刺手法不同，传入神经纤维类别各异（表 3-2）。

表 3-2　不同手法引起兴奋的神经纤维类别不同

针刺术式	可引起兴奋的神经类别
提插	兴奋皮神经中 A 类纤维的α、β、δ三类纤维，兴奋肌神经Ⅰ、Ⅱ、Ⅲ类纤维，兴奋Ⅳ类纤维的机会约占实验次数的 1/2
捻转	兴奋皮神经中 A 类纤维的α、β、δ三类纤维和 C 类纤维，兴奋肌神经Ⅰ、Ⅱ、Ⅲ、Ⅳ类纤维
摇针	兴奋皮神经中 A 类纤维的α、β、δ三类纤维，兴奋肌神经Ⅰ、Ⅱ、Ⅲ类纤维，兴奋Ⅳ类纤维的机会约占实验次数的 1/2
刮针	兴奋皮神经中 A 类纤维的α、β、δ三类纤维
弹针	兴奋皮神经中 A 类纤维的α、β、δ三类纤维
扣针	兴奋皮神经中 A 类纤维的α、β、δ三类纤维和 C 类纤维

2. 神经电信号 不同针刺手法可引起不同的神经电信息编码。运用电生理技术观察、记录内膝眼穴慢适应感受器（SAR，持续压迫感受器或不同感受野放电反应可有规律地持续 10 秒以上）和时相型感受器（PR，对压迫的反应变化较快，一般只持续数秒）对提插捻转、单纯提插、单纯捻转三种不同手法的反应形式进行观察发现，提插捻转时 SAR 的发放频率高峰主要在 13、14、8、9，频度谱呈多峰型，PR 高峰 1.2；单纯提插时，SAR 高峰在 4、5、14，频度谱呈双峰型，PR 高峰在1.0；单纯捻转的 SAR 高峰在 0、1、2，与单纯提插比较高峰明显左移，PR 高峰则突出于 0。穴位同一感受器或不同感受器对不同针法所发放的频率谱分析结果提示，不同的针法有不同的编码传入到中枢神经系统。运用电生理技术观察记录不同针刺手法针刺"足三里"在正常大鼠背根神经节神经束放电情况，发现捻转补法、捻转泻法、提插补法、提插泻法 4 种针刺手法可引发不同神经束放电（图 3-3），小波能量熵和单位时间窗放电序列编码的针刺电信号在时域及频域上也各有其特征，相互之间存在一定的差异，初步实现了针刺手法特质的科学刻画。

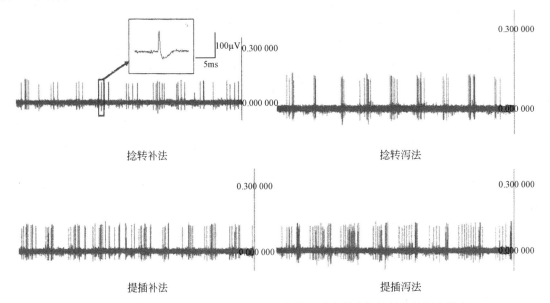

图 3-3　不同针刺手法针刺"足三里"引起的正常大鼠背根神经节神经束放电
（图源：郭义. 实验针灸学［M］. 北京：中国中医药出版社，2016）

3. 交感神经紧张度 针刺手法不同，影响交感神经紧张度也不同。针刺手法调节体温的可能机制主要是通过交感神经的紧张度来控制血管的收缩与舒张状态，进而控制血管管径的大小、血流量的充盈程度、血流速度，从而导致患者体表温度的改变。其中针刺补法可使交感神经紧张度降低、管径增大、血流量增加、血流速度加快，从而使人体体表温度升高，而泻法则效果相反。此外，针刺还可使一些能控制血管收缩与舒张状态的代谢物质含量发生改变，从而达到调节体表温度的目的。

二、针刺得气的客观显示、效应及其机制

得气，又称针感，是指针刺入人体腧穴后，受针者针下所产生的酸、麻、胀、重、痛、凉、热、蚁走感和触电感等感觉，以及施术者手下的沉紧感。得气是针刺产生治疗作用的关键因素，是判断患者经气盛衰、疾病预后、针刺疗效的依据。多数文献研究提示，针刺得气可提高临床疗效，不同得气特点与疗效的关系和病种密切相关。

（一）针刺得气客观显示

得气是针刺干预过程中的重要环节，是考评针刺干预措施有效性的重要指标。近年来，通过观察针刺得气前后躯体的局部变化（皮温、血流、能量代谢、肌缩活动等）、中枢效应（fMRI、正电子发射计算机断层扫描、单光子发射计算机断层成像术、事件相关电位等）及生理指标（心率、血压等）使气客观化和量化。但临床上针刺得气仍主要依靠患者对其主观感觉的描述。在临床研究中，得气的量化主要依靠填写量表、问卷等形式进行，得气类量表已为多数临床试验研究提供了客观化的途径。现将目前常用的针刺得气评测工具做简要的介绍。

1. 视觉模拟量评分表　临床研究借用视觉模拟量评分表（visual analog scales，VAS）评测麻木、压力、沉重、温暖和放射感等 5 种感觉作为评测得气的方式。VAS 量表将疼痛感觉量化而得到广泛运用，但仅用 VAS 作为得气感测评的工具，具有得气感不完整，缺乏临床验证的缺点。

2. 南安普顿针感问卷　南安普顿针感问卷（Southampton needling sensation questionnaire，SNSQ）根据受试者及专家意见筛选出 17 种感觉，将涉及的针感分为两大类：疼痛类得气感和麻刺类得气感，得到临床证实。其认为锐痛感不属于得气感。其缺点是未对健康者进行针刺，同时未对受试者的疾病类型和医者针刺的穴位、针刺深度和操作手法等进行统一规范。

3. 基于麦吉尔疼痛量表的针刺感受量表和 Park 问卷　麦吉尔疼痛量表（McGill pain questionnaire）的针刺感受量表（acupuncture sensation scale，ASS）研究显示与针刺得气最相关的感觉是拉拽感、麻、重、钝及疼痛感，同时发现经穴的得气感仅比非穴得气感略高。ASS 成为得气量表的最基础形式。Park 问卷（Park questionnaire）将 ASS 量表翻译成韩文并加入 5 种感觉，即转孔样感、紧挟感、按压感、摇曳感及酸痛感。

4. 针刺主观感受量表和马萨诸塞州总医院针感量表　针刺主观感受量表（subjective acupuncture sensation scale，SASS）包括 9 个得气感觉、1 个"自填"（free）和 1 个情绪测评，9 个得气感觉主要包括刺入、刺痛、跳动、烧灼、重、胀满、麻、酸和痛等条目，同时将每种感觉划分为无、轻、中、重 4 个等级。分别用手针、电针、安慰剂的方法对 11 名受试者进行临床实验观察发现，麻、酸两种感觉与针刺镇痛有明显的相关性。马萨诸塞州总医院针感量表（MGH acupuncture sensation scale，MASS）是 SASS 进一步完善而来，包含一个主表和两个附表，主表共记录 12 种针感，分别是酸痛、疼痛、深部压觉、沉重、胀满、刺痛、麻木、锐痛、钝痛、热感、冷感、跳动，同时在不同针感后附有类似 VAS 量表记录针感强度。两个附表为针感扩散量表（acupuncture sensation spreading scale）和情绪量表（mood scale），经过修订去除锐痛的这一条目后最终版本名为 C-MASS。

（二）针刺得气效应

得气是针刺起效的关键环节。作为一种主观感觉，受情感、认知等多种因素的影响，其起效机制尚不明确，因此得气与疗效关系的研究一直是针灸领域的难点。随着研究技术和方法的发展，国内外研究者采用循证医学研究方法开展了多项相关的临床研究。有学者使用 C-MASS 对针感进行评价发现，得气能显著增强膝骨性关节炎患者的即刻镇痛效应，并提高临床疗效。观察针刺治疗原发性痛经患者发现，得气可更加有效地缓解痛经程度。观察针刺原发性痛经寒凝证患者发现，得气可提高三阴交穴的即刻镇痛效应。还有研究发现，针刺得气与否对非痛症疾病的疗效也有显著的影响，且强刺激针刺较弱刺激针刺治疗特发性面神经麻痹疗效更佳。但也有部分学者认为针刺治疗疾病应以无痛苦的弱刺激为主，如腹针、腕踝针等轻浅刺激，不得气也可达到良好疗效，应摒弃给患者带来痛苦体验的重刺激。因此，得气与否在提高临床疗效中仍存在争议。

（三）针刺得气机制

神经活动的基本形式是反射，反射的结构基础是反射弧，而反射弧是由感受器、传入神经纤维、中枢神经、传出神经纤维和效应器组成。鉴于感觉的产生主要依赖于大脑功能，因此研究者运用电生理技术和功能性磁共振成像技术研究针感的产生，发现针感的产生有赖于感受器及外周和中枢传入神经的完整性，得气可引起广泛的脑区激活或负激活，从而奠定了针刺得气的神经生物学基础。

1. 针感形成机制

（1）针感点的定位：为了探寻产生针感的确切部位，常用组织形态学方法和影像学方法来确定"得气"部位。前者常见有亚甲蓝法、墨汁法、蓝点法、改良蓝点法等，利用患者因疾病而等待截肢的肢体，在手术及麻醉前针感反应尚正常时，针刺穴位并测定针感，同时设法将颜色标记留在产生针感部位的组织，待截肢后找出被标记的组织，对其进行组织形态学观察。后者有 X 线、CT、MRI 等 3 种不同的成像技术，将针刺入相关穴位，得气后在体观察针刺部位的大体解剖结构。由于其空间分辨率较高，可用于针感点定位。此法可观察活体组织结构，但不能对细微结构进行观察。

> **知识链接**
>
> **针感点标记法：亚甲蓝法、墨汁法、蓝点法、改良蓝点法**
>
> 亚甲蓝法、墨汁法是用微量注射器直接注射无害染料来进行标记的，以亚甲蓝法为常用。在未麻醉待截肢的肢体上选定穴位，用微量注射器替代毫针，进针后缓慢下插，待患者主诉有针感后即停止下插，注射 1%亚甲蓝 1～2μl 将产生针感的针尖部位染成蓝色，术后取出有蓝点的组织块，进行组织形态学观察。
>
> 蓝点法、改良蓝点法是根据铁离子-普鲁士蓝反应原理设计的，即铁离子遇到亚铁氰根会产生蓝色的亚铁氰化物沉淀。在未麻醉待截肢的肢体上选定穴位，用尖端裸露的绝缘针替代毫针，进针后缓慢下插，待患者主诉有针感后即停止下插，向针尖通以 30～50A 直流电，针尖部分会有部分铁离子电解出来并沉淀于针尖周围的组织中，待肢体被截下后，用 1%亚铁氰化钾-甲醛溶液灌流，沉淀于局部的铁离子遇到亚铁氰化钾会形成蓝色颗粒，从而可显示得气部位，再进行组织形态学观察。

（2）针感点分布：从蓝点定位看，针感点分布在皮下至骨膜的各层组织中，包括皮下组织、肌肉、肌腱和腱周围组织、神经干、神经支、血管、关节囊和骨膜等，但大部分分布在深层组织中。有研究显示，足三里、内关、外膝眼等 14 个穴位的 44 个针感点，11 种不同性质的针感可分别出现于自皮肤到骨膜的各种组织中，但深层组织内者占 90%。偏历等 13 个穴位中的 30 个针感点只有 6 个是在皮下结缔组织中，其余均在深部组织内。

（3）针感点的组织结构：研究表明，穴位下的小神经束、游离神经末梢、血管和某些包囊感受器与针感的形成密切相关，它们共同构成穴位的感受装置。例如，用改良蓝点法对足三里、内关等穴的 16 个针感点的组织学进行观察发现，在蓝点 1～4mm² 的范围内见到神经束占 35.2%，游离神经末梢占 14.8%，肌梭占 4.5%，血管占 45.5%。还有人用改良蓝点法研究足三里、内关等穴的 44 个针感点周围 1.8mm 直径范围内的组织结构发现，神经干、神经支和小血管（管壁神经丛）为 100%，游离神经末梢为 54%，肌梭为 37%左右。其中神经干、神经支、血管和游离神经末梢与针感呈平行关系。当病变涉及血管、神经及末梢感受器时，针感很差；当病变损坏肌肉，而血管、神经及末梢感受器无明显病变时，针感良好。

此外，穴位针感点处血管壁上的自主神经和血管旁平滑肌有可能参与针感的形成。如有学者发现在针刺家兔"足三里"引起肠蠕动增强的效应中，先后切断后肢的皮肤、肌肉、坐骨神经和股骨后，该针刺效应依然存在，只有切除该侧髂外动脉或用苯酚在股动脉上环形涂抹 1 周后，该针刺即时效应才消失。组织学观察证明血管壁上的自主神经丛可能是这一针刺效应的传入途径之一。组织化学的研究也证实穴区内小血管上确有自主神经纤维，其中有的属肽能神经纤维，它们与支配穴区的躯体神经及其游离末梢相吻合，形成了躯体神经与自主神经在血管丛的会合区，这也可能是针刺穴位时产生针感反应的组织形态学基础之一。

（4）针感性质与组织结构的关系：采用亚甲蓝标记针感点并记录患者主诉，以及对直接刺激不同组织时产生的感觉与针感进行对比研究发现，不同的针感与不同的组织结构相关（表 3-3）。刺激神经多引起麻感，刺激血管多引起痛感，刺激肌腱多引起酸胀感，刺激骨膜多引起酸痛感。研究还发现，同一神经干，手术器械碰触或用手术刀分解其鞘膜时产生麻感，用手搓捻时则产生重感，说明针感与刺激性质亦相关。

表 3-3　刺激不同组织时产生的感觉与针感的对比研究

受刺激组织	酸	麻	胀	重	热	痛	总人数
神经	6（10.71）	30（53.57）	13（23.21）	2（3.57）	1（1.79）	4（7.15）	56
血管	3（15.00）	4（20.00）	1（5.00）	0	0	12（60.00）	20
肌肉	5（33.33）	1（6.67）	6（40.00）	0	0	3（20.00）	15
肌腱	8（40.00）	3（15.00）	3（15.00）	0	0	6（30.00）	20
骨膜	10（58.82）	1（5.88）	2（11.77）	0	0	4（23.53）	17

注：数据为出现该感觉的人数，括号内数据为受试患者所占总例数的百分比（%）

总之，针感的形成与穴位下的小神经束、游离神经末梢、血管和某些包囊感受器等组织密切相关。此外，穴位针感点处血管壁上的自主神经和血管平滑肌有可能参与针感的形成。针刺不同组织产生的针感性质不同，即使是同一组织，由于针刺手法不同，产生针感性质也可能不同。

（5）针感与感受器

1）针感的感受器：包括穴位感受装置中的小神经束、游离神经末梢、某些囊包感受器、血管壁上的神经装置等。针刺可通过不同方式兴奋这些感受器，或直接兴奋感受器，或引起穴区肥大细胞和其他组织损伤，释放某些生物活性物质如 K^+、H^+、组胺、乙酰胆碱、5-HT、缓激肽和慢反应物质等，使感受器去极化，将针刺刺激转换成相应的神经冲动，即针刺信号。

知识链接

感受器及感受器分类

感受器是具有感觉神经末梢（即传入神经末梢）的特殊装置，它是能接受体内外各种环境变化所引起的刺激，并将不同形式的刺激转化为一定神经冲动的特殊结构。从这个意义上说，感受器也是换能器。感受器结构多种多样，有些感受器就是外周感觉神经末梢本身，如体表或组织内部与痛感受有关的游离神经末梢；有些感受器是在裸露的神经末梢周围再包绕一些特殊的结缔组织被膜样结构，如分布在各种组织中与触压感受有关的触觉小体和环层小体等。人们将躯体感受器分为四类，伤害性感受器、温度感受器、化学感受器和机械感受器。任何形式的超强刺激都可激活伤害性感受器，温度感受器对温度的变化敏感，化学感受器对嗅、味的化学成分敏感，机械感受器主要对自然刺激发生反应，但所有的感受器都能被电刺激所激活。

表 3-4　部分穴位的感受器

穴位部位	主要感受器
肌肉丰厚处的穴位（如合谷、内关）	肌梭、游离神经末梢、环层小体
肌腱附近穴位（如昆仑、曲泽）	环层小体
肌与肌腱接头部的穴位（如承山）	肌梭、腱器官
头皮处穴位（如百会、印堂）	游离末梢
关节囊处的穴位（如内、外膝眼）	鲁菲尼小体

不同部位穴位内的组织结构差异很大，其中所含感受器的类型也不同，究竟是哪种感受装置同针感性质相关，尚难以从单纯的形态学研究中找到答案。通过形态学、穴位肌电和神经细束分离法等研究了一些穴位的感受器，结果见表 3-4。

2）针感的感受器电位：各种感受器都具有换能作用，即将各种形式的刺激能量转换成相应传入神经纤维上的动作电位，因此可以把感受器看成生物换能器。在感受器将刺激转换为神经冲动前，感受器细胞内会产生相应的电位变化，感受器电位达到临界水平时，与感受器相连的神经纤维上就会爆发动作电位。由于动作电位是在感受器电位的基础上产生的，故感受器电位又称为启动电位。感受器电位的幅度随刺激强度的增加而增加，并能向邻近部位做有限距离的传播。而动作电位是一个持续时间极短的脉冲式放电，其幅度一旦出现便达到最大值，也不随着传播距离加大而减少，呈现"全或无"的特点，这表明不同的刺激强度是以动作电位的数目和频率表达及编码的，而与动作电位幅度无关。因此，感受器换能时兼有编码功能，即把刺激所包含的环境变化信息也转移到了动作电位的排列组合之中。外来刺激作用于感受器细胞后，主要是通过具有特异感受结构的通道蛋白质或膜的特异受体把外界刺激转换成跨膜电信号，由此将不同能量形式的外界刺激转换成跨膜电位变化（图 3-4），随着刺激强度的增强，引起更大的感受器电位和更高频率的动作电位。

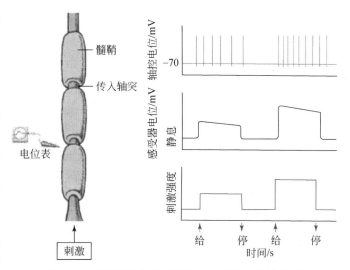

图 3-4　刺激强度与感受器电位、动作电位的关系

研究表明，针刺可兴奋深部组织中的牵张感受器和压力感受器。其中有的只是在运用捻转手法时才大量放电，有的则对提插手法更敏感。有相当一部分 C 类纤维末梢对针刺或压迫很敏感，表现为大量放电，有的在留针时甚至在起针后仍有放电，持续数十分钟至数小时（图 3-5），而这种长时间的后放电可能与针感的后效应有密切关系。

当组织受损伤时，能够产生某些化学物质，会造成局部化学环境的改变，而游离神经末梢对此很敏感。针刺作为一种物理刺激，可造成刺激部位局部损伤，引起肥大细胞和其他组织损伤或破裂而释放出某些生物活性物质（组胺、5-羟色胺、缓激肽和慢反应物质等）改变（图 3-6），这就很好地解释了 C 类纤维末梢在停止针刺刺激后仍继续发放冲动。

不同的刺激手法可以使同一个穴位产生不同针感，不同的刺激方式刺激神经结构引起的针感各异，其原因可能是由于针刺刺激作用于穴位局部，该局部存在多根神经及其连属的多个感受器，不同的刺激方式或刺激量激活的感受器种类和数量不同，而这些数目不同、粗细不同的神经纤维（或末梢）在兴奋时产生的冲动则以不同的编码传导到高级神经中枢，大脑皮质感觉区可以把不同编码的神经电信号转变为不同感觉类型，从而产生酸、麻、重、胀等复杂针感。

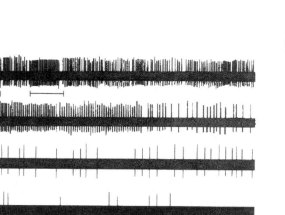

图 3-5 针刺引起 C 类纤维末梢放电

A.针刺（—表示提、插、捻、转）时放电；B.留针期间放电持续；C、D.起针后放电频率逐渐降低，但能保持一段时间

（图源：李忠仁. 实验针灸学［M］. 北京：中国中医药出版社，2003）

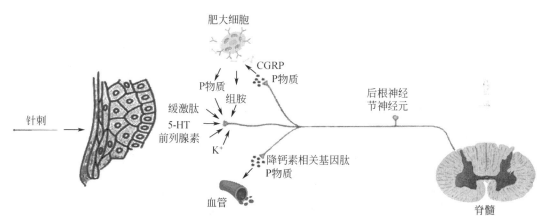

图 3-6 针刺引起局部生物活性物质的释放

（6）针感的外周传入途径：大量研究工作表明，针感的主要传入神经是支配穴位的躯体感觉神经，部分穴位周围血管壁上交感神经纤维的传入成分也可能参与了针刺信号的传入。

针刺穴位出现针感、得气感时，可在支配该穴位的躯体神经纤维上记录到相应的动作电位，不同类型的感觉是由不同类型的神经纤维传导的。关于针感传入的神经纤维类别问题，还存在较大争议，目前倾向于认为针感和镇痛信号主要是由中等粗细的Ⅱ、Ⅲ类纤维负责传递的。用循环阻断、普鲁卡因阻滞、阳极阻滞和神经刺激等多种手段研究各类神经纤维在针刺足三里穴镇痛效应中的作用发现，针刺足三里穴镇痛的向心冲动主要是由腓神经中的Ⅱ类纤维和部分Ⅲ类纤维传入中枢的。采用背根分离神经细束并记录背根电位的方法，以及在人体上用止血带压迫、硬膜麻醉、腰麻和电生理等刺激和记录方法也证实，人体针感冲动和针刺镇痛冲动主要是由Ⅱ、Ⅲ类纤维负责传导的。针刺穴位也可兴奋Ⅳ类纤维。

观察电针"足三里"穴对皮质诱发电位的影响发现，单独切断坐骨神经的隐神经或单独阻断股动、静脉管壁的神经传导，均不能使电针"足三里"穴对电刺激内脏神经引起皮质痛觉诱发电位的抑制作用消失；如果两种措施合并进行，则多数动物这种抑制的即时效应消失，只有少数动物存在轻微抑制作用；若再切断大腿全部躯体神经，并高位阻断股动、静脉和闭孔动脉血管壁的神经传导，则电针对皮质痛觉诱发电位抑制的即时效应消失。观察针刺"足三里"穴所引起的肠蠕动效应发现，即便同时切断家兔的坐骨神经和股神经，针刺"足三里"穴所引起的肠蠕动效应仍然存在，只有在股动脉上涂抹饱和苯酚之后肠蠕动才消失。由此推测，针刺"足三里"穴的效应产生，除穴位的躯体神经外，交感神经、血管壁神经丛及其周围的神经结构均有可能参与针刺冲动的传入。研究手十二井穴刺络放血的传入途径时发现，切断正中神经、桡神经、尺神经后针刺效应仍然存在，当封闭血管壁上的自主神经后，十二井穴刺络放血的即时效应消失，提示针刺效应的传入也与自主神经有关。

周围神经纤维分类

一般来说，根据神经纤维的直径和传导速度，周围神经纤维可分为 A 类、B 类和 C 类，感觉神经又可分为 I 类、II 类、III 类和 IV 类（表 3-5）。

表 3-5　周围神经纤维分类

Erlanger/Gasser 分类法				Lloyd/Hunt 分类法			
纤维类型	纤维直径（μm）	传导速度（m/s）	功能	纤维类型	纤维直径（μm）	传导速度（m/s）	功能
A（α）	13～22	70～120	运动，肌肉本体感受器	I	13	75	初级肌梭传入
A（β）	8～13	40～70	触觉，运动觉	II	9	55	皮肤触觉传入
A（γ）	4～8	15～40	触觉，压觉，肌梭的兴奋	III	3	11	肌肉压力传入
A（δ）	1～4	5～15	痛、热、冷、压觉	IV	1	1	无髓痛觉传入
B	1～3	3～14	自主性神经节前纤维				
C	0.2～1	0.2～2	痛、热、冷、压觉，自主性神经节后纤维，嗅觉				

（7）针感的中枢传入途径：针刺信号经脊髓等各级中枢上传入脑，在大脑皮质形成感觉，针感在中枢神经系统内的上行通路包括脊髓上行神经纤维和脑内通路。①针感的脊髓上行通路：针刺穴位的冲动进入脊髓后作用于脊髓背角细胞，在脊髓内换元后其二级冲动主要经脊髓丘脑前束、脊髓丘脑侧束向上级中枢传递。②针感的脑内通路：针感信号经脊髓上行入脑后，必须行至丘脑，只有经过丘脑更换神经元上行到大脑皮质后才能最后形成酸、麻、胀、重、痛等针感。若丘脑感觉神经细胞的轴突与皮质联系中断，则患者不能确定针感的位置。

2. 手下感形成机制　临床实践证实，针刺手下感明显者主要发生在肌肉丰厚处穴位，如合谷、内关、足三里等，而头顶、耳郭、手指等肌肉组织较薄处手下感不明显。

研究施术者的手下感，大多学者从穴位肌电着手，发现针刺处可引导到肌电，手下感的有无和强弱与针刺部位的肌电活动程度在肌肉组织丰富的穴位处呈现规律性的关联。在一般情况下，手下感到松空时多无肌电发放；有肌电发放时，手下多有沉紧感；当手下感强烈时，肌电发放增多，幅度加大；当手下感减弱时，肌电发放也变得较少、较小。

穴位组织学研究发现，肌肉丰厚处穴位的针感感受装置主要是肌梭。因而认为手下感是由针刺引起穴区肌肉收缩而形成，且主要是由梭内肌收缩而产生。

针刺信息由外周传入神经通路进入中枢，经中枢整合后，其神经冲动沿皮质脊髓束下行至有关节段，通过脊髓γ-传出系统随躯体神经到达相应支配穴位下的肌梭，使梭内肌收缩，并发放肌电，同时引起穴位下局部肌纤维的收缩，后者经针柄传达于捻针者指下，形成沉、紧、涩、滞等手下感。

3. 针刺得气的脑功能成像　fMRI 是目前研究脑部活动最常见的技术之一，通过血氧水平依赖（blood-oxygenation level-dependent，BOLD）信号的变化，可实时反映针刺得气引起的脑血流动力学变化与脑功能区的活动状态，BOLD 信号的增加与减少分别代表着脑功能区的激活状态与负激活状态。

从近 10 年有关针刺得气 fMRI 的 Meta 分析可知，针刺足三里、三阴交、外关穴后，得气状态与不得气状态下右缘上回和扣带回、右侧颞上回、左侧中央后回 4 个脑区的激活情况明显不同，得气比不得气的激活程度强。针刺足三里得气后出现相对固定激活/负激活脑区，相较于静息状态下右额下回、眶部、右中值扣带/扣带旁回、右缘上回、右脑桥 5 个脑区有更多更强烈的激活。同时，得气相较于不得气状态激活的脑区更多，程度更强烈。针刺足三里后较静息状态活动有所抑制的脑区有右枕中回、中央旁小叶、右小脑脚、左枕中回及左舌状回。针刺足三里得气后激活/负激活的区域主要集中在与躯体感觉、运动、平衡、情绪调节、记忆等方面相关的脑区，与足三里的功能活动有相关性。

（1）得气的脑功能区激活效应：研究右侧足三里穴在得气与不得气状态下脑部的激活效应发现，针刺得气时脑功能区激活范围较广泛，包括单侧或双侧第Ⅱ躯体感觉皮质（SⅡ）、第Ⅰ躯体感觉皮质（SⅠ），以左侧为主的颞叶、岛叶皮质、运动区、辅助运动区、前扣带回、后扣带回、杏仁体、下丘脑等；针刺不得气时仅见散在脑功能区激活。还有研究发现，相较于不得气状态下的脑激活区，阳陵泉、悬钟穴针刺得气后可引起广泛的 SⅠ、SⅡ、岛叶、前扣带皮质、丘脑、尾状核、壳核和小脑的激活，说明针刺得气可引起更为强烈的下丘脑-边缘系统活性改变。利用利多卡因局部麻醉足三里穴建立不得气状态作为对照发现，针刺得气可激活 SⅠ、岛叶、额下回、顶下小叶、屏状核、带状前回，参与感觉、情感调节的脑功能网络调节。此外，相同的得气手法在不同的人体状态下其引起脑功能区的激活效应不同，如海洛因药物依赖患者相较于健康人在针刺足三里时更易产生针感，出现显著的下丘脑-垂体轴激活效应。

（2）得气的脑区负激活效应：较早期研究发现，合谷穴可减弱双侧多处皮质与皮质下边缘、旁边缘结构的 BOLD 信号，且各脑区信号变化依赖于得气感，得气时信号减弱，针刺捻转停止后信号恢复正常。随后研究发现，足三里、太冲、关元等多个穴位在得气后均引起以边缘叶-旁边缘叶-新皮层网络为主的广泛负激活效应。还有研究发现，委中穴针刺在深达 10～20mm 时才能出现得气感，引起脑网络功能连接的广泛负激活效应，其中任务负激活网络与痛觉基质的功能连接受到广泛抑制。目前，针刺得气引起脑区负激活效应的原因尚不明确，研究者认为可能与脑区抑制、特异性任务抑制、任务无关的强直活性抑制及内在激活等学说有关。

（3）不同得气感觉的脑功能成像差异：得气可区分为酸、麻、胀、重等不同性质的感觉。有研究观察单纯得气感、得气与针刺尖锐痛的复合感觉、针刺尖锐痛感在脑功能区不同的激活效应，发现得气感主要引起边缘叶结构的广泛负激活与躯体感觉皮质的轻度激活，复合感觉可明显增强躯体感觉皮质的激活效应、某些边缘结构如海马旁回、中间扣带回皮质、小脑的激活效应，并且激活幅度与疼痛的程度有关，针刺足三里仅引起尖锐痛而无得气感时的激活幅度可达 1%～5%。针刺得气影响脑功能区的效应是多种因素共同作用的结果，可能包括了单纯的得气感、适度痛感、注意力、预期性焦虑、触觉刺激等。研究发现，针刺太冲穴时出现压痛、沉重、麻木、胀痛、麻刺感等 5 种不同的得气感引起在脑区不同的效应。压痛感较其他得气感对边缘叶-旁边缘叶-新皮层网络的负激活更为明显，尤其是前扣带回、额叶、岛叶，这些区域与刺激外周深部肌肉层 Aδ、C 纤维引起活性改变的脑区相同，并且沉重感与胀痛感引起的脑区变化在这些区域也有显著重叠，反映出压痛感主要由 Aδ、C 纤维传导，同时也可能参与了沉重感、胀痛感的传导；而麻刺感主要引起双侧后胼胝体的激活效应，不同性质的得气感引起的激活/负激活区域在边缘叶-旁边缘叶-新皮层网络、眶额叶皮质、后顶叶皮质均有重叠，其效应出现相互对抗，表明不同针刺得气感在脑功能区效应上既有差异，又相互作用。

综上所述，在正常情况下，针刺得气是针刺的机械刺激直接或间接地兴奋了某些传入神经末梢或感受器，使它们发放传入冲动，信号经脊髓等各级中枢上传入脑，在不同脑功能区呈现相对特异性的激活状态与负激活状态，最后在大脑皮质形成感觉，引起针刺部位酸、麻、胀、重等针感并反射性地引起针处的肌肉收缩，同时施术者手下产生沉紧等得气感觉。针刺得气机制见图 3-7。

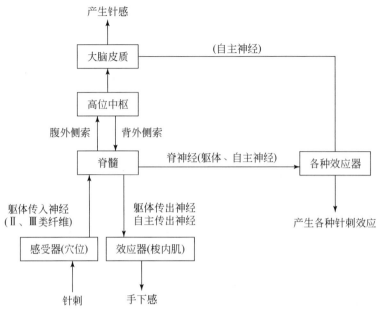

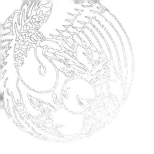

图 3-7 针刺得气机制示意图

第二节 灸 法

灸法是最具传统特色的中医药疗法之一。《灵枢·官能》云"针所不为，灸之所宜"，《医学入门》则强调"凡病药之不及，针之不到，必须灸之"。灸法除以艾为主要材料施灸外，还经常针对不同病证采用其他材料施灸，如灯心草、桑枝均可用于火热灸，而斑蝥、毛茛、白芥子、甘遂等可用于非火热类灸法。由于艾灸最为常见，故本节将重点介绍艾灸的作用要素及作用机制。

一、艾灸作用要素

艾灸的作用要素包括灸质、灸量和灸位，是艾灸防治疾病的三大关键因素。

（一）灸质

灸质是影响艾灸效应的重要因素。大量研究表明，灸质受艾的产地的影响，与艾的成分和艾灸光谱密切相关。有学者观察不同灸质对家兔胃电活动的影响发现，艾条灸对家兔胃电频率、振幅的增强具有明显抑制作用，而烟条灸似对胃电频率、振幅有抑制倾向。另有学者采用荧光检测方法观察了不同灸质、灸量对利血平化"脾阳虚"大鼠外周和中枢 5-HT 等神经递质及其代谢产物含量的影响，结果发现艾条弱刺激能使血中组胺、5-HT、5-羟吲哚乙酸含量明显升高，而烟条灸仅能使血中组胺含量升高，其他物质变化不明显。

1. 艾的成分 艾叶为菊科植物艾的干燥叶。《中华人民共和国药典》记载，艾具有温经止血、散寒止痛、祛湿止痒的功效。现代研究表明，艾叶中的主要有效成分包括挥发油、黄酮类、鞣质类和多糖等。其挥发油具有抗菌、抗病毒、抗炎、抗过敏、镇痛、平喘、镇咳、祛痰等活性，黄酮类化合物具有清除自由基、抗氧化、抗衰老、抗癌防癌等作用，鞣质具有止血凝血等作用。艾叶质量随产地、储存和采收时间、加工方式、储藏方式等不同其药效有很大变化，其中不同储存期、不同产地的灸材质量差异尤其突出。

艾的主要成分是挥发油类物质，燃烧时可大量释放。因产地、制作过程不同，艾的成分和燃烧温度也存在差异。研究者对各种艾中的元素含量进行了分析研究发现，无论中国产还是日本产艾蒿，均含有 K、Si、P、S、Cl、Ca、Ti、Mn、Fe、Cu，中国产艾蒿的 Fe 含量大于日本产艾蒿，各种艾蒿间的最高燃烧温度无差异。质量好的艾蒿达到最高温度所需时间短，质量差的艾蒿燃至 45℃ 以上所需时间较长。

从艾中提取出有机成分并加以鉴定，认为艾的有机成分是庚三十烷（C37H36）、少量的焦油、奎尼酸、侧柏酮、桉油醇和黄酮类化合物，还含有儿茶酚胺系缩合型鞣酸等。鞣酸在优质艾中含量甚少，在劣质艾中含量多。比较经提取处理和未经处理的两种艾的燃烧温度时间曲线发现，若没有 C37H36，艾的燃烧将出现困难。有研究选取 2007 年、2008 年、2009 年三个年份的蕲艾观察发现其艾叶挥发油的成分相同，如桉叶油醇、侧柏酮、菊槐酮、樟脑、龙脑、4-萜烯醇、石竹烯、石竹素、刺柏脑等，且含量较高。一般来说，年份越久，艾绒比例越高，易挥发成分的含量相对越少，难挥发成分含量越多，如刺柏脑、石竹素等是相对难挥发的成分。

近年来，一些学者也研究了艾燃烧生成物的化学成分，发现艾叶燃烧后，其部分化学成分尚存，同时也产生一些新的化合物，其艾烟挥发性成分主要有氨水、乙醇、乙二醇、乙酸、乙酰胺、丙酸等。目前在艾燃烧产物中已发现 200 余种化学成分，艾烟的化学成分及其生物学功能研究显示，艾燃烧生成物中既含有对人体有益的成分，亦含有可能对人体不利的成分。

2. 艾灸光谱　在光辐射研究中发现，艾灸辐射光谱具有靠近近红外并以远红外为主的红外辐射特征，艾燃烧时可产生一种十分有效并适宜机体的红外线，其辐射能谱在 0.8～5.6μm，艾燃烧时的辐射能谱不仅具有热辐射——远红外辐射，而且还具有光辐射——近红外辐射。艾条燃烧所产生的"热力"大都是从 600nm 左右的红光到 2500nm 的中红外直至远红外区，其谱形、强度及峰值在整个施治过程中都处于不断变化中，而现行的各种仿艾灸仪及各类红外频谱治疗仪的发光谱一般都为远红外某特定区段上的稳定辐射。艾条灸的辐射峰在 2.8～3.5μm，艾绒燃烧时的辐射光谱在 0.8～5.0μm。隔姜、隔蒜和隔附子饼灸的辐射峰几乎一致，均在 10μm 处。

> **知识链接**
>
> ### 红 外 光 谱
>
> 在光谱中波长 760nm 至 400μm 的波段，称为医用红外线，根据波长不同又可分为近红外线和远红外线两部分。近红外线波长从 760nm 至 1.5μm，这段波长的红外线穿透能力强，透入人体组织较深，并且有明显的光电作用和光化学作用，一般来说，穿透深度可达 10mm 以上。1.5～400μm 这段波长的红外线穿透能力较弱，只能透入人体组织 0.5～2mm。远红外照射能加强分子和分子中的原子旋转或震动，并能引起分子动能的改变，从而产生热。根据物理学原理，一般远红外线能直接作用于人体的较浅部位，靠传导扩散热量；而近红外线较远红外线波长短、能量强，可直接渗透到深层组织，穿透机体的深度可达 10mm 左右，并通过毛细血管网传到更广泛的部位，为人体所吸收。

有研究比较了传统艾灸和隔物灸的红外辐射光谱，发现传统艾灸与隔物灸的红外辐射强度和光谱曲线形状均有很大差异，而隔附子饼、隔姜和隔蒜三种传统间接灸的红外光谱与人体穴位红外辐射光谱最接近，它们在治疗中除了有艾和隔物的药理效应及艾灸的热辐射物理效应外，间接灸和穴位的红外"共振辐射"可能起到另一种重要的作用。研究还发现，由于替代物灸的红外辐射特性发生了很大改变，所以从光谱特性而言，替代物灸是不能真正替代传统艾灸的。

（二）灸量

灸量也是影响艾灸效应的重要因素。在灸法所致的循经感传研究中，当艾灸至一定壮数时，感传开始出现，随壮数增加，感传由线状逐渐加宽呈带状，速度逐渐加快。有学者观察不同灸量对"阳虚"动物脱氧核糖核酸合成率的影响发现，艾灸命门穴 3 壮的脱氧核糖核酸合成率升高不明显，而艾灸命门穴 5 壮的脱氧核糖核酸合成率明显升高。然而灸量与灸效的关系，并非都是灸量越大灸效越好。在艾灸"大椎"促进伤寒杆菌凝集素或溶血素产生的动物实验中发现，灸 2 壮作用明显，而灸 6 壮则作用较差。还有学者观察研究麦粒灸"神阙""足三里"治疗高脂血症模型大鼠血脂的影响，发现 3 壮、6 壮、9 壮麦粒灸对急性高血脂状态大鼠均具有普遍性调节效应，其中 6 壮、9 壮麦粒灸降低血清总胆固醇效应最佳，3 壮麦粒灸升高高密度脂蛋白胆固醇疗效更优。因此，在针灸临床上必须根据具体情况采用不同的灸量。

艾灸的温度、艾炷的大小、艾灸持续时间、间隔时间、疗程等都是影响灸量大小的重要因素。

1. 灸温

（1）温度幅值：是指艾灸部位或穴位皮肤表面体表组织的最高温度。艾灸温度幅值可能与艾灸的类型、施灸的距离、施灸的作用面积、艾炷的大小、艾灸的持续时间、艾灸的间隔时间等因素有关。有研究表明，直接灸温度幅值大于隔盐灸，隔盐灸大于隔附子饼灸，隔附子饼灸大于隔姜或隔蒜灸。人体主要是通过 3 种不同类型的感觉末梢器官感受不同的温度等级：冷感受器、温感受器和痛感受器。它们对不同温度的反应不同。对每个人来说，可根据不同类型的感觉末梢相对刺激程度确定不同等级的温度觉。例如，在 20℃时只有冷觉感受器（克劳泽终球）受到刺激，在 40℃时只有温觉感受器（鲁菲尼小体）受到刺激，而在 33℃时冷觉和温觉末梢均受到刺激，在 50℃时痛觉感受器（鲁菲尼小体）受到刺激（图 3-8）。但个体间温度幅值存在一定的差异。因此，不同灸法产生的刺激量不同，兴奋的感受器不同，从而产生不同的效应。

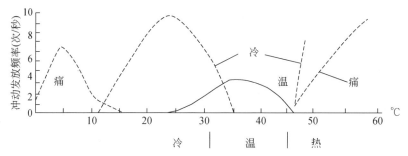

图 3-8　在不同温度时冷感受器、温感受器、痛感受器的冲动发放频率
（图源：郭义. 实验针灸学［M］. 北京：中国中医药出版社，2016）

艾灸的壮数不同，其所兴奋的皮肤感受器也不完全相同。哺乳类动物皮肤上有两类主要的、高阈的、被认为是接受伤害性刺激的传入单位，即高阈机械感受单位（具有数个分散点组成的感受野和小的有髓或无髓轴突）和多型性伤害性感受单位（具有小带状感受野及无髓轴突）。多型性伤害性感受单位在针刺或加热等刺激达到伤害性水平时易于激动，而高阈机械感受单位只有 11% 为第 1 次短时加热至 50～55℃时所激发，其余在出现反应前需 2～6 次的加热。也就是说，高阈机械感受单位常由于重复热刺激而变得敏感，并可能在连续治疗过程中发挥作用。

（2）升降速度：是指艾灸部位或穴位皮肤表面体表组织温度上升和下降的速率。艾灸升降速度可能与艾材的松紧、施灸的作用面积、艾炷的大小等因素有关。当一个温度感受器突然受到稳定温度变化的刺激，最初会产生较大的反应，但在第 1 分钟后这种反应会很快衰减，并在其后半小时或更长时间进一步发生缓慢衰减，说明温度感受器对稳定温度变化具有很大的适应性，但温度感受器除了能对稳定状态的温度变化产生反应外，也能对温度的不断变化产生明显的反应。因此，当艾灸温度不断上升或下降时都会引起温度感受器的显著反应。有研究认为温度感受器受到代谢率变化刺激，温度每改变10℃，可使细胞内化学反应速率提高约2.3倍，说明温度感受不是由直接物理刺激引起的，而是由受温度影响的化学性刺激作用于末梢所引起。

（3）作用面积：温度的作用面积是影响艾灸的温热刺激的因素之一，艾灸的温度刺激强度与艾灸的作用面积及温度感觉空间的总和有关。当整个身体感受到温度变化时，其分辨微小温度变化的能力最高，若温度变化同时影响整个体表部分时，小至0.01℃的快速温度变化即可被感知。反之，若受作用皮肤表面只有1cm²大小时，即使比上述温度高100倍的温度变化也不能被感知。研究表明，在一个小的体表面积里，冷觉和温觉末梢数量是非常少的。例如，在前臂上冷点平均为每平方厘米13～15个，而温点每平方厘米只有1～2个。因此，当受到温度变化刺激的部位很小时，就很难确定温度等级，而当较大面积的身体部位受到温度变化刺激时，整个部位发出的温度觉信号可被总和起来。

（4）持续时间和间隔时间：每壮持续时间与每壮温度升降速度有一定关系，而每壮间隔时间则与整个温度刺激的梯度有关，因而两者也是予以考虑的刺激参数之一。

2. 灸时　即施灸时间的长短，是灸法疗效的重要作用要素。观察不同灸时对免疫功能的影响，灸15分钟可显著提高阳虚小鼠T淋巴细胞酯酶阳性率，而灸5分钟、25分钟作用不明显；灸5分钟、15分钟、25分钟均可显著提高阳虚小鼠淋巴细胞转化率，但三者之间差异无统计学意义。灸5分钟效果不佳，可能是因为刺激时间过短，刺激量不够，达不到治疗效果；灸25分钟虽有一定效果，但并不比灸15分钟效果好，进一步说明当刺激达到一定量时，机体的反应可能出现饱和状态，抑或相反。又如个体化消敏饱和艾灸剂量（30～60分/次）治疗膝骨性关节炎、腰椎间盘突出症等优于传统艾灸剂量（15分/次）。

3. 施灸频次　从某种意义上说，是指施灸的间隔时间，也是影响灸量的重要因素。它与灸量的积累有关，灸的频度越密集，刺激量就越大，反之则越小。有研究比较不同施灸频次的隔发酵附子饼灸治疗肾阳虚型良性前列腺增生症的临床疗效，分别给予患者每日灸一次、每日灸两次及隔日灸一次的治疗，发现均能不同程度地改善患者的症状，提高最大尿流率，但每日灸一次的疗效明显优于隔日灸一次。还有研究利用大鼠心肌缺血再灌注模型，将艾灸预处理分为艾灸每日一次和每日两次，结果发现艾灸预处理每日两次预防心肌缺血再灌注损伤优于每日一次，表明艾灸预处理对心肌细胞缺血再灌注的保护作用与每日艾灸次数有关。

（三）灸位

灸位即施灸部位，不同的施灸部位对疾病的治疗效果有重要的影响。

1. 穴位特异性　一直是针灸研究的核心内容之一，大量研究艾灸的研究成果同样也支持穴位效应的相对特异性。一般来说，穴位特异性是灸法产生作用的内在因素，而艾灸的温热作用与药化作用等因素则是灸法产生作用的外在因素，两者缺一不可。有研究基于数据挖掘技术分析艾灸治疗原发性痛经的选穴特点发现，艾灸治疗重视局部取穴配合远端取穴，以阴经穴位为主，特定穴为主体，表明治疗相同疾病穴位本身特异性会影响疗效。

2. 腧穴热敏化　对于艾灸的温热刺激，机体腧穴存在敏化态，其热敏特征与机体状态密切相关。同一腧穴对外界刺激的反应性（功能状态）具有个体差异性及时变性，即功能状态有敏化态与静息态之别。人体在疾病状态下，相关腧穴对艾热异常敏感，产生一个非局部和（或）非表面的热感甚至非热感（其他非相关腧穴对艾热仅产生局部和表面的热感），这种现象为腧穴热敏化现象。研究发现，热敏化腧穴对艾热的反应可表现为透热、扩热、传热、局部不（微）热远部热、表面不（微）热深部热等热感觉，以及其他酸、胀、压、重、痛、麻、冷等非热感觉，且灸感传导之处病证随之而缓解。腧穴发生热敏具有普遍性且与疾病有高度相关性；不同疾病具有不同的腧穴热敏高发区。

研究发现疾病状态下热敏穴出现率为 76.2%，正常人为 12%；不同疾病的热敏部位具有特异性，不同疾病时腧穴热敏化有其不同的高发区域。从某种意义上说，热敏点位就是具有热敏化性质的穴点，准确来说就是穴位（区）的再定位，艾灸该热敏点位能够产生更大的灸疗效应。

二、艾灸作用机制

艾灸防治疾病是通过艾燃烧后，给予机体热、光、烟等物理和化学作用，多靶点、多途径、多水平激发机体自身的内源性调节系统，产生内源性保护物质，从而发挥靶器官调节效应。

（一）物理作用

艾灸的温热刺激是艾灸产生疗效的主要原因，因此物理作用中温热作用是核心。在施灸过程中，患者的第一感觉就是温热感，随着施灸时间的延长和热量的逐渐积聚，患者可感到灼痛。灸热刺激可通过温热刺激引起生理性炎症反应，具有维持机体稳态的作用，能够调整施灸局部表皮及真皮下的温度和血浆渗透压，使局部血液循环加快。持续施灸能激活多种酶的活性，使血液中白细胞、淋巴细胞、血红蛋白含量增加并长期维持，且能增强免疫功能。研究发现，艾灸之热以施灸点为中心，向周围及深部扩散。有学者用 50mg 艾炷在小鼠埋有热电偶接点的皮肤上施直接灸发现，每次施灸时艾燃烧的最高温度均不同，其变化与测定部位有关，皮下与肌层内的温度变化与表皮不同，说明艾灸刺激不仅涉及浅层，也涉及深部。用单壮（2mg）艾炷灸小鼠腹部也证实了这一点，结果显示施灸点皮肤表面温度高达 130℃，而皮内温度仅达 56℃左右。温针灸刺激大鼠股二头肌，从局部皮温达 42℃ 开始，肌细胞间质液的 pH 随温度上升向碱性侧移动，这种移动仅在刺激初期发生，长时间刺激及短时间反复刺激则移动减少；施灸 30 分钟后，局部血管通透性增强达顶峰，此现象可能与肥大细胞脱颗粒的经时性变化有关。因此，热灸刺激必须达到一定的面积和一定的温度才能起到治疗作用，但也并非面积越大越好，温度越高越好。绝大多数情况下，当温度到达 50℃ 时，继续升高温度，热灸刺激的作用不再增加；当刺激面积到达 9.616cm²（直径 3.5cm）时，继续增加刺激面积，热灸刺激的作用不再增加。

（二）辐射作用

人体不仅是一个红外辐射源，也是一个良好的红外吸收体。根据物理学原理，一般远红外线能直接作用于人体的较浅部位，靠传导扩散热量；而近红外线较远红外线波长短、能量强，可直接渗透到深层组织，穿透机体的深度可达 10mm 左右，并能通过毛细血管网传到更广泛的部位，被人体所吸收。穴位有其自身的特征性红外辐射光谱，不同病理、生理状态下，穴位的红外辐射光谱存在差异，这些差异可能与疾病、证型等相关。隔附子饼、隔姜、隔蒜 3 种隔物灸的红外辐射光谱与人体穴位红外辐射光谱一致，提示穴位对传统隔物灸的共振红外辐射和匹配吸收是传统隔物灸起效的重要机制。艾灸时的红外线辐射，既可为机体的细胞代谢活动和免疫功能提供必要的能量，又可为能量缺乏的病态细胞提供活化能，有利于生物大分子氢键偶极子产生受激共振，从而产生"得气"感，同时可借助反馈调节机制，纠正病理状态下紊乱的能量信息代谢，调控机体免疫功能。

（三）药化作用

艾的成分复杂。直接灸时，艾燃烧的生成物可附着于皮肤上，通过灸热由皮肤处渗透进去，起到某种治疗作用；间接灸时，除了艾的作用外，所隔之姜、蒜受热时其姜辣素和大蒜素也发挥一定的作用。此外，有研究发现隔盐灸时，盐中的 K^+ 可透过皮肤使皮下 K^+ 活性明显增高，而隔 $MgCl_2$ 灸、隔附子饼灸等则无 K^+ 增高的效应。然而也有学者认为，艾的药性对某些指标的影响起不到重要作用。例如，经研究观察到化脓灸、隔药饼灸、温针灸和经穴灸疗仪等不同灸法对淋巴细胞转化率等免疫指标均产生相同或相似的影响。出现以上两种相反的研究结果，可能与灸法作用的复杂机制有关，有待进一步深入研究。

艾燃烧产物的化学成分也是艾灸重要的效应环节。有学者分别用甲醇提取物艾和艾的燃烧生成物研究发现，两者的提取物均有清除自由基和过氧化脂质的作用，且艾的燃烧生成物作用较强，据此认为灸疗能引起施灸局部皮肤中过氧化脂质显著减少并非由灸热引起，而是艾的燃烧生成物所致。艾烟弥漫在空气中，对细菌、病毒、真菌有一定的抑制作用。艾绒在燃烧时艾叶挥发油会随烟一起挥发，进入呼吸道，临床上用艾叶挥发油喷雾剂或艾叶挥发油湿化吸入法治疗哮喘，有较好疗效。大量的药理实验证明，艾叶的挥发油口服或喷雾给药均有较好的平喘、镇咳作用，其中尤以平喘作用最为显著。动物实验也证实，清艾条烟雾吸入可相对延长豚鼠药物性哮喘潜伏期，能明显松弛正常豚鼠支气管平滑肌，有效对抗乙酰胆碱引起的支气管平滑肌痉挛收缩，对因乙酰胆碱收缩的气管平滑肌有明显的保护作用。同时有研究表明一定浓度艾烟可以增强 SAMP8 小鼠（快速老化小鼠）抗氧化能力和自由基清除能力，并能调节 Th1/Th2 细胞因子的平衡，具有显著抗衰老作用。熏灸法作为一种利用艾烟治疗疾病且疗效确切的治疗方法，被广泛应用于外科浅表感染性疾病，如疖肿、多发性毛囊炎、指趾骨骨髓炎、急性乳腺炎、感染性阴道炎、压疮感染、手足创伤感染、甲沟炎、带状疱疹、痤疮等，其作用机制主要与艾燃烧生成物的广谱抗菌、抗病毒作用有关。

（四）灸疮作用

直接灸中的化脓灸会在皮肤表面造成损伤而形成灸疮，灸疮亦称灸花，是指施灸所造成的浅表的无菌化脓性炎症。古人在灸治中十分重视灸疮，以此判断疗效，认为只有灸疮起发，才达到了治病的目的。如《针灸资生经》曰"凡著艾得疮发，所患即瘥，不得疮发，其疾不愈"，《针灸易学》甚至强调"灸疮必发，去病如把抓"。现代研究表明，45℃是人们首先感受疼痛的平均临界值，也是组织开始被热损伤的温度。直接灸时的温度远远高于平均临界值，引起局部组织无菌性化脓，使机体处于应激状态，升高白细胞及吞噬细胞的数量，增强机体抗病能力。同时，穴位感染化脓后，细菌在体内产生内毒素，刺激某些脏器或激活有关细胞释放出免疫物质，促进机体的防卫免疫功能。

（五）综合作用

研究表明，灸法的作用是由艾灸燃烧时的物理因子和化学因子与穴位的特殊作用、经络的特殊途径相结合，而产生的一种"综合效应"。施灸时可调整神经-内分泌-免疫网络，发挥综合调节作用。如果将艾条距皮肤 2cm，施灸 7～10 分钟，使穴位的局部组织造成轻微创伤，患者便开始感到灼痛。因此，有人认为艾灸的作用机制是疼痛和艾燃烧时所产生的物理因子和化学因子作用于穴位处的痛、温觉感受器，产生动作电位，通过Ⅲ类、Ⅳ类传入神经纤维，将刺激信号传入中枢，经过中枢整合作用，形成传出信号，调控机体神经-内分泌-免疫网络系统，使机体的内环境达到稳定状态，起到防病治病的作用。还有研究表明，逆灸（艾灸治未病）可适度激发应激蛋白与激素的预警系统，通过神经-内分泌-免疫网络，启动机体内源性保护机制"应激-免疫反应系统"，实现对机体的多重保护，即给予健康机体一定的温热刺激，使机体产生"良性预应激"，以减缓随后各种不良刺激对机体造成的伤害程度，达到治未病的目的。

第三节　其他刺灸法

针灸法的种类很多，本节将重点介绍拔罐法、刺络放血法、穴位埋线法的治疗作用及其机制。

一、拔罐法

拔罐法是以罐为工具，利用热力、抽吸、蒸汽等方法造成罐内负压，使之吸附于体表或腧穴部位，使局部皮肤充血、瘀血，以产生良性刺激，达到调整机体功能以防治疾病的外治方法。目前研究多从血液循环、神经、免疫角度探讨拔罐的效应及机制。

（一）拔罐效应

1. 牵拉肌肉，缓解疲劳 当肌肉都处于紧张状态时，局部血液循环受阻，组织缺血。拔罐，特别是走罐能够拉长肌肉，增加血液灌流量，提高机体痛阈、耐痛阈，使患者的疼痛强度明显降低，从而使肌肉得到放松，疲劳得到缓解。

2. 吸毒排脓，促进伤口愈合 明代《外科启玄》《外科正宗》述"拔出脓毒，以治疮疡"。拔罐的负压吸引，有利于病患局部脓液、渗液、细菌产生的毒素及溶组织酶等延迟伤口愈合的物质排出，刺激肉芽组织生长，收缩创口创面，达到促进伤口愈合的目的。此外，拔罐抽吸是一个除去局部蛇毒最有效的方法，它可阻断蛇毒沿静脉及淋巴管扩散，排毒及使毒素在体内降至最低限度，贯通血管，为血液和毒素排出体外创造条件。

（二）拔罐作用机制

1. 促进血液循环，加快新陈代谢 拔罐的吸附力加之火对局部皮肤的温热刺激，能使血管扩张，促进局部血液循环，加快新陈代谢。

（1）增加血红蛋白含量，改善新陈代谢：运用近红外光谱学（near-infrared spectroscopy，NIRS）技术测定拔罐疗法对局部组织血红蛋白的影响，发现拔罐能够改变局部组织血红蛋白的含量，尤其是氧合血红蛋白和脱氧血红蛋白增加明显。

（2）促进体内代谢物的排出：研究表明，临床所用的火罐负压为 0.04MPa 左右，而使用 0.02～0.05MPa 的负压就可以使拔罐部位的血流量增加。加快的血液循环可以帮助去除组织器官里的代谢废物，提高局部组织的抗损伤能力、消除炎症等。拔罐疗法对消除体内代谢产物也有积极的作用。

2. 兴奋神经，调整机能状态 拔罐物理性的机械刺激和温热刺激可兴奋拔罐局部的各种感受器，进而兴奋不同的神经纤维，至此拔罐给予的良性物理性刺激就转化为神经冲动，该信息一方面传至中枢的不同水平，经整合后再沿下行纤维传出，调节相关内脏组织的功能；另一方面，可通过局部反射弧而发挥调节作用。如临床最常见的走罐部位背部区域，它与脊神经和交感神经密切联系，其深层就是分布于脊柱两侧的交感神经节。因此背部脊柱两侧拔罐可调整多种内脏功能紊乱。

3. 调节免疫，增强免疫力 机体的免疫球蛋白是构成体液免疫的基础，是机体抗感染的主要因素之一。红细胞免疫功能作为机体的一个重要防御系统，越来越受到人们的重视。红细胞具有识别抗原，清除血循环中的免疫复合物、免疫黏附细菌病毒及肿瘤细胞、效应细胞，以及免疫调节等重要作用。实验已证实背部走罐能使机体红细胞 C3b 受体总体花环绝对值和红细胞免疫复合物总体花环绝对值显著升高，明显提高正常人红细胞免疫功能。此外，拔罐之后，血管扩张，血管壁的通透性增加，白细胞和网状细胞的吞噬能力提高，也增强了机体的免疫力，促使疾病好转。

4. 自家溶血，提高抵抗力 当拔罐的负压达到一定的程度，便可造成拔罐局部组织的损伤，其中最突出的是皮下毛细血管破裂，少量的血液进入组织间隙，从而产生瘀血，形成罐斑。基于时间和压力因素研究罐斑，认为当拔罐参数达到 10min—0.04MPa 的刺激强度以上，毛细血管就会破裂，皮肤出现瘀斑，负压越大，破裂越重，从而产生拔罐部位的组织损伤，机体在对损伤的修复过程中，产生调整作用，从而防治疾病。压力因素对罐斑的影响最大，呈线性关系：Y（罐斑颜色）$=2.025+0.902×100×$负压绝对值（MPa）。由于表皮瘀血，出现自家溶血现象，有研究提示机体对损伤的自我修复和红细胞自身溶血现象是一种良性刺激，不仅可以加强局部组织新陈代谢，还可使溶血释放出的组胺、5-HT 等神经递质随体液流至全身刺激各个器官，以增强其功能活动，提高机体的抵抗力。

二、刺络放血法

刺络放血法古称"刺络"，是用三棱针或注射器针头刺破血络或穴位，放出适量血液，或挤出少量液体，以治疗疾病的一种外治方法，又称放血疗法。目前研究最多的是其局部消肿止痛和防治缺血性脑卒中的作用及机制。

（一）刺络放血效应

1. 局部作用 其主要是消肿止痛作用。刺络放血可迫血外出，使病邪排出体外，疏通瘀滞，畅通经脉，从而达到消肿止痛的功效。此外，通过动物实验研究发现刺络放血法能减缓神经的脱髓鞘现象，使神经传导速度和兴奋阈值升高。

2. 脑保护作用 手十二井穴刺络放血可改善血液黏度，对脑卒中患者脑血流有双向调节作用，可使血流加速者减慢，使血流缓慢者加速；可有效保护缺血脑细胞，缓解脑水肿的发生与发展，对脑组织起到一定的保护作用。

（二）刺络放血作用机制

1. 改善局部微循环和体液循环，消肿止痛 刺络放血可刺破浅表血管，放出一定量的血液，而血液的排出，能改善微循环障碍，缓解血管痉挛，促进血液循环，加速血流，进而改善局部微循环，减轻局部水肿，抑制缩血管因子和致痛因子的释放，促进局部组织氧和营养物质的供应，从而起到消肿和止痛等作用。

组织液的生成和回流受毛细血管压、胶体渗透压、组织液压、组织液胶体渗透压等4种力量的影响，任何一种力量的改变都会引起体液交换障碍，出现水肿。刺络放血后，可以直接使局部水肿消退，从而改善体液循环。

2. 改变调节电解质和相关代谢产物，保护缺血脑细胞 研究表明，手十二井穴刺络放血可对抗脑缺血大鼠脑缺血时细胞内 Ca^{2+} 超负荷，降低脑缺血时细胞内外 Na^+、K^+ 的浓度差，缓解脑水肿的发生与发展，对脑组织起到一定的保护作用；能降低脑缺血大鼠缺血区脑组织丙二醛（malondialdehyde，MDA）值，降低一氧化氮合酶（nitric oxide synthase，NOS）活性，升高超氧化物歧化酶（superoxide dismutase，SOD）活性，有效保护缺血脑细胞，减少脑水肿的发生、发展，增强脑的修复能力。

3. 调节机体神经-内分泌-免疫网络，发挥整体调节作用 刺络放血直接作用于皮肤、浅表血管，不仅可以刺激体表的外周感受器，还可通过破坏血管的完整性来刺激血管平滑肌上丰富的自主神经，产生一系列神经调节反应。刺络放血在刺破血管时可以激发患者的凝血系统和抗凝血系统，机体在经过一系列的凝血-抗凝反应之后，达到一个新的平衡状态，在此过程中类组胺物质的产生可刺激各器官，增强其功能活动，提高机体的免疫力。这些作用机制的阐释，奠定了刺络放血法治疗临床各科常见病证的生物学基础。

三、穴位埋线法

穴位埋线法是指将可吸收羊肠线植入穴位内，利用羊肠线对穴位的持续刺激作用防治疾病的方法。

（一）穴位埋线效应

1. 长效刺激 埋线治疗是一种持续的长效刺激，故临床上常用于慢性病，尤其是免疫相关性疾病、代谢性疾病、疼痛的治疗；少用于急性病，如发热性疾病。此外，血小板减少及出血倾向、肿瘤等亦不适宜。在实施埋线时，应尽量避免短时间内在同一位置、同一穴位进行埋线操作，埋线治疗间隔时间至少为10天；埋线的量可通过羊肠线的粗细、长短来调整，根据病情及穴位位置选择不同型号，线一般为"2-0"或"3-0"号的细线，长度也控制在1~1.5cm。此外，埋线效应与埋线的深度层次也有密切关系，如研究埋线减肥时不同层次埋线对疗效的影响，证实减肥埋线选择埋在脂肪层疗效最佳。

2. 综合效应 穴位埋线在操作中涉及穴位、埋线针、羊肠线及羊肠线在降解吸收过程中产生的生物学效应，这些综合的因素共同形成了埋线的治疗效应。埋线是在穴位内植入了可降解吸收的羊肠线，进入人体后形成肉芽肿，组织周围常有大量渗出液及炎性细胞，在此过程中肉芽肿面积会随炎性细胞浸润而扩大。炎性细胞中有巨噬细胞、中性粒细胞及淋巴细胞，巨噬细胞能分泌炎性因子、生长因子等物质，使得巨噬细胞及中性粒细胞具备吞噬细菌及组织碎片的能力，这些细胞破坏后释放出各种蛋白水解酶，能分解坏死组织及纤维蛋白。另外，肉芽组织中毛细血管内皮细胞亦有吞噬能力，并有强的纤维蛋白溶解作用，这些"反应"是羊肠线产生的特殊的"物理"或"化学"效应，并作用于穴位或"痛点"上，故埋线的效应是针、穴、线共同产生的综合效应。

（二）穴位埋线作用机制

穴位埋线需用针具刺入穴内，埋入羊肠线产生针刺效应，即可产生酸、胀、麻、重的感觉。由于埋线针具较毫针粗大，其刺激感应也更强烈。因外科缝线留置在穴位，占有一定空间，可对周围组织产生压力，从而刺激局部感受器而产生酸、麻、胀等针感。

羊肠线是用羊的肠衣加工制作而成，乃异种组织蛋白，埋入穴位后，可使肌肉合成代谢增高，分解代谢降低，肌蛋白、糖类合成增高，乳酸、肌酸分解代谢降低，从而提高机体的营养代谢。羊肠线被埋植于人体内，如异种组织移植，其中的抗原可使人体淋巴细胞致敏，致敏细胞即配合体液中的抗体、巨噬细胞等反过来破坏、软化、分解、液化羊肠线，使之变为多肽、氨基酸等，最后被吞噬吸收，同时产生多种淋巴因子，这些抗原刺激物对穴位产生的生物化学刺激，使局部组织产生无菌性炎症，甚至出现全身反应，从而提高人体的应激能力，促进病灶部位血管丛增加，血流量增大，使血管通透性和血液循环得到改善。此外，穴位埋线可激发人体免疫功能。有资料显示，穴位埋线对大鼠脾淋巴细胞转化功能有显著增强作用，对巨噬细胞的吞噬能力亦可显著提高，且脾虚大鼠的脾重（指数）与胸腺重量（指数）升高。因此穴位埋线疗法常用于免疫系统疾病治疗。

小 结

（1）不同的针刺手法产生的效应不同。在外周，不同手法均可对施针局部、肢体运动功能和内脏功能产生不同的影响；在中枢，不同手法可引起脑功能的不同变化，其机制可能与不同针刺手法引起的传入神经纤维类别和神经电信息编码不同及交感神经紧张度有关。

（2）针感点大多分布在深层组织，穴位下的小神经束、游离神经末梢、血管和某些包囊感受器与针感的形成密切相关，它们共同构成穴位的感受装置。此外，穴位针感点处血管壁上的自主神经和血管旁平滑肌有可能参与针感的形成。针刺不同组织产生的针感性质不同，刺激神经多引起麻感，刺激血管多引起痛感，刺激肌肉多引起酸胀感，刺激肌腱、骨膜多引起酸痛感；即便是同一组织，由于针刺手法不同，产生针感性质也可能不同。

（3）针感的产生和神经系统关系密切。针感的产生有赖于感受器及外周和中枢传入神经的完整性，得气可引起广泛的脑区激活或负激活，从而奠定了针刺得气的神经生物学基础。

（4）针感的产生和神经系统关系密切，穴位处的各种感受器是产生针感的生物学基础。针刺是通过直接刺激穴位感受装置中的神经末梢等，引起感受器的兴奋；或针刺使部分受损伤的组织释放一些化学物质，使感受器去极化，将针刺刺激转化成相应的神经冲动，即针刺信号。

（5）针感的外周传入神经主要是支配穴位的躯体感觉神经，也与自主神经有关。针感传入纤维的类别主要是中等粗细的Ⅱ、Ⅲ类纤维传递，有时Ⅳ类纤维也参与。针刺穴位的传入冲动进入脊髓后作用于脊髓背角细胞，主要经脊髓丘脑前束、脊髓丘脑侧束向上级中枢传递，针感信号经脊髓上行入脑后，必须到达丘脑，经过丘脑换神经元，最终上行到大脑皮质形成酸、麻、胀、重、痛等针感。

（6）手下感的有无和强弱与针刺部位的肌电活动程度在肌肉组织丰富的穴位处呈现规律性的关联。手下感是由针刺引起穴区肌肉收缩而形成，且主要是由梭内肌收缩而产生。经中枢整合后的神经冲动沿皮质脊髓束下行至有关节段，通过脊髓γ-传出系统随躯体神经到达相应支配穴位下的肌梭，使梭内肌收缩，并发放肌电，同时引起穴位下局部肌纤维的收缩，后者经针柄传达于捻针者指下，形成沉、紧、涩、滞等手下感。

（7）艾灸的作用要素包括灸质、灸量和灸位，是艾灸防治疾病的三大关键因素。灸质受艾的产地的影响，与艾的成分和艾灸光谱密切相关。艾灸的温度、艾炷的大小、艾灸持续时间、间隔时间、疗程等都是影响灸量大小的重要因素。不同的施灸部位对疾病的治疗效果有重要的影响。艾灸的作用机制主要是物理作用、药化作用、辐射作用、灸疮作用和综合作用。

（8）拔罐法具有吸毒排脓、促进伤口愈合、牵拉肌肉、缓解疲劳的作用，其作用机制主要是：①促进血液循环，加快新陈代谢；②兴奋神经，调整功能状态；③调节免疫，增强免疫力；④自家溶血，提高抵抗力。

（9）刺络放血法的现代研究主要涉及局部消肿止痛和防治缺血性脑卒中两个方面。通过改善局部微循环和体液循环，达到消肿止痛的目的；通过改变调节电解质和相关代谢产物，从而保护缺血脑细胞；通过调节机体神经-内分泌-免疫网络，发挥整体调节作用。

（10）穴位埋线法是利用埋入穴位的可吸收线发挥持续刺激作用来防治疾病的方法，其效应主要是通过调节机体的代谢、提高人体应激能力、改善血液循环、激发免疫功能而实现的。

复习思考题

1. 不同针刺手法会产生哪些不同的效应？
2. 简述针刺手法的作用机制。
3. 针感点的组织结构是什么？
4. 举例说明针感性质与组织结构的关系。
5. 简述针感的形成机制。
6. 简述手下感的形成机制。
7. 试述针刺得气的产生机制。
8. 简述针刺得气对脑功能磁共振成像的影响。
9. 简述艾灸的作用要素。
10. 简述艾灸的作用机制。
11. 罐斑形成机制是什么？
12. 简述刺络放血消肿止痛的作用机制。
13. 简述穴位埋线的作用机制。

（杨孝芳　张雪君　周　丹　周美启）

第四章　针灸作用的基本规律

　　针灸作用是指针灸刺激对机体生理、病理过程的影响以及这种影响在体内引起的反应。针灸作用不同于药物作用，它不是外源性物 质的补充，也不是直接作用于病原体和罹病的组织器官，而是通过针灸刺激穴位，激发或诱导体内固有的调节系统，发挥自身调节作用，提高自身抗病能力和自我康复痊愈能力，从而达到防病治病目的。现代研究表明针灸对机体的作用是多方面的，但集中反映在镇痛、调免疫促防卫和调节脏腑器官功能三个方面。针灸作用的基本方式是调节，具有整体、双向、品质、自限调节的特点。针灸效应具有时效和量效特征，受到多种因素的影响。研究针灸作用的基本规律，对于认识针灸作用的本质特征，明确针灸取效的关键要素及提高针灸临床疗效具有非常重要的意义。

　　本章将重点介绍针灸的基本作用和作用特点，针灸效应的时效、量效特征及针灸效应的影响因素，以期全面了解和掌握针灸作用的基本规律。

　　关键词：针灸作用；针灸效应；基本规律；针灸作用基本特点；整体调节；双向调节；自限调节；品质调节；针灸作用时效特征；针灸作用量效特征；针灸效应影响因素

第一节　针灸的基本作用

　　针灸是在中医理论指导下，运用针刺或艾灸等方法刺激人体的经络、穴位来疏通经络气血，调节脏腑阴阳，起到防病治病的作用。传统针灸理论认为，针灸最主要、最基本的作用为疏通经络、扶正祛邪、调和阴阳。针灸现代研究在肯定针灸效应基础上，总结出针灸作用的三个主要方面，即镇痛作用、调免疫促防卫作用和调节脏腑器官功能作用。

一、镇痛作用

　　中医理论认为，经脉气血的正常运行维持人体正常生理机能，经脉气血的盛衰逆乱阻滞则会引起经脉循行部位及相关脏腑的病理变化。"不通则痛"是对各种痛证病理机制的总概括，不"荣"也可导致疼痛，即"不荣则痛"，但"不荣则痛"的病机仍离不开"不通则痛"，两者可相互转化，在痛证的发病过程中共同发挥作用。针灸可通过刺激穴位，经络传导，将针灸刺激信息传入相应的肢体或脏腑，可使瘀阻的经络通畅而发挥其正常的生理作用，这是针灸最基本、最直接的治疗作用之一。针灸这种具有疏通经络的作用更多体现在针灸镇痛作用之上。针灸不仅可以治疗痛证，还可以预防疼痛。详见第五章第二节"针刺镇痛与针刺麻醉"。

二、调免疫促防卫作用

　　扶正祛邪是针灸治疗疾病的根本法则和手段。《内经》云"正气存内，邪不可干""邪之所凑，其气必虚"。中医理论认为，任何疾病的发生，都是在一定条件下正邪相争的具体反应。疾病的发生、发展及其转归过程，就是正气和邪气相互斗争的过程。针灸扶正祛邪功能更多表现在调免疫促防卫作用方面，具有抗炎、退热、促进病灶愈合和调整机体免疫功能的作用，能够增强机体特异性及非特异性免疫能力，提高各种免疫指标水平，还可通过神经-内分泌-免疫网络对机体的免疫系统产生双向调整作用，既能调动免疫功能，弥补其不足，又可以抑制过度的免疫反应。针灸通过改善局部器官和脏器的功能预防感染性疾病的发生，调动机体的自愈能力，从而发挥未病先防的优势；通过改善感染性疾病的主要症状，提高局部抗菌抗病毒作用而发挥已病增效的优势；通过治疗慢性复发性感染性疾病，改善脏器功能及全身免疫状态而发挥久病扶正的优势。

三、调节脏腑器官功能作用

中医针灸理论认为，疾病的发生，是阴阳的相对平衡遭到破坏，阴阳的偏盛偏衰代替了正常的阴阳消长。阴阳失调是疾病发生发展的根本原因，因此调理阴阳，使之向着协调的方向转化，恢复其相对的平衡状态，是针灸治病的最终目的。《素问·至真要大论》云："调气之方，必别阴阳……谨察阴阳所在而调之，以平为期。"针灸可在不同水平上同时对机体多个器官、系统正常或异常的功能产生影响，同时，可对向相反方向偏离的功能产生反向性的调节作用。针灸作为一种非特异性刺激，对机体的运动、神经、内分泌、免疫、循环、消化、呼吸、泌尿、生殖等系统、器官功能均能发挥双向良性调整作用，具有多方面、多环节、多水平、多途径等作用特点，且与穴位选取、刺灸方法、机能状态等要素密切相关，呈现各自的规律性。

总之，针灸对疼痛具有镇痛作用，对传染性疾病和感染性疾病具有调免疫促防卫作用，对偏盛偏衰的器官功能具有良性调整作用。针灸的上述三种作用不是孤立存在的，往往是同时并存、相互为用的，皆因疾病情况的不同而表现为不同的侧重面，呈现综合效应。三种作用的共同生理基础是，针灸可使紊乱的生理生化过程得到调整，使之朝着有利于机体生存的方向转化，使机体得以维持正常的完整性、反应性与恒定性。

第二节 针灸作用的基本特点

针灸作用是指针灸刺激对机体生理、病理过程的影响及其在体内引起的反应。针灸对机体的作用是通过调节经气，激发或诱导体内固有的调节系统，发挥或提高自身抗病能力和自我康复能力，达到防病治病目的。针灸作用不同于药物作用，它不是外源性物质的补充，也不是直接作用于病原体和罹病的组织器官，而是通过体内固有调节系统介导而产生的，这就决定了针灸作用的基本方式是调节，具有以下基本特点。

一、整体调节

针灸的整体调节包括两方面含义：一是指针灸穴位可同时对多个器官、系统功能产生影响；二是指针灸对某一器官功能的调节作用，是通过该器官所属系统甚至全身各系统功能的综合调节而实现的。针灸对机体各系统、各器官功能几乎均能发挥多环节、多水平、多途径、多靶点的综合调节作用。针灸的整体调节特点是针灸具有广泛适应证的基础。

二、双向调节

针灸的双向调节是指针灸穴位能产生兴奋或抑制双向效应。当适宜的针灸刺激作用于机体，其效应是使机体偏离正常的生理状态朝向正常生理状态发展转化，使紊乱的功能恢复正常。在机体功能状态低下时，针灸可使之增强；机体功能状态亢进时，针灸又可以使之降低。如针刺上巨虚穴既可治疗便秘，也可治疗腹泻；针刺内关穴既能使心动过速患者心率减慢，又能使心动过缓心率恢复正常。针刺对正常的生理功能一般无明显影响。针灸的这种双向性调节作用受多种因素影响，其中机体功能状态是决定性因素。

三、自限调节

针灸的自限调节包括两方面含义：一是指针灸的调节能力是有限度的，只能在机体生理调节范围内发挥作用；二是指针灸的调节能力必须依赖于有关组织结构的完整与潜在的机能储备。因为针灸治病的机制是通过激发或诱导机体内源性调节系统的功能，使失调、紊乱的生理生化过程恢复正常，而机体的自我调节能力是有一定限度的，在本质上属于生理调节，这就决定了针灸作用的自限性。如针刺麻醉中的镇痛不全，这是针刺镇痛的固有"本性"；又如对某些机能衰竭或组织结构发生不可逆损害者，或某些物质缺乏的患者，针灸就难以奏效。了解针灸调节的自限性，将有助于我们正确认识针灸的适应证，合理应用针灸疗法，提高临床疗效。针灸的自限调节特点是决定针灸疾病谱和针灸疗效优劣的基础。

四、品质调节

品质是度量调节系统调节能力大小的一个参量。针灸的品质调节是指针灸具有提高体内各调节系统品质，增强自身调节能力以维持各生理生化参量稳定的作用。针灸是通过激发或诱导机体"自稳态"系统，调动体内固有的调节潜力，提高其调节品质，从而产生整体调节、双向调节和自限调节效应，使紊乱的生理功能恢复正常。这就解释了为什么针灸对紊乱的生理功能具有双向调节作用，而对正常生理功能无明显影响这一现象。同时，针灸的品质调节也为针灸对正常机体防病保健作用提供干预策略，即使随后受到的干扰因素（致病因素）引起的机体功能紊乱偏离度显著减少。如针灸足三里穴能够调节机体免疫力、提高机体防病能力，针麻手术中的血压控制较药物麻醉维持更趋平稳，电针预处理可使脑缺血的体积明显减小等。针灸的品质调节特点是针灸防病保健的内在机制，也是中医针灸治未病的理论基础。

> **知识链接**
>
> ### 自 稳 态
>
> 正常机体主要在神经和体液的调节下，在不断变动的内外环境因素作用下能够维持各器官系统机能和代谢的正常进行，维持内环境的相对的动态稳定性，这就是自稳调节控制下的"自稳态"，或称内环境稳定。

总之，研究针灸作用的基本特点，对于把握针灸防病治病规律，合理应用针灸疗法，提高针灸临床疗效，具有非常重要的现实意义。

第三节　针灸作用的时效和量效特征

针灸作用的时效是指针灸效应的发生、发展与时间的关系；针灸作用的量效是指针灸刺激量与效应的关系。针灸效应的实现需要一定的时间，呈现一个特定的起落消长规律，此规律对于决定一次针灸施术时间、间隔时间、治疗疗程等具有重要意义。同样，针灸效应的产生也需要足够的刺激量。

一、针灸作用的时效特征

针灸作用的时效特征主要体现在：①时间因素对针灸效应的影响；②针灸效应产生的时间规律。

针灸作用产生效应的具体过程可描述为：针灸刺激，经过一个或长或短的潜伏期，针灸效应逐渐显现，并呈现上升趋势直至最高水平，在该水平维持一段时间，随后逐渐回落。通常，这种过程被分为潜伏期、上升期、高峰期和下降期，其效应与时间关系可用直角坐标图表示（图 4-1）。各期之间无绝对的界限，但各期代表着针灸效应的实质性过程。针灸效应产生的时间规律，不仅在一次针灸过程中表现出来，在多次针灸中也可呈现该起落消长的趋势。

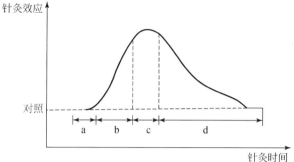

图 4-1　针灸作用的时效特征曲线
a. 潜伏期；b. 上升期；c. 高峰期；d. 下降期

（一）潜伏期

潜伏期是指从针灸刺激开始，到针灸效应开始出现之间的过程。这段时间虽无明显的针灸效应呈现出来，但针灸刺激信号在机体内积极、有序地进行传导、整合等各种复杂的活动，以调节机体的抗病能力，使之由弱到强，在量上逐渐积累，为针灸效应的显现提供能量储备。不同的器官系统对针灸刺激的反应速度不同，不同性质的病理过程也影响着针灸取效速度，所以表现在针灸效应的潜伏期上也有不同。潜伏期短者为针灸作用的速发性反应，如针刺的即时镇痛效应。这类反应很迅速，潜伏期只能以秒或分计，通常认为速发性反应与神经调节关系密切。反之，潜伏期长者为针灸作用的迟发性反应，针灸效应在针后数小时或数天后才逐渐呈现和发展至高峰。如针刺大鼠"大椎""命门"等穴，每日 1 次，肝脏网状内皮系统吞噬功能增强，约 1 周后显现，15 天才达到高峰。通常认为，迟发性反应与神经-内分泌-免疫调节密切相关。

（二）上升期

潜伏期后针灸效应上升到高峰水平，这段时间为针灸效应的上升期。从曲线上来分析，若这一段曲线斜率越高，表明在单位时间内针灸效应增值变化越大，说明在前一阶段量效积累基础上出现了一个飞跃期，使针灸效应迅速显现出来，达到高水平阶段。

（三）高峰期

高峰期是指针灸效应维持在高水平的一段时间，它反映针灸刺激信号在体内发挥了最大的调动能力。由于针灸效应反应系统和病变性质不同，高峰期维持长短也有所不同。如电针犬"肾俞"穴后，泌尿功能增强，30 分钟后即达到峰值，1 小时后开始下降，2 小时后恢复到针前水平，峰值期约数十分钟；有的高峰期可维持 1 天或数日以上，如针刺人体足三里穴后，白细胞对金黄色葡萄球菌的吞噬能力增强，约 30 分钟后开始上升，24 小时达到峰值，48 小时后开始回落。

（四）下降期

下降期是指针灸效应从高峰期后逐渐下降回落到针前水平的时间过程。产生这种下降变化的原因，主要是针灸刺激的停止。

二、针灸作用的量效特征

不同的刺激量作用于机体可产生不同的效应，称为针灸作用的量效应。目前认为，单次针灸作用的量效特征主要体现在：刺激强度、刺激持续时间及刺激强度对时间的变化率。不论何种刺激，要引起脏腑器官的反应，实现即时效应或远期效应，必须在上述三个方面达到某个最小值。通常，针灸的刺激量可用刺激参数衡量，如毫针针刺刺激量，可用与针的机械运动相关的力的方向、位移、时间、加速度等物理量的变化来衡量；艾灸刺激量，可用艾灸温度的幅值、温度升降速度、温度作用面积、艾灸壮数、每壮的持续时间、间隔时间来衡量。掌握这种量效应特征规律，对于针灸规范化和定量化具有重要意义。

针灸效应可在一次针灸过程中呈现出来，随着多次针灸的介入，其效应具有累积特点。即时效应是累积效应的基础，及时地将针灸效应蓄积起来，有利于巩固即时效应达到累积效果以提高临床疗效。针灸治病有即时效应，特别是对于一些急性发作性疾病的治疗，如落枕、急性腰扭伤、痛经、胆肾结石的急性发作等；而对于一些慢性疾病的治疗，针灸治疗更多的是体现累积效应，此时针灸疗效逐渐积累，最后发挥良好的治疗效果。针灸的累积效应因人、因病而异，受到针灸刺激量、刺激时间与间隔时间的影响。不同疾病有其发生发展的规律，机体对针灸治疗的反应也不尽相同。根据针灸效应在不同时间呈现的起落消长规律，明确不同疾病针刺持续效应消失的时间限度，当一次的刺激效应逐渐衰减时，应即时给予再次刺激，以便更好地维持和提升其临床效应。因此，制定合理针灸刺激和间隔时间，选择恰当的再次针灸治疗介入时机，对于提高针灸疗效有着重要的指导意义。

针灸效应的累积是有一定的限度的。在针灸发挥作用的效应期内，一方面，针灸刺激在体内发挥着最大的调动能力，针灸效应随着针灸时间的延长而逐渐积累，当到一定量时，针灸效应则达到高峰；另一方面，随着针灸刺激的延长，对抗针灸效应的针灸耐受也随之而产生和增强。由于针灸作用反应系统和病变性质不同，针灸效应的强度和方向不同；同时，由于不同针灸效应和个体的针灸耐受机制启动速度及强度不同，针灸耐受效应产生的时间和强度也不同。在这段时间内，两种相互拮抗的效应互相作用，针灸效应将开始减弱，这就决定了效应期有一定的持续时间。了解针灸效应的时间规律，对于合理制定临床治疗方案具有非常重要的现实意义。

第四节 针灸效应的影响因素

针灸效应受到各种因素的影响，概括起来说，主要有机能状态、穴位因素、刺激因素、时间因素等。

一、机能状态

机能状态是影响针灸效应的重要内在因素，主要表现为机体不同的心理特征、生理特征及病理状态对针灸刺激反应敏感性和效应方向的不同。

（一）个体心理特征

研究表明，明显影响针灸效应的个体心理特征有情绪、人格、暗示等。

1. 情绪 是人对客观事物所持的态度在心理中所产生的体验和伴随的心身变化。不同的情绪会影响疾病状态及治疗效果。积极、乐观、愉快的情绪，可以抑制创伤引起的疼痛或者削弱这种疼痛的强度；消极、恐惧、焦虑的情绪，可增加创伤疼痛刺激的强度。情绪对针刺效应的影响主要表现在血压、脉搏、呼吸等多项生理指标方面。镇静的情绪能够协同促进针刺对上述生理指标的调节作用，提高针麻效果，而紧张的情绪则可削弱针刺的调节作用，降低针麻效果。

2. 人格 神经心理因素在针灸作用过程中起到一定的作用，对得气产生一定的影响。从患者性格角度看，乐群性、聪慧性、兴奋性、敢为性、独立性人群较为容易得气；从患者精神状态看，注意力集中、针灸信任度高的人群较为容易得气。

3. 暗示 施术者的暗示、期待、诊断及治疗环境等间接影响着患者的心理状态，这种安慰剂效应是针灸效应的重要组成部分。有研究表明，针刺膻中、涌泉配合心理暗示治疗癔症性失语，较单纯针刺疗效更佳，提示心理暗示对针刺疗效有一定的影响。还有研究表明，针灸改善颈型颈椎病疼痛症状的疗效明显，心理暗示在改善患者的不良情绪上发挥一定作用，但对整体疗效影响不明显。

值得一提的是，在心理因素对针灸效应影响的认识上，必须纠正两种片面的看法：一是认为针灸疗效主要是心理作用，这已被大量临床事实和动物实验研究结果所否定；另一种则认为在针灸治病中，心理因素是无足轻重的，因而不注重控制患者情绪和调动患者积极性，同样也是不正确的。心理状态与生理功能有着密切的联系，所以心理因素是影响针灸效应的一个重要因素，但不是决定性因素。正确认识心理因素对针灸效应的影响，并加以适当的控制和利用，无疑对于提高针灸疗效有所裨益。

（二）个体生理特征

个体生理特征即个体差异，与个人年龄、性别、体质、种族等具有密切的关系，它决定了在接受针灸刺激时，不同个体对针灸的反应也有所不同。

1. 不同个体循经感传的差异 针灸得气、循经感传、气至病所，是针灸取得疗效的三大关键环节。在循经感传环节上，个体差异表现得尤为突出。研究表明，人群中显性感传出现率仅为20%左右，且其中显著程度有较大的个体差异。

2. 不同个体针刺镇痛效果的差异 有研究者对168例大鼠用100Hz电针进行30分钟的电刺激，按痛阈升高百分数分组，应用聚类分析法处理，分出电针镇痛高效大鼠（78只）与低效大鼠（90只），其中53只大鼠在相隔24～48小时后，再电针1次，针效的优劣有较好的重复性。进一步研究发现，针效优劣与其中枢释放CCK-8的量有关。低效鼠CCK-8神经元对电针反应快，释放量大；而高效鼠CCK-8神经元对电针反应慢，释放量小。

3. 不同个体针麻效果的差异 有研究者对15例双侧青光眼患者先后两次进行虹膜嵌顿术，将影响针麻效果的各种因素进行同体对照观察，发现个体差异对针麻效果影响大于穴位和刺激方法的作用（表4-1）。针麻效果术前预测研究表明，凡耐痛阈高的、皮肤对电刺激敏感性较差的及对针刺耐受性强的个体，针麻镇痛效果均较好。

表4-1 不同类型受试者针麻效果比较

个体生理特点类型	针麻效果
交感与副交感神经均不敏感型	针麻优良率37.0%
副交感神经敏感型	针麻优良率28.6%
交感神经敏感型	针麻优良率16.0%
混合敏感型	针麻优良率9.0%

（三）机体病理状态

1. 靶器官病理状态 同一靶器官在不同病理状态下，可呈现不同的针灸效应。对于亢进的机能状态，针刺呈现的是抑制效应；而对于低下的机能状态，则呈现兴奋效应，表现为双向性良性调节效应。分别给予健康成人注射抑制中枢神经的溴化钠和兴奋中枢神经的咖啡因，结果发现，前者的

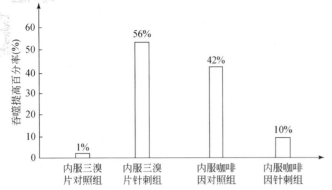

白细胞吞噬能力下降，后者则上升，针刺内关穴后前者上升而后者下降。分别给予健康人服用三溴片及咖啡因以改变其中枢神经系统的功能状态，使机体固有的网状内皮系统吞噬能力有所升降后，再针刺内关穴，观察其对网状内皮细胞吞噬能力的影响，对吞噬能力增高者，针刺使之下降；而对吞噬能力降低者，针刺可使之上升（图4-2）。

图4-2 中枢神经功能变化时针刺对网状内皮细胞吞噬功能影响示意图

2. 机体整体病理状态 有研究表明，针灸效应还与中医证型关系密切（表4-2）。

表4-2 不同证型的针灸效应差异

疾病或针麻术	针灸方法	针灸效应
支气管哮喘	针灸	表证有效率为90%，里证有效率为25%
高血压	电针	阳虚型血压下降较多，阴虚型血压下降较少
遗尿症	耳压疗法	肺脾气虚型疗效优于下焦虚寒型
青光眼手术	针麻	虚寒型效果最好，虚热型次之，实热型最差
子宫全切术	针麻	肾阳虚型患者效果优于肾阴虚型
胃大部切除术	针麻	脾胃虚寒型胃溃疡患者效果优于肝气犯胃型
甲状腺手术	针麻	阳虚型效果优于阴虚型

二、穴位因素

穴位是针灸的作用点，也是影响针灸效应的重要因素，主要表现在穴位与非穴位之间、不同穴位之间、穴位不同状态以及穴位之间的协同和拮抗作用等方面。

（一）穴位与非穴位的针灸效应差异

针灸穴位一般具有较好的治疗作用，而针刺非经非穴一般治疗作用不明显或作用很小。研究表明，针刺穴位在改善失眠患者睡眠质量及日间活动障碍方面优于针刺非穴位，且能够减少失眠患者复发率。针灸穴位对白细胞功能、膀胱内压、抑郁症作用明显，针灸非穴位大多作用不明显或无作用。运用脑 fMRI 技术研究发现，针刺太冲穴和太冲旁非穴位，激活脑区的部位、范围及其程度存在差异。采用辐射热激束激光兔鼻部引起甩头反应作为痛反应的时间阈值，手法捻针针刺合谷穴和非穴位，结果发现针刺动物"合谷"穴与非穴位有明显不同的镇痛效应（图4-3）。

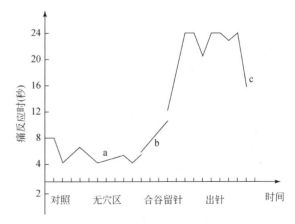

图4-3 针刺合谷穴和非穴位反应时间均数曲线图
a. 针刺非穴位；b. 针刺合谷；c. 出针

（二）不同穴位的针灸效应差异

每个穴位都有自己相对敏感的"靶"器官系统。刺激某一穴位通常对它的"靶"器官系统发生较明显影响。一般来说，针灸效应与其所属经脉的络属规律有一定对应关系，本经穴位对其所属脏腑器官的影响较他经穴位明显，即所谓"经脉所过，主治所及"。如电针"内关""神门"和"支正"穴可显著改善急性心肌缺血家兔的心功能，且"内关"和"神门"的效应更为明显，而电针"太渊"和"三阴交"穴对心功能的改善无明显作用，表明穴位作用具有相对的特异性。此外，对同一"靶"器官系统，不同的穴位，其作用效应可能是不同的，甚至是相反的。如电针"三阴交"和"合谷"穴均可兴奋子宫平滑肌的电活动，"三阴交"穴作用更强，而电针"内关"穴则抑制子宫平滑肌的电活动，说明不同穴位作用不仅具有相对的特异性，而且会出现相反的作用方向。

（三）穴位不同状态的针灸效应差异

有研究者将穴位和功能状态联系起来进行研究，认为穴位是动态的，随着相应内脏功能状态的变化而改变"开/合"状态和功能强弱。在疾病状态下，某些穴位从正常状态的"静息"态转变为"激活"态，出现敏化现象。这种敏化可能是穴位处热敏、痛敏、压敏等感觉变化，也可能是穴位处丘疹、凹陷及结节状或条索状物等形态特征表现。随着疾病的痊愈，这种敏化现象减弱乃至消失。穴位的本质属性之一是具有功能状态之别。穴位与非穴位正是由于其功能状态的差别，实现了其反映疾病及主治疾病的两大功能。选择"敏化态"的穴位进行针灸治疗能实现"小刺激大反应"，激发经气、气至病所，从而提高临床疗效。有学者根据艾灸治疗时有无热敏灸感、出现热敏灸感的次数来确定穴位的热敏状态，观察热敏灸治疗椎动脉型颈椎病的疗效，探讨灸感与灸效的关系。采用神庭和大椎穴温和灸，每次治疗 50 分钟，每天 1 次，连续治疗 7 天，结果表明热敏灸和非热敏灸治疗均有疗效，但热敏灸在总分项、眩晕项、颈肩痛项评分方面明显优于非热敏灸，穴位的热敏状态与疗效密切相关，说明穴位状态是针灸效应的关键因素之一。

（四）穴位之间的协同和拮抗作用

穴位协同作用是指穴位配伍后，其效应优于单个穴位效应。穴位的拮抗作用是指穴位配伍后，其效应低于单个穴位效应，或原有作用消失甚或相反。古代医籍中大量的配穴原则与针灸处方都是从协同作用角度来立意的，如原络配穴、俞募配穴、八脉交会穴的配伍，等等，至今仍有效指导着针灸临床实践。大量穴位配伍的临床和实验研究均表明穴位配伍能产生协同效应。如运用脑 fMRI 技术研究发现，单独针刺合谷、太冲和针刺双穴配伍，激活脑区的部位、范围及其程度存在差异，这可能是"四关穴"协同作用的机制。"足三里"配"中脘"对胃黏膜损伤的修复作用明显优于"足三里""中脘"两穴的单独使用。也有一些研究资料表明，穴位配伍存在拮抗作用，如单取"素髎"或"关元"穴均有促进新城疫病毒（NDV）诱生小鼠干扰素的作用，但两穴配合，则呈现拮抗效应，其诱生的干扰素效价明显低于两穴的单独使用。因此，合理有效地运用穴位配伍原则，可以起到协同增效的治疗作用，如果运用不当，则可能产生穴位之间的拮抗作用，从而影响治疗效果。值得一提的是，在研究穴位之间的协同和拮抗作用时，应充分考虑配伍穴位中的单个穴位的适宜刺激和最佳刺激量。

三、刺激因素

针灸的刺激因素包括刺激方法、刺激工具、刺激参数等，也是影响针灸效应的关键因素之一。

（一）刺激方法

针灸常用操作方法包括针刺、艾灸、拔罐、穴位埋线、穴位注射等。即使选取同样的穴位，当给予不同的刺激方法时，其产生的治疗效应也具有差异。《黄帝内经》说"针所不为，灸之所宜"，说明针灸治疗方法不同，产生的治疗效果有别。随着现代科学技术迅速发展和先进的电子技术引入到针灸领域，许多新的针灸方法形成，如电针疗法、穴位注射疗法、微波疗法、激光穴位照射疗法、穴位磁疗法和仿灸疗法等。在针灸治疗中，不同的施术方法对穴位刺激所产生的能量形式不同，如针刺的机械能、电针的电能、艾灸的热能等；针灸效应也不完全相同，例如，电针、放血、穴位注射对关节炎大鼠的关节局部肿胀度均有明显改善作用，其中以电针、穴位注射的改善作用最为明显。

（二）刺激工具

针灸治疗疾病离不开针灸器具。从古老的砭石、骨针、陶针、金属针逐步发展到今天的一次性无菌针灸针，从艾炷到"太乙神针"再发展至现代针灸治疗仪，针灸器具发生了许多重大的革新与进步。针灸治疗疾病的疗效与针具的选择有很大关系，针具的选择与疾病所在层次、疾病分期及患者耐受度有密切的联系。有研究认为，一般疾病所在层次表浅尚在初期，多选用毫针从局部浅针刺或针刺经脉穴位调理人体气血，从而达到治疗疾病的目的；疾病层次较深、局部有结节、条索等病理形成时，多根据疾病的不同部位采用不同针具，如膝肘关节多用长圆针，腰骶部用针刀、刃针、长圆针，屈指肌腱狭窄性腱鞘炎用长圆针，寒痹用银质针，等等。也有研究表明，即使是用毫针刺激，毫针的材质不同，循经感传的出现率也不同；毫针的直径不同，效应也存在差异。临床研究表明，依据穴位的敏感类型选择适当的施术工具能够得到更佳的疗效。如对压力敏感的力敏穴位选择针刺治疗，对热敏感的热敏穴位选择灸法治疗。深入探索穴位不同敏化类型与适宜刺激的匹配规律，合理选择不同的施术工具，对于进一步提高针灸临床疗效具有非常重要的现实意义。

（三）刺激参数

针灸作为一种物理刺激疗法，其疗效必然与它的刺激量密切相关。针灸刺激量可用刺激参数来描述。不同的针灸刺激参数刺激穴位后，多种感受器接受不同刺激而引起多类不同的传入冲动，从而产生不同的效应。不同针刺刺激参数、艾灸刺激参数所产生的效应不同。

从力学角度来看，毫针针刺是一种机械运动，它对机体的有效刺激是作用于穴位感受器的机械力。毫针针刺的刺激参数，主要是与针的机械运动相关的力的方向、位移、时间、加速度等物理量变化有关。运用不同强度的手法刺激穴位，对机体产生的影响也不同。

艾灸刺激量是指施行艾灸时能到达的热度水平，即进行治疗时灸材在施灸处所产生的刺激大小。影响艾灸刺激量的因素包括艾灸温热性刺激和艾灸药性两方面，其中艾灸的温热性刺激受到温度的幅值、温度升降速度、温度作用面积、艾灸壮数、每壮持续时间和间隔时间的影响。

现以不同电针刺激参数产生的针灸效应为例加以重点介绍。电针是在针刺得气的基础上，通过毫针在穴位上接通适宜的电流以刺激穴位，防治疾病的一种疗法。脉冲电针刺激参数包括波形、波幅（刺激强度）、波宽、频率和持续时间等，不同的电针刺激参数及不同的参数组合具有不同的生物效应和作用特点。

1. 不同电针刺激强度的效应差异　在脉冲电针中，脉冲幅度意味着电针的刺激强度。在治疗过程中，当电针仪的输出旋钮处于最大位置时，表示电针仪自身的最大输出刺激量，主要说明输出能力。作用于机体的实际刺激量取决于机体两点间的等效电阻及电针仪输出旋钮的位置，可用脉冲电流表示。不同的电针刺激强度会产生不同的电针效应。有研究表明，低频中等强度的电针刺激人中、内关、百会及风府等穴能够有效抑制脑缺血。采用始终保持最大量电流强度的电针治疗原发性三叉神经痛能够取得较好的疗效。用 2.7mA 强度连续波电针双侧曲池、太冲穴治疗肝阳上亢型和风痰上扰型高血压的降压效果明显优于 3.7mA 强度连续波的电针效果。需要强调的是，在实际临床研究时，电针强度多以受针者"可耐受强度"的主观感觉表示，以"肢体轻度抖动"或"肌肉轻微抖动"作为刺激强度的标准。电针治疗疾病所需的刺激强度，一般以受针者最大可耐受为度，过弱效果不佳，过强受针者不能耐受，也不利于针灸效应的提高。

2. 不同电针刺激频率的效应差异

（1）不同电针频率的效应差异：临床研究表明，2Hz、50Hz 与 100Hz 频率电针治疗均能明显改善缺血性脑卒中后肩手综合征 I 期患者肩部疼痛、手部肿胀、患侧上肢运动功能，但相对于 50Hz 与 100Hz 频率，2Hz 频率电针治疗该病是最优的电针参数选择。采用高频（频率取最大刻度）电针治疗面肌痉挛取得良效，认为高频连续波主要是通过激活高级中枢而对异常兴奋的面肌纤维产生较好的抑制性作用。实验研究证实，电针重复刺激大鼠"百会"穴可诱导脑缺血耐受，2Hz 疏波、15～30Hz 密波的疏密波电针刺激所诱导的脑缺血耐受效应最好；用 2～15Hz 频率的疏密波电针重复刺激大鼠"百会"穴能够明显诱导脑组织产生缺血耐受，而 100Hz 的频率刺激则无此种作用。有研究发现，2Hz 低频电针可促进脑啡肽释放，100Hz 高频电针主要使强啡肽释放，2Hz 与 100Hz 交替的疏密波电针可同时释放脑啡肽和强啡肽。

（2）不同频率组合的效应差异：临床常用的脉冲电针一般可输出三类频率，即连续波、疏密波和断续波。

1）连续波：多数脉冲电针仪输出的连续波的频率为 0.3～1000Hz，频率低于 16Hz 的连续波称为疏波，高于 17Hz 的连续波称为密波。一般连续波对恢复机体疲劳效果较好，但机体容易耐受或适应。疏波可引起肌肉舒缩，产生较强的震颤感，提高肌肉韧带的张力，调节血管的舒缩功能，改善血液循环，促进神经肌肉功能的恢复，对感觉和运动神经的抑制发生较迟，对神经肌肉瘫痪性疾病有良好的效果，常用于治疗痿证及各种肌肉、关节、韧带、肌腱的损伤等。密波用于手术切口旁，可产生较好的局部止痛效果，对切皮镇痛效果较好，常用于止痛、镇静、缓解肌肉和血管痉挛及针刺麻醉等。

2）疏密波：是疏波和密波轮流输出的组合波，疏密交替持续的时间各约 1.5 秒。因组织不易出现适应性反应而常被选用。疏密交替出现的电流，能够引起肌肉有节奏的舒缩，改善微循环，促进代谢废物从局部运出，消除炎性水肿，调节组织的营养，对一些软组织损伤、腰背筋膜劳损以及一些神经肌肉麻痹等疾病有一定的疗效，常用于疼痛、扭挫伤、关节周围炎、坐骨神经痛、面瘫、肌无力、局部冻伤等。

3）断续波：是有节律地时断、时续自动出现的一种组合波，机体不易产生耐受或适应。交替输出的这种脉冲电流对人体有强烈的震颤感，特别是密波形成的断续波其动力作用颇强，能提高肌肉组织的兴奋性，对横纹肌有良好的刺激收缩作用，对脑血管意外、乙型脑炎、小儿麻痹症等出现的后遗症和一些周围神经病变引起的肌肉萎缩性疾病有较好的效果，也可用于电体操训练。

电针刺激与手法运针是有区别的，且各有其优缺点。电针是依赖电流的作用来刺激穴位及组织，以麻为主，主要经 II 类为主的粗纤维传入中枢，经过一系列的调节，使人体的神经、血管、肌肉兴奋或抑制，从而改变功能平衡，达到消炎止痛、活血解痉等功效；而手法运针是借助提插、捻转等机械动作刺激穴位及组织，根据机体的寒热与虚实、正气与邪气盛衰的情况进行施治，经捻转、提插等手法，受针者产生酸、麻、重、胀等感觉，主要经 III 类为主的细纤维传入中枢，进而整合转化为治疗效应。电针刺激具有参数稳定可人为控制，兴奋组织且作用强，临床应用重复性好又方便省力等优势，不足的是机体容易适应或耐受，长时间应用效应降低，外加电场干扰人体的生物电场，有的效果未能确定；而手法运针历史悠久，经验丰富，临床运针手法可因人、因时、因地灵活掌握，不易被机体所适应，但操作可重复性差。因此，根据不同病情和治疗目的，合理选择适宜的刺激方法是非常有必要的。

四、时间因素

时间因素也是影响针灸效应的关键因素之一。研究时间因素对于优化针灸时间方案，适时针灸，具有重要的针灸临床参考价值。

（一）机体节律与针灸效应

机体所有系统的功能状态都随时间呈节律性变化。在生命系统中，任何一种周期性变化过程均呈正弦形式，并且具有振荡周期、相位、振幅和平均水平。其中振荡周期与结构水平有关，相位与各成分同步相关，振幅的变化是由调节机制的活性决定的。人体生命功能所表现的周期性变化是在进化过程中形成的，是生存所必需的适应形式之一，以遗传为基础，受基因、细胞和中枢神经等调控。

以时间生物学观点指导针灸学的科学研究和医疗实践具有重要意义。因为任何病理变化都伴随相应系统器官节律的变化；机体所有的组织结构水平、功能的节律（时间协调）失常多出现在物质代谢障碍之前。此外，在不同时间机体组织器官对针灸刺激的敏感性有显著差异，故针灸效应可利用与生物节律的同步以发挥调节作用，即选择合理作用时机以提高针灸治疗效果。

1. 生理节律和病理节律 生物体内的各种生理功能活动表现为具有各种不同振幅、一定相位的周期变化的节律过程，在时间性的协调中实现各种生理系统严格有序地参与适应过程，即实现机体各系统器官功能和状态一定的时间变化规律。如近似昼夜节律、近似月节律、近似年节律等。病理节律是指机体发生疾病时生理功能紊乱呈现的节律，表现为生理节律紊乱、疾病发作及病情变化的节律性。

2. 机体节律与针灸效应 在不同时间节律位相点上，其机能状态不同，对针灸刺激的敏感性就会不同，于是产生的针灸效应也就有差异。在针灸治疗过程中，需正确认识人体功能的节律性，择时针灸，选择最佳针灸时机，以提高针灸疗效。

（1）择时针灸的效应差异：择时针灸是依据中医气血流注盛衰的规律，选择一定时刻进行针灸的方法。古代医家以针灸治疗时间为切入点，形成了以气血流注、子午流注等为理论基础的古典择时针灸法，如纳甲法、纳子法、灵龟八法、飞腾八法等。现代时间针灸学结合生理节律，挖掘古典择时针灸方法的内涵，建立以不同时辰针灸效应差异为核心的临床治疗和实验研究体系，研究择时针灸随着机体生理病理节律变化产生的不同效应（表 4-3）。

表 4-3 不同时辰的针灸效应差异

观察指标	观察对象	针刺时辰	针灸效应
胰淀粉酶分泌功能	正常大鼠	亥时（正常节律的峰值）	促进胰淀粉酶的分泌功能，电针后 0～30 分钟、30～60 分钟的效应尤为明显
		午时（正常节律的谷值）	对胰淀粉酶分泌功能无明显影响
血浆 TXB_2 和 6-酮- PGF_{1a} 含量	缺血性中风患者	辰时	显著降低血浆 TXB_2 水平，且使 6-酮-PGF_{1a} 水平略有升高，提示辰时针刺能有效抑制脑缺血时体内血小板的激活，降低血清过氧化脂质含量
		戌时	无明显作用
T 淋巴细胞转化率和红细胞 C3b 受体花环率	脾阳虚家兔模型	巳时	优于自愈组，巳时最佳
		申时	优于自愈组，申时次之
		亥时	优于自愈组，亥时又次之

（2）针灸介入时机的效应差异：针灸介入时机主要是指在疾病发生发展的病理阶段针灸治疗的介入时机。针灸介入时机不同，针灸效应也不同。脑卒中患者在生命体征平稳且不影响临床救治的前提下，尽可能早地进行针灸康复治疗。大量文献资料提出，中风偏瘫康复水平的提高与针刺时机有关。早期介入针刺治疗，对缺血性和出血性中风，都能够有效地保护脑细胞，调节脑部供血。中

风引起的肢体运动功能障碍与针刺的治疗时机也密切相关，针刺介入时机越早，疗效越好。针刺治疗周围性面瘫的疗效肯定，目前证据支持在面瘫早期进行针刺介入治疗，常选用电针、头针、传统针刺等疗法。

（二）施治时间与针灸效应

针灸效应发生、发展的时间过程显示针灸效应经过一定时间后将发生回降，并且机体对针灸刺激的敏感性也会随时间推移而发生变化，确定适当的针灸持续时间、间隔时间及治疗疗程等，对保证针灸效应的有效积累具有重要意义。

1. 针灸持续时间　针灸持续时间是指一次针灸施术所需的时间。针灸作用过程的时间效应曲线提示，从开始针灸到显现针灸效应之间，需要有一个刺激量和针效的积累过程，针灸持续时间太短，不会出现明显的效应，但针灸持续时间过长有时也不会获得更好的疗效。目前关于一次针灸施术时间没有统一的规定，比较普遍认同的针刺留针时间为 20～30 分钟，临床中应当根据患者病证、病情的不同，以及个体差异、心理因素等确定每次针灸施术的时间长短。

2. 针灸间隔时间　临床很多病证不是一次治疗就能治愈的，而是需要进行多次重复治疗。每次针灸治疗间隔的时间不同，针灸的效应也不同。因为一次维持针灸效应的作用时间是有限度的，超过一定的时间限度针灸效应便会逐渐消失，临床中必须合理规定针灸间隔时间，才能使针灸效应得到有效的蓄积，达到最佳治疗效果。疾病种类、疾病性质、病程长短、患者体质等都会影响针灸间隔时间。一般来说，急性病、实证需缩短间隔时间，增加针灸次数，可每日 2～4 次；慢性病、虚证可适当延长间隔时间，隔日 1 次，或每周 2～3 次即可。

3. 疗程长短　多数疾病尤其是慢性病，需要一段时间的多次重复针灸治疗，以积累和维持针灸效应，逐渐修复病变。不同疾病所需疗程长短不一。如针刺治疗少精症、甲亢等，一般需要数月的治疗时间。在多次重复针灸治疗过程中，一方面针灸效应在不断积累和持续维持，一方面针刺耐受效应也开始产生。为了获得最佳的疗效积累和维持，又为避免产生针刺耐受，在临床上合理确定每个疗程长短和疗程间隔是十分必要的。

4. 穴位干预次序　穴位干预次序是针刺治疗中影响疗效的重要时间因素。《灵枢·周痹》云："痛从上下者，先刺其下以过之，后刺其上以脱之，痛从下上者，先刺其上以过之，后刺其下以脱之。"指出疼痛从上向下发展的，先针刺疼痛部位之下使邪气不再下传，再针刺其上部疼痛的部位以祛除病邪，反之亦然。有临床资料显示，先取下肢穴位再取上肢穴位的由下至上针刺治疗肩周炎治愈率优于先取上肢穴位再取下肢穴位的由上至下针刺。《普济方》云："治产生理不顺，或横或逆，胞死腹中，胞衣不下，穴太冲，针八分，补百会，次补合谷，次泻三阴交。立时分解，决验如神。"实验研究也得到证实，电针"合谷""三阴交"不同的次序对晚孕大鼠子宫收缩活动的影响不尽相同，先"合谷"后"三阴交"的针刺可起到引产催产作用，而同时选用"合谷""三阴交"穴则引产催产作用彼此间相互抑制，反而不利于促分娩。这些穴位干预次序与针灸效应关系的研究，将有助于规范针灸处方，丰富针灸时效特征内涵。

> **小　结**
>
> （1）针灸具有疏通经络、扶正祛邪、调和阴阳的作用。现代研究认为，针灸具有镇痛作用、调免疫促防卫作用和调节脏腑器官功能的作用；针灸作用的基本方式是调节，具有整体、双向、自限、品质调节的特点。
>
> （2）针灸作用具有时效和量效特征。针灸效应发生过程在时间上呈现特定的起落消长规律。针灸作用的时间过程可分为潜伏期、上升期、高峰期和下降期。潜伏期是指从针灸刺激开始，

到针灸效应开始出现的这段时间；上升期是指从潜伏期后，针灸效应上升到高峰水平时的这段时间；高峰期是指针灸效应维持在高水平的一段时间，它反映了针灸刺激信号在体内发挥了最大的调动能力；下降期指针灸效应从高峰期后回落到针前水平的时间过程。针刺累积效应主要受到针灸刺激量、刺激时间和间隔时间的影响。

（3）针灸效应受到各种因素的影响，主要包括机体的机能状态、穴位因素、刺激因素、时间因素等。机能状态是影响针灸效应的内在因素，这种影响表现在个体心理特征、个体生理特征、机体病理状态对针灸刺激的反应敏感性和效应不同。穴位因素主要指穴位与非穴位、不同穴位、穴位不同状态及穴位之间的协同和拮抗作用在调节组织器官功能作用范围和强度上存在的效应差异。针灸作为一种物理刺激疗法，其效应与刺激方法、刺激工具和刺激量密切相关。时间因素也是影响针灸效应的关键因素，择时针灸介入时机、针灸持续时间和间隔时间、疗程长短、穴位干预次序等因素均影响针灸效应。

复习思考题

1. 针灸的基本作用有哪些？
2. 针灸作用的基本特点是什么？应如何理解？
3. 针灸作用的时效特征有哪些？
4. 针灸作用的量效特征有哪些？
5. 如何理解针灸的累积效应？
6. 影响针灸效应的因素有哪些？
7. 如何认识心理因素在针灸治疗疾病中的作用？
8. 简述电针刺激参数与针灸效应之间的关系。
9. 简述电针刺激与手法运针的优缺点。
10. 简述时间因素与针灸效应之间的关系。

（严兴科 卢圣锋 卢 岩 赵 雪 周美启）

第五章　针灸作用机制

　　针灸具有镇痛、调免疫促防卫和调节脏腑器官功能的作用。针灸不仅可以缓解或消除已有的疼痛，还可以调高机体的痛阈以进行各种手术；针灸可以抗炎、退热、影响免疫反应，促进机体防卫免疫功能；针灸对机体的运动、神经、内分泌、免疫、循环、消化、呼吸、泌尿、生殖等系统、器官功能均能发挥双向良性调整作用，治疗内、外、妇、儿、五官各科常见病、多发病及疑难杂症。然而这些针灸作用的基本方式，在本质上是一致的，都属于调节，离不开神经、内分泌、免疫系统三者之间的相互作用，共同介导物质产生调控，这就决定了神经调节、神经-内分泌调节、神经-内分泌-免疫网络调节是针灸作用的基本途径。

　　本章重点介绍针灸作用途径、针刺镇痛与针刺麻醉，以及针灸治疗疾病机制和针灸治未病机制，以期全面了解和掌握针灸对机体多方位、多环节、多水平、多途径调节作用的科学基础。在学习时，应在整体掌握其"共性"作用的基础上，针对不同系统、不同病证，把握其"个性"特征，举一反三，知常达变，灵活运用。

　　关键词：针灸作用途径；针刺镇痛；针刺麻醉；针灸治疗疾病机制；针灸治未病机制

第一节　针灸作用的基本途径

　　针灸作用的基本途径主要是通过神经、内分泌和免疫系统调控来实现的，这三大系统是一个有着广泛的内在联系的有机整体，它们共同组成以神经-内分泌-免疫网络为基础的针灸作用途径。针灸可以通过神经-内分泌系统调控免疫系统的功能，也可以通过免疫系统反馈作用于神经-内分泌系统，神经-内分泌系统和免疫系统的细胞表面都有相关受体接受对方传来的各种信息，这种双向的复杂作用使系统之间得以相互交通和调节，体现了针灸作用的整体性和双向性。

一、针灸作用的神经调节

　　神经系统是机体最重要的调节系统，在维持机体内环境稳定，保持机体统一性的协调平衡中起着主导作用，其功能活动的基本方式是反射，基本过程是来自感受器的传入冲动通过传入神经传至反射中枢，反射中枢对传入信息进行整合分析和处理后发出指令（兴奋或抑制），通过传出神经到达靶器官，对靶器官的功能发挥调节作用。针灸可直接或间接作用于神经系统，调节神经系统功能活动，使失衡紊乱的机体功能恢复正常。针灸对神经系统功能的调节是实现针灸防治疾病的重要作用途径之一。

（一）传入途径

　　周围神经系统包括脊神经根组成的脊神经和脑干腹外侧核发出的脑神经，但不包括嗅神经和视神经，后者是中枢神经系统的特殊延伸。针灸刺激穴位时，周围神经的传入纤维可以传导针感信号到中枢神经。有资料显示，针灸上肢桡侧的穴位信号由 $C_{5\sim7}$ 颈神经传导，前臂及手尺侧的穴位信号由 C_8 颈神经及 T_1 胸神经传导，股前的穴位信号由 $L_{1\sim3}$ 腰神经传导，小腿前面的穴位信号由 $L_{4\sim5}$

腰神经传导,小腿后及股后的穴位信号由 $S_{1~2}$ 骶神经传导,肛周及鞍区穴位信号由 $S_{4~5}$ 骶神经传导,头皮前部、面部的穴位信号由三叉神经传导。

目前研究较为成熟的是足三里、内关、水沟、合谷等穴位的传入神经。足三里穴的传入神经主要是支配该区的腓神经和股动脉壁的自主神经,内关穴的传入途径与正中神经、臂丛和血管壁的交感神经纤维有关,而水沟穴的传入神经是三叉神经的分支眶下神经,合谷穴的传入神经主要与尺神经和正中神经有关。

(二)中枢途径

1. 中枢神经系统在针灸效应中的作用 中枢神经系统的各级水平(包括脊髓、脑干、间脑、大脑皮质)及其分泌的神经活性物质对针灸效应有着极大的影响。针灸可以通过中枢神经系统各级水平调节机体机能,从而防治疾病。

(1)脊髓:脊髓是针灸刺激传递信号到大脑皮质路径中在中枢神经经历的第一站。由于脊髓是上、下行传导通路的中继站,因而针感信号的传导与脊髓结构和功能上的完整性密切相关。此外,脊髓具有独特的功能即脊髓反射,分为躯体反射和内脏反射,后者包括躯体-内脏反射、内脏-内脏反射和内脏-躯体反射,针灸可以通过脊髓反射途径直接调节机体的功能状态。

(2)脑干:脑干上连间脑,下连脊髓,包括中脑、脑桥和延髓。内部结构主要有神经核、上下行传导束和网状结构。针灸对头面部穴位的刺激信号主要通过三叉神经脊髓核和感觉主核发出的纤维交叉到对侧三叉丘脑束上行,到达丘脑腹后内侧核。针灸效应的发挥有赖于脑干网状结构中的神经调节中枢,如心血管运动中枢、血压反射中枢、呼吸中枢及呕吐中枢。

(3)间脑:间脑位于两侧大脑半球之间,是脑干与大脑半球的中继站,包括丘脑、上丘脑、下丘脑和底丘脑四部分。丘脑腹后外侧核群和腹后内侧核群发出的神经纤维形成丘脑皮质束上行到大脑皮质中央后回,针感信号在间脑的上传主要是通过这一途径。下丘脑是内脏活动和内分泌活动的皮质下中枢,下丘脑的某些细胞既是神经细胞又是内分泌细胞,与针灸的神经-内分泌途径密切相关。下丘脑的后区和前区分别是交感神经与副交感神经的高级中枢,损害时可出现血压不稳、心率改变、多汗、腺体分泌障碍及胃肠功能失调。下丘脑前区是针刺内关穴调整心脏功能的重要中枢,下丘脑后区则在针刺膀胱俞穴引起膀胱收缩的效应中起重要作用。

(4)大脑皮质:大脑皮质是调节躯体感觉和运动的最高级中枢。大脑中央后回躯体感觉区是针感信号上行途径的终点。针刺家兔、犬、猫和大鼠"足三里""手三里""水沟""素髎"穴,可使它们白细胞总数增高、胃液分泌增加、大肠蠕动增强,在急救失血性休克时可使动物的呼吸加深、心跳加强、血压迅速升高。当动物麻醉后,上述针刺效应大为减弱,以至消失。且麻醉深浅程度不同,针刺效应亦不同。切除两侧大脑皮质,以及切除额叶皮质,均能影响针刺效应的作用,表明大脑皮质是针刺效应出现的关键环节之一。

2. 中枢神经活性物质在针灸效应中的作用 针灸对机体功能的调节作用与多种神经活性物质的变化有关。

(1)经典神经递质:经典神经递质包括 5-HT、去甲肾上腺素(noradrenaline,NE)、乙酰胆碱(acetylcholine,ACh)、多巴胺(dopamine,DA)等,均参与针灸效应的发挥。5-HT 在调节胃运动、胃电活动方面有很重要的作用。针刺可使中枢内 5-HT 含量增高,直接兴奋交感神经节前神经元,进而影响胃运动和胃电活动,这可能是针刺引起胃运动和胃电抑制的下行传出途径之一。当向中缝大核内注入微量的 5-HT 受体阻断剂赛庚啶后,针刺对胃运动和胃电活动的抑制作用减弱,表明在中缝大核内,5-HT 受体参与了此抑制作用。中枢 NE 与心血管活动有着极为密切的联系,是中枢神经系统内的主要神经递质之一。下丘脑室旁核区参与电针"神门""内关"穴抗心肌缺血的中枢调控,下丘脑室旁核区的单胺类神经递质 NE 是电针抗心肌缺血损伤的中枢调控物质。而且针刺不同经穴对心肌缺血大鼠下丘脑室旁核区 NE 含量变化的影响不同,其中"神门"和"内关"穴升高心肌缺血大鼠下丘脑室旁核区 NE 含量的程度较"太渊"穴更为显著。ACh 是体内参与外周及中枢突触传递的重要的兴奋性递质，针灸治疗癫痫也是通过显著增加大鼠脑内胆碱酯酶的活性，加速 ACh 的水解破坏，使大脑的兴奋性下降而实现的。

（2）氨基酸类神经递质：研究发现，针刺可明显降低中脑动脉闭塞大鼠海马组织中异常升高的谷氨酸（glutamic acid，Glu）含量，从而降低兴奋性氨基酸的神经毒性，减轻其损害，与此同时可明显升高γ-氨基丁酸（γ-aminobutyric acid，GABA）水平，从而纠正氨基酸递质的异常代谢。

Glu 属于兴奋性氨基酸，对中枢神经系统有普遍而强烈的兴奋作用，GABA 是脑内抑制性递质，GABA 与 Glu 的比值可作为反映大脑神经元的兴奋或抑制功能状态的参数。针刺"百会"穴可使马桑内酯造成的急性癫痫大发作大鼠脑内 Glu 下降而 GABA 水平上升，调节 GABA/Glu 值，并使之接近正常，从而抑制异常兴奋性传导，起到防治癫痫的作用。高频电针"百会""大椎"穴，可降低由阿扑吗啡诱导的帕金森病模型大鼠皮质损伤侧与非损伤侧 GABA 含量比值，增加损伤侧皮质的活性，增加纹状体和小脑中两侧 GABA 含量比值，有助于减少 Glu 过多引起的兴奋性损伤。

（3）肽类神经递质：给大鼠海马或侧脑室注入吗啡，能显著抑制胃肠推进运动，纳洛酮可阻断此作用，说明吗啡通过阿片受体对胃肠运动起抑制作用。将 $10\mu g$ 吗啡注入猫延脑第四脑室底部后，可引起胃窦部蠕动幅度升高及胃电慢波频率下降，电针双侧"足三里"穴可导致与注射吗啡相似的效应；若向延髓第四脑室底部注入 $2\mu g$ 纳洛酮后再立即电针，则不会引起胃窦部蠕动幅度的升高。据此可以推测电针"足三里"穴后，脑内产生的阿片类物质可能作用于延脑第四脑室底部的一些神经，经迷走神经传出到胃窦，引起胃窦蠕动和胃电的改变。结扎动物冠脉左室支造成急性心肌缺血模型，电针"内关"穴能加速急性心肌缺血心电图 ST 段的恢复，但侧脑室微量注射阿片受体拮抗剂纳洛酮后再电针"内关"穴，心肌缺血 ST 段值下降缓慢，心肌缺血的恢复作用被阻断。提示内阿片肽在电针内关穴减轻急性心肌缺血损伤过程中发挥重要作用，是内关穴与心脏相关联系中的一个重要介质。

（三）传出途径

中枢调控是针灸调节全身各器官系统的关键，大脑对针灸的刺激信号进行加工处理整合，通过传出神经传导通路传出，特别是运动神经和自主神经，进而调节机体机能状态。

1. 运动神经 大脑额叶中央前回运动区及其轴突组成的皮质脊髓束和皮质脑干束下行到脊髓前角、脑神经运动核，然后再发出神经轴突至运动终板，引起肌肉收缩。这条传出途径奠定了针灸调节运动系统功能的科学基础。

2. 自主神经 自主神经包括交感神经和副交感神经，两者在大脑皮质的调节下通过下丘脑、脑干及脊髓各节段调节器官的生理活动。针灸刺激可以通过交感神经和副交感神经双向调控内脏机能，内脏器官均接受交感神经和副交感神经双重支配，两者既相互拮抗又相互协调。

（1）迷走神经：针刺相关穴位可引起心率减慢、血压降低、胃肠运动和分泌功能增强，以及胆汁流出量变化等相关效应，其传出途径可能与迷走神经有关。注射阿托品或切断迷走神经，均能使相应的针刺效应减弱或完全消失。

（2）交感神经：针刺相关穴位可引起心率加快、血压升高、胃肠运动和分泌功能减弱，以及炎症局灶血管通透性降低、镇痛等效应，其传出途径可能与交感神经有关。切断两侧颈交感神经或给予受体阻断剂或交感神经耗竭剂，均能使相应的针刺效应随即减弱或消失。

总之，针灸可直接作用于神经系统，通过调节神经系统的各项功能活动，使失衡紊乱的机体功能恢复正常，针灸对神经系统功能的调节是实现针灸防治疾病的主要作用途径之一。针灸对机体的刺激信息通过穴位局部的周围神经传入到中枢神经系统，经过中枢神经系统整合再将信息经传出神经传递到各系统的不同器官或组织，实现对各系统功能的调节作用。中枢神经系统的各级水平及其神经活性物质在针灸效应的发挥中有重要作用（图 5-1）。

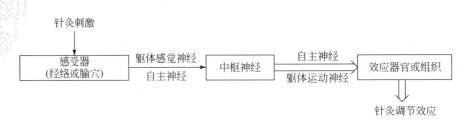

图 5-1　针灸作用的神经调节示意图

───▶表示"传入"；═══▷表示"传出"

二、针灸作用的神经-内分泌调节

针灸效应的整体性、综合性，往往与其调节神经-内分泌系统的功能有关。由于内分泌系统与神经系统有着密切的联系，所以神经系统在针灸调节内分泌系统的过程中发挥着重要的作用。针灸可通过对神经-内分泌的调节，发挥对各系统功能的调节作用。

（一）针灸调节下丘脑-垂体系统功能

针灸对下丘脑-垂体系统的调节主要体现在针灸对下丘脑、垂体激素分泌及对其形态学的影响方面。针灸可以调节下丘脑促甲状腺激素释放激素、促肾上腺皮质素释放激素、促性腺激素释放激素和垂体促甲状腺素、促肾上腺皮质激素、泌乳素、促黄体素、促卵泡素的分泌。针灸可以改善下丘脑指数、垂体指数，影响下丘脑、垂体组织形态。

（二）针灸调节下丘脑-垂体-甲状腺轴功能

针灸对下丘脑-垂体-甲状腺（hypothalamic-pituitary-thyroid，HPT）轴调节作用主要是通过对促甲状腺激素释放激素、促甲状腺素、三碘甲腺原氨酸、甲状腺素、甲状腺^{131}I 摄取率和环腺苷酸、环鸟苷酸的双向调节实现的。针刺作为一种有效的体感刺激，通过多种方式将其转化为生物电活动，激活脑干网状系统的功能，到达下丘脑，再兴奋大脑皮质，调节中枢神经系统的正常功能，维持下丘脑正常生理活动，继而提高病理状态下处于抑制状态的下丘脑的兴奋性，增强促甲状腺素释放激素分泌细胞的分泌活动，从而影响三碘甲腺原氨酸、甲状腺素的合成与释放。内源性阿片肽类物质对甲状腺有调控作用，阿片肽类物质变化又常引起血浆环核苷酸含量的改变，电针可能通过调节下丘脑β-内啡肽、血浆环核苷酸改善甲状腺功能。

（三）针灸调节下丘脑-垂体-肾上腺轴功能

下丘脑-垂体-肾上腺（hypothalamic-pituitary-adrenal，HPA）轴是机体内分泌系统的重要调节通路，下丘脑促肾上腺皮质素释放激素、垂体促肾上腺皮质激素、肾上腺皮质激素（主要是皮质肌动蛋白）的释放从三个层次反映了 HPA 轴的功能。针灸可通过穴位的传入神经，作用于下丘脑，调节下丘脑促肾上腺皮质素释放激素、脑垂体促肾上腺皮质激素及肾上腺皮质激素的分泌与释放，从而多层次的调节 HPA 轴，使其功能维持在一定的平衡状态，以便更好地发挥其作用。

（四）针灸调节下丘脑-垂体-性腺轴功能

针灸对性腺功能所产生的作用是以下丘脑-垂体-性腺（hypothalamic-pituitary-gonadal，HPG）轴功能变化作为基础的。针灸能增加下丘脑促性腺激素释放激素神经元数目、棘型细胞比例、纤维膨体密度，增高下丘脑组织促性腺激素释放激素 mRNA 表达，升高垂体促性腺激素释放激素受体 mRNA 表达升高，调节促性腺激素释放激素水平，对生殖起调控作用。针灸通过调节下丘脑-垂体

β-内啡肽水平、促进 c-fos 等第三信使的表达以调节 HPG 轴功能。

（五）针灸调节神经-胰岛系统功能

胰岛有丰富的自主神经支配，对促进胰岛素的释放具有非常重要的作用，迷走神经的输入端可以刺激胰岛素的释放，而交感神经兴奋抑制胰岛素的释放。针灸可通过兴奋迷走神经，抑制交感神经，纠正内分泌的紊乱，促进胰岛素的分泌。

下丘脑对胰岛素的分泌具有调节作用。刺激下丘脑外侧核可兴奋迷走神经，使胰岛素分泌增强，血糖下降，食欲增强；刺激下丘脑腹内侧核可兴奋交感神经，使胰岛素分泌减少，血糖上升，食欲减弱。针灸能够良性调节糖尿病大鼠下丘脑腹内侧核、弓状核、视上核、室旁核、渴中枢、摄食中枢等下丘脑神经核团，纠正其神经细胞异常的自发放电频率，调节中枢去甲肾上腺素、多巴胺、5-羟色胺等神经递质的含量，降低下丘脑增多的神经肽 Y 的合成及其含量，因此针刺是对中枢神经多部位、多层次、多核团、多种神经递质、多因子的综合整合的结果，其可能是针刺治疗糖尿病的主要原因。此外，下丘脑中胰岛素和瘦素的受体主要集中于下丘脑弓状核的神经元。针刺提高了下丘脑弓状核神经细胞自发放电频率，即弓状核神经细胞的瘦素受体和胰岛素受体活性大大增强，有利于纠正瘦素抵抗和胰岛素抵抗及促进胰岛 B 细胞功能的恢复。

（六）针灸调节交感-肾上腺髓质系统功能

肾上腺髓质直接接受交感神经节前纤维的支配，分泌两种激素即去甲肾上腺素和肾上腺素。通常肾上腺髓质与交感神经系统的生理效应紧密联系，难以分开，所以称之为交感-肾上腺髓质系统。针灸可增强这一系统功能，促使交感神经兴奋和肾上腺髓质激素分泌。

总之，针灸可调节下丘脑-垂体系统、下丘脑-垂体-甲状腺轴、下丘脑-垂体-肾上腺轴、下丘脑-垂体-性腺轴、神经-胰岛系统、交感-肾上腺髓质系统功能，或独自为之，或组合从之，从而影响运动、循环、呼吸、消化、泌尿、生殖等各大系统的功能（图 5-2）。

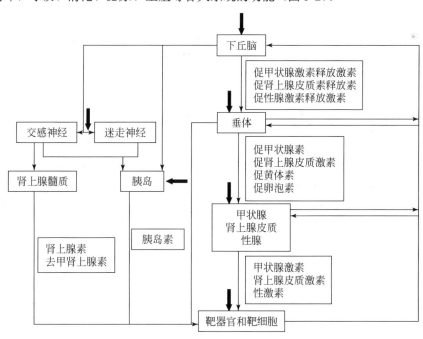

➡ 表示针灸作用环节

图 5-2　针灸作用的神经-内分泌调节示意图

三、针灸作用的神经-内分泌-免疫调节

人体的神经、内分泌、免疫三大调节系统之间存在密切而复杂的相互关系。1977 年 Basedovsky 首次提出神经-内分泌-免疫（neuro-endocrine-immunoregulatory，NEI）网络学说，认为神经-内分泌系统与免疫系统之间存在完整的功能性调节环路，其可能由能对多个系统发生识别和反应的共同化学信号分子和受体所介导，以此维持机体的稳定状态。NEI 网络具有以下特点：第一，系统之间存在双向调节环路，一方面神经-内分泌系统通过产生神经递质、激素等多种物质作用于免疫系统，另一方面免疫系统则通过免疫细胞产生的细胞因子和激素样物质等对神经-内分泌系统产生调节作用；第二，系统之间的发散性，即同一个环境变化常引起多个系统的共同反应，涉及多种信号分子和多个调节环节；第三，系统之间的聚合性，即同一种细胞能同时接受来自不同系统的多种调节信号，分析整合之后再做出反应。由此构成了神经-内分泌-免疫网络，并完成对机体生命的整体调控。针灸可通过调节机体神经递质、细胞因子和激素等的合成和分泌，从而对神经-内分泌-免疫网络实施调控。

（一）神经递质参与针灸对神经-内分泌-免疫调节

针刺信息主要通过刺激感受器外周传入神经将神经冲动上传至中枢神经系统，通过其进行信息整合来调控神经-内分泌-免疫网络，继而影响靶器官。中枢神经系统完成这一信息整合工作依赖于下丘脑的作用，中枢神经递质可调控下丘脑中多种释放因子或抑制因子的分泌与释放，进而作用于脑垂体影响多种激素的分泌与释放，从而影响内分泌系统的作用，同时也是影响免疫调节的关键因素之一。5-HT、NE 是中枢系统的重要神经递质，5-HT 和 NE 通过对促肾上腺皮质释放素释放的协调作用，参与对 HPA 轴的调控。针刺通过调节中枢或外周的神经递质，影响相关细胞因子，调控免疫系统的功能。例如，艾灸可以上调关节炎大鼠 5-HT、NE 的表达，激活或调整 HPA 轴抗炎免疫的功能活动。

（二）内分泌激素参与针灸对神经-内分泌-免疫调节

内分泌系统与神经系统一起共同调节机体的生长发育和各种代谢，维持内环境的稳定。脑垂体腺细胞受下丘脑神经内分泌细胞分泌的释放激素和释放抑制激素调节，分泌的多种激素可调节相应靶器官的功能活动。同时靶器官的变化可反馈调节垂体和下丘脑的活动，形成双向的调节环路。内分泌系统与免疫系统之间存在密切联系，大多数激素如糖皮质激素、促肾上腺皮质激素、前列腺素等起免疫抑制作用，具体表现为降低淋巴细胞的增殖能力、抑制吞噬功能和减少抗体生成等；少数激素如生长激素、甲状腺素等，可增强免疫反应，具体表现为促进淋巴细胞的增殖、促进抗体产生、活化巨噬细胞并增强吞噬功能等。目前普遍认为，HPA 轴对免疫系统的调节是通过分泌糖皮质激素来实现的。例如，针灸可以调节甲状腺激素、肾上腺皮质激素等激素的合成与释放，从而改善更年期神经内分泌功能紊乱等症状。

（三）细胞因子参与针灸对神经-内分泌-免疫调节

针灸在调控神经-内分泌-免疫网络过程中，细胞因子扮演了重要角色。细胞因子对神经系统具有广泛而重要的调节作用，参与和影响几乎所有的神经活动过程。如参与致热反应，影响神经元活动，影响睡眠、食欲及胃肠功能等。细胞因子对内分泌系统的调节作用，一方面是由于细胞因子存在于内分泌细胞中，如垂体细胞已发现多种白细胞介素及其受体的存在；另一方面是由于细胞因子可直接或间接地作用于神经内分泌细胞，影响下丘脑垂体激素释放或抑制激素的分泌。针灸通过调节免疫系统释放的细胞因子，不仅能调节免疫系统的功能，还可以对神经-内分泌系统进行调控，

从而达到针灸防治疾病的整体调节效应，例如，针刺及艾灸可调节中枢或外周 IL-1 等细胞因子的水平，调节机体的免疫功能，维持内环境的稳定。

总之，针灸通过神经-内分泌-免疫途径而发挥作用，神经系统是针灸传输信息的中心和枢纽，内分泌系统则有整合针灸信息、交换针灸物质基础的功能，免疫系统是针灸作用的效应组织、器官和信息的反馈调节系统，针灸通过对神经-内分泌-免疫网络中的共同信息分子及相应受体进行整体、双向、良性调控，引发一系列生物学效应，从而发挥其调节全身各系统、器官功能的作用（图 5-3）。

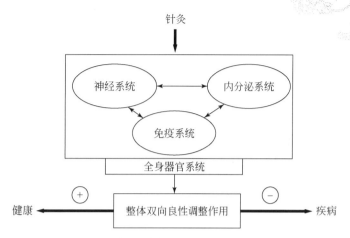

图 5-3　针灸作用的神经-内分泌-免疫调节示意图

第二节　针刺镇痛与针刺麻醉

疼痛（pain）是一种与组织损伤或潜在组织损伤相关的感觉、情感、认知和社会维度的痛苦体验。作为正常的防御反应，疼痛对保护机体正常生命活动极为重要，而过度或长期的疼痛却会引发多种并发症，严重影响人们的生活质量。早在 1999 年，国际疼痛研究协会（International Association for the Study of Pain，IASP）就提出了"疼痛不仅仅是一种症状，也是一种疾病"的概念。美国等多个国家和地区已将疼痛列入继呼吸、脉搏、体温和血压之后人类第五大生命指标。据调查，门诊患者中约有 40% 的患者伴有疼痛症状，其中慢性疼痛发病率高达 30%～40%，但仅有不到半数的疼痛患者得到了合理的镇痛治疗。现代医学对疼痛的药物治疗主要以非甾体类抗炎药和阿片镇痛类药物为主，但长期使用此类药物会对机体产生不同程度的毒副作用和成瘾性。近年来神经阻滞、射频热凝和电热等微创疗法被广泛应用于临床疼痛治疗，然而此类疗法在某种意义上仅仅是阻断了疼痛信号的传入，而非真正意义上发挥镇痛作用。1996 年世界卫生组织意大利米兰会议推荐的 64 种针灸适应证中就有 32 种与疼痛有关，目前临床上疼痛性疾病依然是针灸主要适应证之一。2018 年 10 月 24 日美国总统特朗普签署 H.R.6 法案，该法案将中国针灸列入待评估的治疗疼痛替代性疗法，用以遏制阿片类药物在美国泛滥，针灸有望成为联邦保险支付的疼痛替代疗法之一。随着临床和实验研究的不断深入，对针刺镇痛和针刺麻醉的作用、影响因素及其作用机制亦有深入了解。

一、针刺镇痛

针刺镇痛（acupuncture analgesia）是指采用针刺刺激经络腧穴，预防和治疗疼痛的一种方法。针刺镇痛的独特优势，正是促进针灸国际化的重要原因。

（一）针刺镇痛作用特点

针刺镇痛效应是运用各种针刺方法来缓解或解除疼痛，治疗各类疼痛性疾病的有效手段之一，具有安全、有效、简便等特性。针刺镇痛效应具有以下特点：

1. 适用证广　针刺镇痛作用范围广泛，既可以治疗头痛、偏头痛、紧张型头痛、颞下颌关节痛、目赤肿痛、牙痛、咽喉肿痛等头面部疼痛，也可治疗落枕、颈椎病、颈臂综合征、肩关节周围炎、网球肘、腱鞘囊肿、腰痛、与妊娠有关的腰骶痛、坐骨神经痛、扭伤和劳损、足跟痛等颈肩腰腿痛，还可治疗胃痛、胆绞痛、肾绞痛、痛经、分娩痛等内脏痛。此外，对其他类型疼痛如癌症疼痛、创伤后疼痛、幻肢痛、瘢痕痛等也有一定的镇痛作用。针刺既可以治疗三叉神经痛、牙痛、急性腰扭伤痛等急性疼痛，也可以治疗颈椎病、腰腿痛、肩周炎、风湿性关节炎、类风湿关节炎等所引发的慢性疼痛；既可以治疗三叉神经痛、肋间神经痛、带状疱疹后遗痛、术后疼痛、神经根疼痛综合征等神经病理性疼痛，又可以治疗膝骨性关节炎、类风湿关节炎、肘关节炎、肌筋膜痛、神经性皮炎等炎性疼痛。

此外，新近研究表明疼痛包括痛感觉、痛情绪、痛认知三个维度，三者之间相互影响又相对独立。针灸可以实现"疼痛-情绪-认知"多维度干预，今后针灸在疼痛治疗中的应用不单单发挥镇痛作用，而是整体调节后的综合镇痛效应。

2. 性质多重　针刺既能缓解急性痛，又能治疗慢性痛；既能抑制体表痛，又能减轻乃至消除深部痛和牵涉痛；既能提高痛阈和耐痛阈，又能减低疼痛的不良情绪反应；既能减低痛觉分辨率，又能提高报痛标准。

3. 起效快捷　针刺可在较短时间内获得镇痛效应。如针刺合谷穴能在 5 分钟内有效提高人体的痛阈，40 分钟左右达到高峰；高频（100Hz）电针能在 2～3 分钟内产生镇痛作用。

4. 时效关联　药物镇痛有明确的时效关系，针刺镇痛亦呈现类似的时效关联。如针刺正常人合谷穴可使痛阈平均升高 65%～95%，停针后痛阈呈指数曲线式缓慢恢复到针前水平，半衰期为 16 分钟左右。

5. 累积效应　针刺镇痛存在累积效应。临床上，每间隔一定时间重复进行针刺，不仅可以提升镇痛效果，还能延长镇痛效应的持续时间。如电针治疗实验性坐骨神经痛，治疗 2 周的镇痛效果优于治疗 2 天的效果。需要说明的是，针刺镇痛并非产生类似于麻醉药的完全镇痛作用，而是在很大程度上缓解疼痛。药物镇痛可以通过增加药量来实现完全镇痛，而针刺镇痛则不能。

6. 毒副作用小　针刺作为一种非特异性刺激疗法，主要通过激活机体自身的疼痛调制系统而达到镇痛效果，不存在明显的毒副作用。

7. 个体差异　针刺镇痛具有明显的个体差异性，其主要与机体生理、心理和神经系统功能上的差异有关，针刺后痛阈、耐痛阈和反应形式各异；心理因素等也是形成个体差异的重要原因。针刺具有肯定的镇痛效应，但有时也存在一定的局限性。如有 1/5 左右的实验动物对电针镇痛无效，研究发现其可能与体内吗啡分解酶或八肽胆囊收缩素有关。正因为这个原因，针刺镇痛常常在临床应用时受到制约。

8. 整体调控　针刺镇痛效应不是由于针刺对机体某个部位或功能发挥单独的调控作用而产生，而是基于针刺对全身不同部位和系统整体调控的结果。临床研究发现，电针在治疗由颈椎病、腰腿痛、肩周炎等慢性疾病所诱发疼痛的同时还在促进病变向着正常方向转归，呈现多靶点性和多效性。

（二）针刺镇痛作用机制

1. 针刺镇痛神经生理机制

（1）针刺信号外周传入途径：针刺信号是通过穴位深部感受器及神经末梢的兴奋传入中枢的，针刺所兴奋的神经纤维种类包括 Aα、Aβ、Aδ、C 四类。一般认为患者能够接收的针刺强度主要是 Aβ（Ⅱ）、Aδ（Ⅲ）类纤维兴奋，因此针刺是用较弱的刺激达到镇痛的目的。但也有研究表明 C 类纤维的传入在针刺镇痛中起着重要作用。动物实验研究发现，低强度电针（非伤害性刺激）引起的镇痛范围小（以抑制近节段的伤害性反应为主），而高强度电针（伤害性刺激）引起的镇痛范围大（对近节段和远节段的伤害性反应均可抑制），针刺刺激如果达到兴奋 C 类纤维的强度，即可能是以一种伤害性刺激的方式来抑制另一种伤害性刺激的传入，从而达到镇痛的目的。

（2）针刺信号中枢传导路径：我国著名学者张香桐院士曾提出，针刺镇痛是针刺信号与疼痛信号这两种不同感觉传入在中枢神经系统的各级水平相互作用并进行整合的结果。

1）脊髓水平整合：针刺信号沿着外周传入神经进入脊髓，与来自疼痛部位的伤害性信号发生相互作用，且有比较明显的节段关系。用微电极在脊颈束或背角 V 层细胞可记录到伤害性刺激引起的高频持续放电，这类痛敏细胞放电可以被电针刺激穴位或电刺激神经干所抑制。当针刺部位和伤害性刺激传入纤维到达相同或相近的脊髓节段，则针刺抑制作用就较明显；如果这两种传入纤维分别到达相距较远的脊髓节段，则针刺抑制作用就较弱。这种发生在相同或相近节段的整合作用，可能是邻近疼痛部位局部取穴的生理基础。诸多研究表明，传递针刺信号的上行通路位于脊髓腹外侧束，而触发针刺镇痛效应的脊髓上的中枢下行通路位于脊髓背外侧束。

2）脑干水平整合：脑干特别是脑干网状结构在伤害感受中发挥重要作用。针刺信号沿着脊髓网状束进入延髓网状巨细胞核和中缝大核（nucleus raphes magnus，NRM），核团神经元活动明显激活。疼痛的伤害性刺激信号也可到达此部位，这两种信号可以会聚于同一核团，甚至是同一细胞，经过相互作用，疼痛引起的反应受到抑制。直接刺激延髓网状巨细胞核的尾端部分，可以抑制丘脑内侧核群的痛细胞放电，这一效应与电针抑制效应十分相似。用微电极在中脑导水管周围灰质（periaqueductal gray matter，PAG）、中脑内侧网状结构中央被束区及三叉神经脊束核，都可记录到对疼痛的伤害性刺激呈长潜伏期和长后放电的反应，这种反应可被电针四肢穴位或面部有关穴位所抑制，抑制的出现或消失均是逐渐发生的，这可能是远隔疼痛部位远道取穴的生理基础。

有研究发现 PAG、伏核、杏仁核和缰核等核团之间有直接纤维投射，认为中脑边缘镇痛回路中各核团间形成具有正反馈联系的环路参与针刺镇痛。针刺对边缘系统的调节可能就是针刺可以减弱痛的情绪反应的生理基础。

知识链接

闸门控制学说

闸门控制学说（gate control theory，GCT）于 1965 年由梅尔扎克（R. Melzack）和沃尔（P. D. Wall）首先提出，是经典的脊髓痛觉调制学说。最初的 GCT（图 5-4）认为在脊髓背角存在着一种调控疼痛的"闸门"机制，疼痛的产生取决于因刺激而兴奋的传入神经纤维种类和"闸门"的开闭状态。粗纤维兴奋时，可直接使脊髓背角投射神经元（T 细胞）放电，另外可使脊髓背角胶状质（substantia gelatinosa，SG）细胞兴奋，再通过突触前抑制方式，间接地使脊髓背角 T 细胞放电减少或停止，达到关闭"闸门"的目的（疼痛缓解）；细纤维兴奋时，也直接使 T 细胞产生排放，而且，其侧支又抑制 SG 细胞，取消后者对 T 细胞的突触前抑制，使 T 细胞放电增加，达到开放"闸门"的目的（疼痛产生）。

随着神经生理学研究的不断深入，发现原有 GCT 与不少实验研究和临床现象相矛盾，故创立者对 GCT 进行了修改（图 5-5），主要体现在以下三个方面：一是 SG 区所具有的复合机能，生理学的研究明确了 SG 存在兴奋性和抑制性两类神经元；二是在 SG 对 T 细胞的作用方式上，存在突触前和（或）突触后抑制及兴奋性的联系；三是强有力的脑干下行抑制系统可作用于 SG 细胞，在新的模式中体现了这一机制，并强调了脑对脊髓的下行控制。2013 年吕岩研究团队研究发现脊髓后角存在一个特异性抑制回路发挥类似于"闸门"的作用，控制触觉信息传递到痛觉通路，该项研究部分证实了 GCT 核心网络的组成及其在病理状态的可塑性变化，为完善 GCT 提供了形态和功能证据。

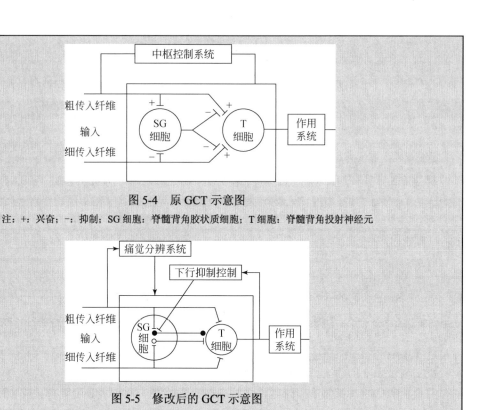

图 5-4　原 GCT 示意图

注：+：兴奋；-：抑制；SG 细胞：脊髓背角胶状质细胞；T 细胞：脊髓背角投射神经元

图 5-5　修改后的 GCT 示意图

注：○—|：兴奋；●—●：抑制；SG 细胞：脊髓背角胶状质细胞；T 细胞：脊髓背角投射神经元

3）丘脑水平整合：伤害性信号可经脊网束到达延髓和中枢的网状结构及丘脑内侧的非特异核群，特别是中央中核、束旁核、中央外侧核等。束旁核神经元对伤害信息的传入反应特点是潜伏期长，后发放时间持久，而中央中核对束旁核的抑制需一定的潜伏期。低频电针刺激"足三里"可有效兴奋中央中核神经元，而每秒 4～8 次的电脉冲直接刺激中央中核，可明显地抑制束旁核神经元的痛放电，抑制时程可长达 5 分钟。尾核头部与丘脑中央中核-束旁核有直接的纤维联系，一般认为尾核镇痛效应主要是通过丘脑内侧核群等非特异性投射系统实现的，也有学者认为尾核活动集中到 PAG，再通过下行抑制系统实现镇痛效应。

4）大脑皮质整合：痛觉和针感都是进入意识领域的感觉，必然会投射到大脑皮质，并进行相互作用。大脑皮质的下行调制作用对针刺镇痛的影响主要集中在皮层体感Ⅰ区（SmⅠ）和皮质体感Ⅱ区（SmⅡ）方面。SmⅠ可直接抑制痛信息在脊髓的传入产生镇痛作用，SmⅠ被认为可通过尾核头部经 PAG 激活中缝大核加强针刺镇痛，也有报道 SmⅠ通过椎体束和椎体外系对针刺镇痛具有相反作用。SmⅡ被认为参与针刺镇痛效应的下行性调节。电解损毁大鼠 SmⅡ后电针足三里镇痛作用明显减弱；电针足三里信号至少部分上达 SmⅡ，转而经边缘中脑系统的伏隔核和外侧缰核，两者再经 PAG 激活中缝大核的下行抑制性通路，在脊髓水平发挥镇痛作用。

针刺镇痛和经皮电刺激镇痛的神经通路见图 5-6。

2. 针刺镇痛神经化学和分子机制

（1）神经肽及其受体：神经肽包括阿片肽（如脑啡肽、内啡肽、强啡肽、内吗啡等）、抗阿片肽（如孤啡肽、胆囊收缩素等）等。阿片肽介导针刺镇痛，而抗阿片肽拮抗针刺镇痛。针刺镇痛时，脑内阿片肽释放增加，其中β-内啡肽和脑啡肽在脑内具有很强的镇痛效应，脑啡肽与强啡肽在脊髓内有镇痛作用。已有实验证实，2Hz 电针主要激活脑和脊髓中的脑啡肽能系统和脑内的β-内啡肽能系统介导镇痛效应；100Hz 电针主要由脊髓强啡肽能介导镇痛效应（表 5-1）。

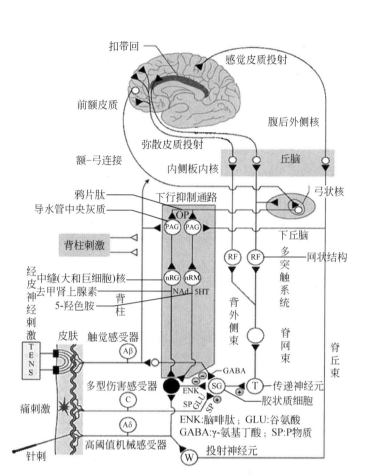

图 5-6 针刺镇痛和经皮电刺激镇痛神经通路示意图

注：脊网束：脊髓网状束；脊丘束：脊髓丘脑束

（引自：朱兵. 2015. 系统针灸学——复兴"体表医学"［M］. 北京：人民卫生出版社.）

表 5-1 不同频率电针促进内源性阿片肽释放

电针（EA）	内源性阿片肽（EOP）	阿片受体（OR）	效应
2Hz	内吗啡	μ	协同镇痛效应
	β-内啡肽	δ	
	脑啡肽		
100Hz	强啡肽	κ	

　　除了中枢阿片肽介导针刺镇痛外，外周阿片肽也参与针刺镇痛。电针可诱导外周淋巴细胞、单核/巨噬细胞、粒细胞等炎症细胞分泌内源性阿片肽发挥抗炎镇痛作用，其可能与电针刺激皮肤成纤维细胞释放促肾上腺皮质素释放因子（corticotrophin releasing factor，CRF）有关，且外周局部注射纳洛酮或选择性阿片受体拮抗剂可剂量依赖性地消除电针的镇痛效应。

知识链接

阿片肽家族

　　阿片肽家族包括内啡肽、脑啡肽、强啡肽、孤啡肽和内吗啡。脑啡肽、β-内啡肽和强啡肽分别发现于 1975 年、1976 年和 1979 年。强啡肽主要作用于 κ 型阿片受体，脑啡肽和 β-内啡肽对 μ

和δ型阿片受体均有作用。新型的内源性阿片肽——孤啡肽（痛敏素）和内吗啡，分别于1995年和1997年被发现。孤啡肽受体广泛分布于外周和中枢神经系统，主要分布在下丘脑、中脑导水管周围灰质、蓝斑和脊髓背角等中枢部位，与痛觉的感受和调控有密切关系。孤啡肽的结构虽然和阿片肽特别是强啡肽A非常相似，但其功能却与阿片肽有很大差别。内吗啡作为内源性μ阿片受体激动剂参与电针镇痛。

（2）经典神经递质/调质及其受体：5-HT、NE、DA、ACh、谷氨酸（glutamate，Glu）、内源性大麻素、腺苷三磷酸（adenosine triphosphate，ATP）、腺苷等神经递质/调质及其特定受体亚型参与针刺镇痛产生和维持。

1）5-HT及其受体：中枢5-HT参与镇痛而外周5-HT参与致痛，针刺可使脑内5-HT含量增加而外周5-HT含量减少，起到镇痛作用；损毁中缝背核和中缝大核中5-羟色胺能神经元或用特异性拮抗剂阻断5-羟色胺能通路都将减弱针刺镇痛效果；5-HT受体分为7种亚型（5-HT1～5HT7受体），每种亚型又存在不同的亚亚型，其中5-HT1A和5-HT3受体亚型在介导电针镇痛中发挥重要作用。

2）NE、DA、ACh及其受体：激活脑内去甲肾上腺素能上行投射系统对抗针刺镇痛，激活低位脑干发出的去甲肾上腺素能下行投射系统则加强针刺镇痛，α2a肾上腺素受体参与了电针镇痛。DA参加针刺镇痛的作用与其分布部位和受体类型密切相关。在脑区水平，拮抗多巴胺受体增强针刺镇痛，兴奋多巴胺受体尤其是D1受体可减弱针刺镇痛；在脊髓水平，兴奋D2受体增强针刺镇痛而兴奋D1受体却对针刺镇痛无影响，但阻断D1和D2受体均能减弱针刺镇痛。外周和中枢乙酰胆碱能系统被激活可增强针刺镇痛效应，应用胆碱酯酶抑制剂能明显加强电针镇痛作用，而ACh合成抑制剂则明显抑制电针镇痛效应。

3）Glu及其受体：Glu是介导疼痛信号传递的主要兴奋性神经递质之一，电针可降低炎性痛和神经病理性疼痛大鼠脊髓背角、背根神经节中Glu含量。目前针灸对谷氨酸受体的干预研究主要集中于离子型谷氨酸受体上。

4）内源性大麻素及其受体：在外周，电针通过增加急性炎性痛大鼠皮肤组织内源性大麻素花生四烯酸乙醇胺（anandamide，ANA）含量，上调并激活外周免疫细胞上的CB2受体，继而上调β-内啡肽表达，下调致炎细胞因子表达，发挥镇痛作用。在中枢，电针通过增加中脑2-花生四烯酸甘油（2-arachidonoyl glycerol，2-AG）的含量，激活中脑导水管周围灰质的GABA能神经元上的CB1受体，升高延髓5-HT的含量，从而激活下行镇痛系统功能，抑制急性痛慢性化。

5）ATP及其代谢产物与相关受体：ATP是广泛存在于周围和中枢神经系统的神经递质，损伤细胞或炎症组织释放ATP可激活初级传入神经元上的P2X和P2Y受体，引起疼痛。ATP可降解为ADP、AMP和腺苷，分别作用于不同受体发挥其生物学作用。目前与疼痛研究密切相关的主要为ATP与P2受体、腺苷与P1（A1）受体。有研究表明，针灸镇痛可抑制外周背根神经节P2X3受体、卫星细胞P2X7受体及脊髓小胶质细胞P2X4受体的活性和表达；针灸可使局部组织中腺苷浓度显著升高、激活A1受体活性发挥镇痛作用，且局部注射类似于腺苷的化合物可模拟针灸的镇痛效应，延缓腺苷的代谢可提高针灸镇痛效果。此外，香草酸受体（vanilloid receptor subtype 1，VR1受体），又称为辣椒素受体，目前也是疼痛研究和针灸镇痛研究的关键靶点。

神经递质与调质间的作用并不是各自孤立的，而是相互配合、相互影响的。如内阿片肽释放可以通过抑制去甲肾上腺素能神经元的活动而实现其镇痛效应，而多巴胺系统对内阿片肽系统的释放有一定的抑制性作用，腺苷参与针刺镇痛与内源性阿片肽有关。由于各种原因改变了中枢介质的机能状态，因而对针刺镇痛效果会产生很大影响。

（3）受体后信号转导通路调控机制：神经递质/调质等细胞信号通过与其受体或能接受信号的其他成分相互作用后，引发靶细胞内出现一系列生物学效应，称之为细胞信号转导。目前针对针刺镇痛的分子信号通路调控机制研究主要集中在丝裂原活化蛋白激酶（mitogen-activation protein kinase，MAPK）、核转录因子-κB（nuclear factor-kappa B，NF-κB）等分子信号通路。从 MAPK 信号转导调控角度探讨针灸镇痛作用机制研究，主要涉及 p38 MAPK 和 ERK 两条通路。ERK1/2 常在疼痛早期活化，参与疼痛的产生，与病理性疼痛的产生密切相关；p38 MAPK 在急慢性炎症过程中活化并参与炎症痛的形成与维持。研究表明，电针可明显抑制慢性炎症痛大鼠患侧脊髓背角 p38 MAPK 磷酸化表达，也可调节炎性痛发作早期脊髓背角中 ERK 磷酸化表达。NF-κB 作为核转录因子，参与炎性疼痛等多种病理状态。有研究表明，敲除 NF-κB1 会削弱电针镇痛效应。新近研究表明 PI3K/Akt 信号通路参与了神经病理性疼痛和电针镇痛。

3. 针刺镇痛的组学机制 针灸作用具有多靶点、多水平、多层次和整体性、综合性调节特点，其机制研究已从单个或几个基因、一种或几种蛋白的研究模式，逐渐向以"组学"技术为代表的整体水平研究模式迈进。基因组学（genomics）、蛋白组学（proteomics）及代谢组学（metabonomics）技术依靠其大规模、高通量、高灵敏度的特点，通过观察从基因、蛋白质到生物体内小分子代谢产物的变化，动态性地分析生物系统的整体性质及其功能状态。通过组学技术检测疼痛相关的特异基因、蛋白或代谢产物，可以较系统全面地了解针刺镇痛全方位潜在干预靶点，符合针刺镇痛的多靶点、多水平、多层次的作用特点，有助于揭示针刺镇痛的科学内涵。

目前，组学技术在针灸研究中的应用进展迅速，为针灸精准治疗机制及应用奠定了理论基础。有研究采用基因组学技术观察电针刺激"足三里"穴后大鼠下丘脑基因的变化，发现显著上调的基因有谷氨酸能受体、胃饥饿素前体、黑皮质素受体 4 和神经胶质素 1 等，从基因水平揭示了针刺镇痛可能的作用靶点。还有研究采用磷酸化蛋白质组学分析技术探讨电针镇痛机制，发现电针刺激炎性痛大鼠的"足三里""三阴交"穴后，大鼠醛缩酶 C、新生多肽相关复合物α、应激磷酸化蛋白 1 和热休克蛋白 90 含量增加，GDP 解离抑制因子 1、硫胺素三磷酸酶、磷酸甘油酸激酶 1 及 14-3-3γ 含量下降，提示针刺镇痛的机制可能与相关蛋白所在细胞通路的调控有关。此外，还有学者运用代谢组学研究发现，电针可通过调节血浆谷氨酸、脂质、低密度/极低密度脂蛋白水平缓解偏头痛，从代谢物水平揭示了针刺镇痛的潜在生物标志物。

4. 针刺镇痛耐受机制 针刺镇痛耐受（acupuncture analgesia tolerance）是指在长时间或反复多次针刺过程中出现的针刺效应降低的现象。目前针刺镇痛耐受机制研究主要涉及外周和中枢两方面。

（1）外周机制：当某一恒定强度刺激作用于感受器时，虽然刺激仍在继续作用，但感受器对刺激的敏感性会逐渐降低，发放冲动的频率逐渐减少，感觉也随之减弱，这种现象称为感受器的适应。穴位相当于针灸发挥作用的感受器，也具有适应性。对同一穴位进行长期过度刺激，穴位本身逐渐适应刺激条件而对其不敏感，这可能是针刺耐受产生的依据之一。

（2）中枢机制：参与针刺中枢耐受的神经递质和调质主要为胆囊收缩素（cholecystokinin-8，CCK-8）、孤啡肽（orphanin FQ，OFQ）和血管紧张素 II 等抗阿片类物质。此外，研究表明谷氨酸受体/转运体，5-HT，NE，以及环腺苷酸（cyclic adenosine monophosphate，cAMP）、环鸟苷酸（cyclic guanosine monophosphate，cGMP）、Ca^{2+} 等细胞内第二信使也参与了针刺耐受的产生。

中枢 CCK-8 具有抗阿片作用，是参与电针耐受的主要神经递质之一。研究表明，脑室或鞘内注射 CCK-8 可呈剂量依赖性拮抗电针镇痛效应；CCK-8 抗血清或拮抗 CCK 受体可翻转电针镇痛耐受，可使电针镇痛无效群转变为有效群。有研究提示，中频（15Hz）、高频（100Hz）电针比低频（2Hz）电针更易引起 CCK-8 水平升高，电针前用纳洛酮阻断阿片受体则不引起 CCK-8 样活性物质释放。研究进一步表明鞘内注射 CCK-8，可对抗 PL017（MOR 激动剂）和 66A-078（KOR 激动剂）的镇痛作用，但对 DPDPE（DOR 激动剂）无效，提示中枢 CCK-8 对阿片受体作用存在特异性（抗 μ 型阿片受体和抗κ型阿片受体，而不抗δ型阿片受体）。

孤啡肽又名痛敏素，是阿片受体样受体的内源性配体。在脑内孤啡肽表现为抗阿片作用，能剂量依赖地对抗吗啡和电针镇痛。在脊髓孤啡肽不减轻吗啡产生的镇痛，在不同的条件下产生抗伤害或痛觉过敏作用。不同部位中枢孤啡肽在介导急慢性电针耐受中作用各异。研究表明，孤啡肽基因敲除小鼠基础痛阈明显延长，增强 100Hz 电针镇痛反应，但不影响 2Hz 电针镇痛；鞘内注射孤啡肽可增强电针镇痛，而侧脑室注射孤啡肽可对抗电针镇痛；对电针耐受大鼠侧脑室注射孤啡肽抗体，可完全逆转急性电针耐受，部分逆转慢性电针耐受。

二、针刺麻醉

针刺麻醉（acupuncture anesthesia）简称"针麻"，是根据针刺具有镇痛和调节人体各系统功能的作用，在人体某些穴位进行刺激达到痛觉迟钝或消失的效果，从而能进行手术操作的一种特殊麻醉方法。

针麻始于 20 世纪 50 年代。1958 年上海市第一人民医院用针刺双侧合谷进行扁桃体摘除术获得成功，从此掀开了针麻研究的新篇章；1971 年 7 月 18 日新华社向世界公布针麻成功消息；1972 年尼克松访华，随行记者亲身感受针刺镇痛经历，并著文发表于《纽约时报》，在国内外首度燃起针麻研究热潮；21 世纪初，国家启动重点基础研究发展计划（"973"计划）中医专项，由中国科学院院士韩济生主持开展"基于临床的针麻镇痛的基础研究"，在概念上明确并不是让针灸代替麻醉药品，而是两者合并使用，并首次提出针刺对脏器的保护作用是现阶段针麻的优势所在，针麻研究迎来第二次热潮。

经过半个多世纪的实践和发展，针麻经历了由当初的普遍应用到有选择地应用、从单纯针刺麻醉代替药物麻醉到针刺与药物复合麻醉的发展历程，针刺具有镇痛作用的事实已得到国际科学界的认可，"针药复合麻醉"或"针刺辅助麻醉"已成为某些特定手术的首选麻醉技术。

（一）针麻作用特点

针麻具有镇痛、抗内脏牵拉反应、抗创伤性休克、抗手术感染及促进术后创伤组织和重要脏器修复等作用特点。从临床麻醉角度评价，单纯针麻并不能完全达到临床麻醉的要求，存在麻醉不全、肌肉紧张、不能完全抑制内脏反应、个体差异较大等缺陷。然而，针麻在一些手术中所体现的优势却是不可否认的，所以针麻依然是临床麻醉有效方法之一。

（二）针麻方法及应用

1. 针麻的分类 根据针刺的部位，针麻可分为体针麻醉、耳针麻醉、面针麻醉、鼻针麻醉、头针麻醉、手针麻醉、足针麻醉等，临床上以体针麻醉和耳针麻醉为主。

根据针麻的性质，针麻可分为单纯针麻、针药复合麻醉两大类。单纯针麻是应用如针刺、电极板（经皮穴位电刺激）、激光、指压和穴位注射等单一的方法刺激经穴，产生周围神经性系统的可逆性功能抑制。针麻开展早期，大多选用手针刺激、电针刺激或经皮穴位电刺激等诱发针麻，其间不应用麻醉药物，虽然单纯针麻也可以发挥一定效应，但存在麻醉不全、不能完全抑制内脏反应、个体差异大等现象，其临床推广应用受到很大限制。针药复合麻醉（acupuncture-drug balanced anesthesia），或称针刺辅助麻醉（acupuncture assisted anesthesia）是以针麻与现代麻醉技术为互补，增加药物麻醉效应、减少麻醉药物毒副作用的一种新型麻醉方法。

2. 针刺麻醉的术前准备

（1）术前预测：术前测定患者针刺诱导前后某些生理指标的变化，以此来预测针麻效果，作为麻醉选择的依据之一。术前预测主要方法有：①皮肤感觉-知觉阈测定，包括触觉阈、痛阈和耐痛阈、两点辨别阈等。②植物神经系统机能状态测定，常用的指标有皮肤温度测定、眼心反射测定、肾上腺素皮内试验、呼吸节律波、指端脉搏容积波、心率、皮肤电变化等。③其他如血液中相关的生物活性物质、体液中的一些指标的检测、与人体的痛反应能力相关的心理学测评量表测试等，也可以作为术前预测的参考。实际运用中，经常以多个指标进行检测，相互参考，以尽可能做出合理的判断。

（2）试针：选择几个穴位进行针刺，以了解患者的针刺得气情况和对针刺的耐受能力，解除患者对针刺的恐惧，以便于手术时采取适宜的刺激方式和给予适当的刺激量。

（3）心理诱导：为了获得较好的针麻效果，通过对患者进行积极的心理引导，使患者了解益处及手术中配合的具体方法，以增强针刺的镇痛效应。

3. 针麻方法

（1）针麻组方原则：体针麻醉遣穴组方主要遵循循经取穴、辨证取穴、同神经节段取穴、经验取穴等原则；耳针麻醉选穴主要遵循辨证选穴、耳穴理论选穴、反应点选穴和经验取穴等原则。

（2）针麻刺激方式：针麻的刺激方式依据所用器具的差异，主要有以下三种。

1）手针针刺：得气后，以手指运针的方法维持穴位一定强度的适宜刺激，获得持续的得气感。优点在于随时根据施术者手下针感，调整运针的方法和强度，以维持良好的得气状态。

2）电针针刺：得气后，将电针仪连接到针体上，利用其输出的脉冲电流，刺激针刺穴位，达到针麻目的。电脉冲的频率多采用 2Hz 和 100Hz 等，其优点在于能获得相对稳定的刺激，可以对刺激量进行定量控制，但其不能体现手下针感，不能及时调整针刺角度和深度，易产生针刺耐受。

3）经皮电刺激：用电极贴在穴位皮肤上，再通以电流刺激，而获得镇痛效果。经皮电刺激式与电针式均可取得良好的镇痛麻醉效果，但两者有一定的区别。经皮电刺激不用针，而电针使用针灸针；经皮电刺激一般使用高频率、小波宽脉冲，而电针多使用低频率、大波宽脉冲。

4. 针药复合麻醉

（1）针药复合麻醉方法：针药复合麻醉方法主要包括针刺复合局部浸润麻醉（简称"针刺复合局麻"）、针刺复合硬膜外腔阻滞麻醉（简称"针刺复合硬膜外麻醉"）和针刺复合全身麻醉（简称"针刺复合全麻"）三大类。

1）针刺复合局麻：针刺复合局麻是在针麻基础上复合辅助用药（如哌替啶或芬太尼）、少量局部麻醉药（利多卡因或普鲁卡因居多），针刺可使用药量减少，从而使局部组织水肿减轻，手术解剖关系更清晰，镇痛效果可满足手术需求，减轻手术并发症，提高手术质量。选用该麻醉方法多系针麻效果好或手术涉及牵拉反应、肌肉松弛少（轻）、临床推广较易的手术或全身情况极差的休克患者。常见手术有甲状腺瘤（囊肿）切除术、喉切除声门再造术、颅脑部分手术、颈椎间盘突出、寰枢椎脱位手术等。

2）针刺复合硬膜外麻醉：针刺复合硬膜外麻醉是在针麻基础上再复合硬膜外麻醉，以胃、胆囊、子宫等手术多见。针刺复合硬膜外麻醉镇痛效果显著，达到在无痛状态下施行手术，可满足腹部手术对麻醉的基本要求；针刺可使 80%的患者硬膜外腔所需局麻药量减少 30%～50%，同时增宽硬膜外麻醉阻滞神经节段 2～3 个，说明针刺与硬膜外麻醉具有协同互补特点，其生理扰乱小，术中生命体征平稳，手术可安全顺利度过，如用于肾移植术患者，有助于维持术中循环功能稳定，可改善术中和术后早期移植肾的功能；对胆囊切除术的应激反应和免疫指标均有一定改善；经皮神经（穴位）电刺激复合硬膜外麻醉有近似针刺复合硬膜外麻醉的效果，为恐惧针刺的患者增添了新手段；针刺复合硬膜外麻醉后未引起细胞突变，说明远期也是安全的。

3）针刺复合全麻：针刺复合全麻是在针麻基础上复合全麻（包括静脉或吸入全麻），系先针麻诱导 10～30 分钟，再开始全麻给药，麻醉效果满意。针刺复合全麻可增强麻醉效果，满足心、胸、颅脑手术对麻醉的基本需求；针刺复合全麻两者有互补、协同作用，使全麻用药量减少 1/3～1/2；针刺对心脏手术患者的机体有保护作用，除对心脏手术患者围术期的循环、免疫、应激反应均有一定调节作用外，还能减轻心肌缺血再灌注损伤；针刺复合全麻用于普胸外科手术，术中生理扰乱小，循环较稳定，免疫指标亦有所改善；针刺复合全麻用于颅脑手术对患者的脑神经功能具有调节和保护作用；经皮电刺激与复合全麻，两者具有协同作用，亦可增强麻醉效果，为不宜选用针刺的患者提供了新的选择方法。

（2）针药复合麻醉的优势：①镇痛稳定，药物加强了针刺镇痛效果，多数情况下患者在手术中处于清醒但基本无痛状态；②简便经济，针药结合，每台手术平均可节省麻醉药用量20%～50%。在减轻药物副作用的同时，相应地节省了同比例的药物费用，具有卫生经济学价值；③安全可靠，针麻可避免麻醉药过量，引起重度药物过敏事故及麻醉药对身体重要器官生理功能的抑制作用；④术后恢复快捷，由于减少了麻醉药的使用，加上针刺本身的整体调整作用，手术中的循环、呼吸功能稳定，术后苏醒时间缩短，并发症减少，住院时间缩短；⑤脏器保护效应显著，针药复合麻醉具有良好的围术期脏器保护效应。特定手术全麻控制性降压可使脑、心、肝、肾、胃肠等脏器产生缺血再灌注损伤，而针药复合麻醉可抑制脑神经细胞凋亡、促进肾脏血流回升、减轻心肌损伤、提高肝脏功能和抗自由基能力、增强胃电振幅、促胃泌素和胃动素分泌等作用，进而发挥脏器保护作用。

5. 针麻临床应用　针麻在临床上具有广泛的应用。临床上，几乎各种手术如颅脑、五官、额部、颈部、腹部、四肢手术等都采用过针麻，成功率一般可达80%～90%，但是这种"广泛"的有效性，并未能使针麻成为临床麻醉的常用方法，反而使其在临床的应用日渐减少，造成这一后果的原因就是由于对针麻的作用规律未完全掌握，对针麻的应用范围没有作出科学的界定。因此，如果仅用针麻而不配合药麻，针麻是难以真正推广的。

目前针麻和针药复合麻醉主要用于头面部、颈部、腹部及四肢的手术，麻醉效果较好的手术有甲状腺摘除手术、颞顶枕区及后颅窝手术、前颅窝颅脑手术、颈椎前路骨科手术、肺叶切除术、剖宫产、腹式子宫全切除术、输卵管结扎术、胃大部切除术、全喉切除术、上颌窦根治术、斜视矫正术、拔牙术等。针麻对于心、肺、肝、肾等功能不良，以及年老体弱、病情危重，特别是对麻醉药物过敏而不能采用药物麻醉的患者，是一种较为理想的麻醉方法。

第三节　针灸治疗疾病机制

针灸治疗疾病谱非常广泛，随着针灸全球化，针灸的适应证正逐步被扩大。早在1980年，世界卫生组织仅推荐43种疾病可使用针灸治疗；2007年针灸病谱的研究结果提示"针灸病谱为461种"；据2011年的文献报道，我国已经证实的针灸适应证达到了532种。在针刺治疗的所有疾病中，神经及精神系统疾病所占比例较大，这与针灸的属性是分不开的。有研究将针灸治疗疾病谱进行了四级划分：一级疾病谱系指可以独立采用针灸治疗并可获得治愈或临床治愈的疾病，如周围性面瘫、瘾病等；二级疾病谱系指可以针灸治疗为主，对其主要症状和体征能产生较好治疗作用的疾病，如轻中度胃下垂、脑血管病、高血脂、高血压、高血糖、高黏血症等；三级疾病谱系指针灸治疗对于疾病本质缺乏确切的实质性意义，而只能对其所派生的部分症状起到缓解作用的疾病，如胆石症、消化性溃疡、萎缩性胃炎、急性阑尾炎；四级疾病谱系指针灸疗效不确切或其治疗已有明确的高效手段，很少再用针灸治疗的疾病，如各种癌症、肺结核、淋病、疟疾等。一级疾病谱可谓针灸的优势疾病谱，具有完全治愈的功效，其余三级疾病谱均属于非完全治愈功效的范畴，须结合其他方法综合治疗。

现对缺血性脑卒中、支气管哮喘、冠心病、消化性溃疡、溃疡性结肠炎、糖尿病及并发症等6种疾病的针灸作用机制，逐一加以叙述。

一、针灸治疗缺血性脑卒中机制

缺血性脑卒中（ischemic stroke，IS）又称脑梗死，是由于各种原因导致脑动脉血流中断，相应脑组织发生缺血性坏死，从而出现相应神经功能缺失的一组脑血管病，包括脑动脉血栓形成性脑梗死、栓塞性脑梗死和腔隙性脑梗死等，可出现感觉和运动功能障碍、语言功能障碍（包括失语及构音障碍）、认知功能障碍、心理障碍和吞咽困难、二便失禁、性功能障碍等临床表现，多符合脑动脉供血分布区的特点。

针灸治疗缺血性脑卒中具有以下特点：①联合应用为主。常结合西医常规治疗联合应用，擅长改善肢体运动、语言、吞咽等功能损伤的神经康复。②综合疗法疗效更优。以毫针针刺、电针为主，辅以多种特色疗法，综合疗法的疗效优于单一疗法。如针药结合有利于临床疗效的提高，具有促进药物归经的协同作用，增强药物的靶向作用。③不同时期针灸介入作用不同。急性期针灸有利于促进肢体功能恢复，改善延髓麻痹；后遗症期在康复训练的基础上结合针灸治疗更有利于运动功能障碍、认知功能障碍、卒中后失语等方面的改善。④遣穴组方呈现一定的规律性。中经络多选用阳经经脉，使用频次最多的是手足阳明经，使用频次最多的穴位依次为足三里、合谷、曲池、阳陵泉、三阴交等，并且以曲池、合谷、足三里、肩髃、阳陵泉等穴位相互配伍最为常见。中脏腑之闭证多选用督脉经穴和十二井穴，中脏腑之脱证主要选用任脉经穴。

（一）改善脑部血液循环

针灸改善缺血性脑卒中脑部血液循环的作用机制主要体现在改善脑动脉弹性、纠正血脂和血液流变性异常、改善甲皱微循环、促进新生血管生成等方面。

1. 改善脑动脉弹性　缺血性脑卒中主要病理变化为脑部缺血区血液供应减少。针刺可通过调动和激发机体自我调节机制，改善脑血管弹性，缓解脑血管痉挛，增加单位时间内流入脑动脉的血液容积，改善大脑血液循环，进而提高脑组织氧分压，改善病灶周围脑细胞营养供血状态。并且针刺改善患者脑血流低灌注状态效应与脑缺血程度密切相关：脑缺血程度轻者，针刺效应明显；脑缺血程度重者，或伴有器质性脑损害者，则针刺作用效果差。

2. 纠正血脂和血液流变性异常　血脂代谢和血液流变性异常是脑血管病的重要病理基础。血脂代谢紊乱多可引起血液流变性异常，致使血液处于高黏聚状态，从而减少脑部血流量，进一步引起脑细胞缺血、缺氧。缺血性脑卒中发病过程中多具有高脂血症、高密度脂蛋白降低的特性。血脂升高则低密度脂蛋白和极低密度脂蛋白易于沉积于动脉管壁，导致动脉粥样硬化，为红细胞聚集、附着及血栓形成提供了条件；高密度脂蛋白降低则失去了对动脉管壁的保护作用。因此，血脂升高、血流速度减慢、全血黏度增加是脑卒中形成的重要原因。

针刺早期干预可通过降低血清总胆固醇和三酰甘油含量、增加高密度脂蛋白水平，促使胆固醇转运，调节血脂代谢，从而改善血管弹性，以防止或改善动脉粥样硬化，减小脑缺血体积和改善神经功能缺损；通过降低全血黏度、红细胞聚集指数、血细胞沉降系数，从而减少红细胞的聚集，改善血液的高黏、凝聚状态，稳定血液内环境，促进大脑血液循环，增加脑供血量。

3. 改善甲皱微循环　甲皱微循环在一定程度上反映了体内微循环的状态。缺血性脑卒中患者由于血脂代谢和血液流变性异常引起体内微循环的改变，多出现管襻排列紊乱、数目减少、异形管襻增多、血流缓慢等甲皱微循环异常情况。有研究表明甲皱微循环的改善程度和患者肌力、关节功能的恢复呈正相关。

针刺治疗有利于改善中风患者微循环状态，促使管襻排列整齐、开放数目增多、异形管襻比例减少、管襻增宽、局部血流加速等甲皱微循环变化。甲皱是人体内构型最简单的毛细血管，对甲皱微循环观察是观察活体微循环动态的窗口，所显示的微循环清晰度、流速、流态及其微循环周围状态等,都是反映微循环灌流状态的重要指标。研究表明针刺能改善体内微循环,调节血液黏度、毛细血管的舒缩功能及渗透压,缓解卒中后脑缺血缺氧状态,减轻神经细胞损伤。

4. 促进新生血管生成 血管新生是指在原有血管基础上,通过内皮细胞芽生,血管分裂、分支而形成复杂血管网络,并使其功能与局部需要相适应的过程;是缺血后脑组织再次获得氧和营养的自然保护机制,可减轻缺血性脑损伤,促进神经功能恢复。因此通过促进血管新生,建立有效的侧支循环促使脑缺血后血管网络系统重建,从而改善脑缺血、加快神经功能恢复是治疗缺血性脑卒中的重要治疗策略。

电针、头针等均可促进血清碱性成纤维细胞生长因子、血管内皮生长因子含量升高,上调脑梗死局灶血管生成素、下调血管抑制素的表达,加速内皮祖细胞分泌和归巢,增加血管的通透性,以促进微血管新生,使得微血管密度增加,建立侧支循环,从而代偿性恢复病灶的血液供应,改善缺血区周围的组织灌注与营养供应,从而减少神经元凋亡,降低脑损伤程度,促进缺血后神经功能的恢复。

(二) 改善脑电活动

脑电活动是反映大脑功能最为直观的指标之一。脑电图和躯体感觉诱发电位(somatosensory evoked potential,SEP)是观测缺血性脑卒中后脑电活动的常用神经电生理学方法,可客观评价神经细胞功能和缺血损伤程度。

缺血性脑卒中早期,病灶区神经细胞在形态改变之前,功能活动已经受损,脑电活动发生抑制性变化,出现低幅慢波。针刺治疗有利于脑电活动α节律增高,α指数增多,调幅规整,持续时间延长,同时伴有θ、δ节律波幅降低与平均功率的下降,原有慢波活动频率及长度减少,表明针刺可改善患者的大脑皮质抑制状态,增强代偿功能,提高皮质细胞的基本电活动。

SEP是指给皮肤或末梢神经刺激在对侧头皮记录到的大脑皮质电位活动,是一种客观评定运动和感觉通路完整性及其功能状态的神经生理学方法,常用于脑功能损害的判定。SEP的潜伏期长短、波幅的高低、波形分化及重复性是否良好,反映了参与生物电活动的神经元的多少和脑神经细胞的兴奋程度。有研究观察针刺治疗中风偏瘫患者前后的SEP变化,发现针刺可缩短SEP N9、N20及P40的潜伏期,提高SEP N20的波幅。提示针刺可能通过对大脑皮质中枢生物电活动发挥调节作用,使半暗带神经细胞复活或休眠状态下的神经细胞觉醒,协调脑皮质功能区之间的联系,加强脑皮质的代偿功能,最终改善异常的诱发电位,相应临床症状亦好转。

(三) 调节神经生化指标

1. 纠正神经递质或调质紊乱 神经系统内信息传递的主要方式是以释放化学递质为中介的突触传递,而神经递质和神经调质是维持突触传递发挥生理效应的重要物质,参与了神经元之间及神经元与肌肉或腺体细胞之间的兴奋传递。其中神经递质是在化学突触传递中担当信使的特定化学物质;神经调质在神经元之间并不起直接传递信息的作用,只能间接调节突触前末梢释放的递质的量及活动水平,以增强或削弱神经递质传递信息的效应。

缺血性脑卒中后神经递质的异常释放,不仅能作用于突触神经元,导致神经功能障碍,还能促使脑血流量下降,导致脑局部缺血坏死。脑缺血后单胺类神经递质含量显著降低,以DA、5-HT下降最为明显,NE也有显著下降;氨基酸递质代谢异常,兴奋性氨基酸如Glu、天冬氨酸(aspartic acid,Asp)含量上升,引起神经毒性作用,损伤神经元;β-内啡肽参与了缺血性脑卒中的病理生理过程,缺血灶β-内啡肽的含量升高,加重了中枢神经系统的继发性损伤。

积极调整神经递质或调质代谢紊乱是减轻缺血性脑卒中应激反应和保护脑缺血神经的重要方法。研究发现针刺可提高模型动物外周血中DA、5-HT和NE水平,调节脑内单胺类神经递质紊乱,减轻对缺血神经元的损害;针刺可降低脑组织的Glu和Asp的含量,升高γ-氨基丁酸的水平,降低兴奋性氨基酸神经毒性，阻止神经元继发性坏死；针刺可调控缺血灶β-内啡肽，使其维持在较低的水平，减轻脑组织损伤。针灸对上述神经递质或调质的影响，可能参与针灸治疗缺血性脑卒中的调整机制。

2. 清除过量自由基 自由基的过量产生及其连锁反应的发生是脑缺血和再灌流脑损伤的重要机制，产生于缺血期而激化于再灌流期。有研究表明脑自由基水平与脑水肿程度呈现明显的正相关，提示脑水肿是同时发生于自由基连锁反应这一核心病理环节中最直接的缺血性脑损害结果。脑缺血时由于大量氧自由基消耗了 SOD，使 SOD 清除自由基能力下降，过剩的自由基与脑组织生物膜不饱和脂肪酸发生过氧化连锁反应，产生大量脂质过氧化物终产物 MDA，破坏脑组织生物膜结构致使其功能受损，从而引起细胞损伤直至死亡。脑缺血再灌流期间自由基主要损伤微血管系统，破坏毛细血管内皮，致使血脑屏障的通透性增加，出现脑组织结构及功能障碍。

针刺可以减轻脑缺血再灌流所致的脑水肿程度，提高脑组织 SOD 的活性，抑制 MDA 的异常升高，提示针刺疗法能有效抑制自由基的产生及连锁反应的发生，减轻脑缺血对神经细胞的损伤，从而发挥保护脑组织结构及功能的积极作用。研究表明脑缺血后针刺介入治疗越早，SOD 释放就越多，脑组织局部脂质过氧化反应就越少，自由基对脑组织的损害就越低。

3. 抑制炎性因子 脑组织缺血后发生炎症级联反应，各种炎症介质包括细胞因子、趋化因子、细胞黏附分子等加重了缺血性脑损伤。炎性因子如肿瘤坏死因子（tumor necrosis factor-α，TNF-α）、白细胞介素-6（interleukin-6，IL-6）等，在脑血管病的病理过程中起着重要作用。TNF-α 作为前炎性因子，可通过促进凝血、增加内皮细胞通透性及诱导黏附分子和其他炎性介质表达，进而加重脑缺血再灌注损伤。IL-6 在脑缺血再灌注损伤中起双重作用，一方面参与脑缺血损伤，是机体组织损伤程度和炎症反应的重要指标；另一方面可能通过抑制 NF-κB 介导的多种炎性因子的表达和氧自由基的合成，在一定程度上保护神经元免受缺血损伤。

缺血性脑卒中急性期脑内 TNF-α 和 IL-6 水平明显升高，其含量与局部脑组织缺血性损伤程度密切相关。头穴透刺能降低脑梗死诱发的 TNF-α 和 IL-6 高表达，进而减轻脑损伤，发挥脑保护作用。另有研究发现针刺能通过上调脑缺血再灌注大鼠 IL-6 含量，对缺血组织起到抗损伤、促修复的作用。

4. 促进神经营养因子表达 多种内源性神经营养因子如神经生长因子（nerve growth factor，NGF）、脑源性神经营养因子（brain-derived neurotrophic factor，BDNF）、碱性成纤维细胞生长因子（basic fibroblast growth factor，bFGF）等参与缺血性脑损伤的保护，发挥营养脑神经、促其神经再生等作用。内源性 NGF、BDNF 通过不同途径提高自由基清除剂的活性，拮抗兴奋性氨基酸的神经毒性，稳定细胞内钙离子浓度，从而发挥保护脑缺血损伤的作用。NGF 可通过胆碱能神经逆行运输至前脑基底核，维持胆碱能神经元的存活和功能；BDNF 通过与酪氨酸激酶 B 结合而发挥作用，进而激活 Ras/MAPK 信号通路，促进神经细胞生存，增加突触可塑性及神经发生。而 bFGF 可通过促进成纤维细胞、血管内皮细胞、神经胶质细胞的分裂增殖，参与脑神经营养与再生。

针刺可以提高脑卒中缺血灶 NGF、BDNF 及 bFGF 的表达，减轻神经元缺血损伤，促进梗死灶周围血管增生，促使肢体功能恢复。针刺通过上调神经营养因子的表达，最终参与缺血性脑损伤的保护和脑神经的营养与再生。

5. 促进突触可塑性 促进突触可塑性是脑缺血后脑功能重组的重要环节。突触是细胞间信息传递的特异部位，也是神经可塑性变化的敏感部位。突触可塑性主要指突触连接在形态和功能上的修饰，包括突触结构和数量的长期改变，以及神经传递的强度和效能的短期改变。生长相关蛋白 43（growth associated protein 43，GAP-43）是反映突触可塑性的主要指标。GAP-43 是一种神经轴突生长蛋白，主要在神经元轴突末端生长锥中表达，是神经元轴突生长发育和可塑性的分子标志物。生理情况下，GAP-43 处于抑制状态，含量极低。脑损伤后启动内源性保护机制可刺激 GAP-43 的表达。但随着损伤范围的逐步扩大和损伤修复时间的延长，GAP-43 的表达逐步回落，不足以实现完全性功能代偿，进而加重脑损伤。

针刺可通过提高缺血中心区周围皮层 GAP-43 表达，促进生长锥形成，加速单胺递质释放，产生和维持突触传递长时程增强，引导轴突再生和突触重建，有助于缺血性脑损伤的再生和修复。此外，针刺还可升高突触数密度、面密度，增加突触后膜致密物质厚度、缩小突触间隙、减少突触界面曲率的下降。上述改变提示突触传递效能的增强。同时也表明，针刺不仅能促进新突触的形成，还能促进突触结构的修饰，从而治疗缺血性脑卒中。针刺可消除缺血对该区突触传递形成的损害，通过提高突触传递的效率促进突触可塑性形成，进而影响脑缺血后大脑功能的重组。

综上所述，缺血性脑卒中在常规西药治疗基础上，配合针灸治疗有助于提高临床疗效、降低脑缺血损伤和再灌注损伤程度。针灸可通过改善脑动脉弹性、纠正血脂和血液流变性异常、改善甲皱微循环、促进新生血管生成等改善脑部血液循环；通过调节脑电活动和体感诱发电位，改善脑缺血损伤；通过纠正神经递质/调质紊乱、清除过量自由基、抑制炎症因子、促进神经营养因子表达、促进突触可塑性等改善脑缺血损伤和再灌注损伤。此外，针灸对缺血性脑卒中的保护作用是多系统的协同效应，这就要求在探讨针灸治疗该病的整体机制过程中，须不断开展多层次、多靶点、多学科交叉的综合研究，以探索其内在的确切机制。

二、针灸治疗支气管哮喘机制

支气管哮喘（bronchial asthma，BA）是临床最常见的呼吸系统疾病之一。支气管哮喘是由多种细胞和细胞组分参与的，以气道慢性炎症、气道高反应性、广泛多变的可逆性气流受限为主要特征，并以反复发作性的喘息、气急、胸闷或咳嗽等为主要症状的气道慢性炎症性疾病。

针灸治疗支气管哮喘主要有以下特点：①不同分期均可针灸：针灸能够显著提高哮喘治疗的总有效率，对不同分期均有效。针灸的优势体现在慢性持续期和临床缓解期介入。②针灸组合疗法疗效更优：针刺、灸法、穴位贴敷疗法、穴位注射、穴位埋线、浮针等都是针灸治疗支气管哮喘的常用方法，而针灸组合疗法的疗效优于单一疗法。③遣穴组方呈现一定的规律性：主要选取肺经和膀胱经、任督脉经穴，以特定穴为主。慢性持续期和临床缓解期形成了以肺俞为主穴，定喘、大椎、风门、膻中、脾俞、肾俞、足三里等穴位交替使用的治疗选穴模式；而急性发作期在选取肺俞的基础上，配合定喘、素髎、鱼际、孔最等穴可缓解症状、减少激素等西药应用的剂量。

（一）改善肺功能

改善肺的通气功能，缓解气管张力、舒张气道平滑肌细胞，有效降低肺阻力是控制哮喘的重要治疗策略之一。有研究表明，针刺、电针、穴位贴敷等疗法，均可明显改善哮喘患者的第一秒用力呼气量（forced expiratory volume in first second，FEV_1）、FEV_1/FVC（第一秒用力呼气量/用力肺活量）和呼气流量峰值（peak expiratory flow，PEF），但电针对哮喘急性发作期更为有效。刺络拔罐联合穴位敷贴对支气管哮喘缓解期患者的肺功能亦有明显改善，可提高 FEV_1、最大呼气流速等肺功能指标。此外，穴位埋针、低能量激光针刺疗法等也能改善肺通气功能，降低呼出气一氧化氮（FeNO）浓度。

TSG12 作为一种非毒性、特异的 TG-2 激动剂可以舒张气道平滑肌细胞，有效降低哮喘患者肺阻力。金属硫蛋白-2（MT-2）与肌动蛋白结合蛋白-2（TG-2）的结合可能是针灸平喘潜在靶点之一。

（二）控制气道炎症反应

支气管哮喘的主要病理基础是慢性气道炎症，是多种炎性细胞、炎症介质、细胞因子相互作用的结果。有研究表明，针灸可减少炎性细胞浸润和炎症介质释放，进而减轻气道损伤、缓解气道痉挛、抑制气道重塑，达到改善哮喘症状的目的。

1. 炎性细胞　参与哮喘气道慢性炎症反应的炎性细胞通过直接浸润或释放各种炎症介质，引起气道上皮受损、剥脱并导致气道高反应性。其中，嗜酸性粒细胞（eosinophil，EOS）是引起气道慢性炎症、产生气道高反应性、诱发迟发性哮喘的关键效应细胞。有研究证实，单纯针刺、电针、天灸等疗法均可降低 EOS 的数目，减少气道局部 EOS 的浸润或阻断炎症介质的释放，进而减轻气道损伤、缓解气道痉挛、抑制气道重塑。

2. 炎症介质　目前，已知参与哮喘发病机制的炎症介质有 50 多种，主要涉及组胺、白三烯、前列腺素等，这些炎症介质被释放、激活后可直接或间接引起气道平滑肌痉挛、气道黏膜水肿及炎性损伤，还可引起气道高反应性。研究发现采取不同针灸方法可减轻豚鼠的气道炎症反应，降低血组胺水平和免疫球蛋白 E（IgE）含量，提示针刺及穴位贴敷能明显降低炎性介质的释放。

3. 细胞因子　细胞因子在哮喘发病过程中具有关键性的作用，是气道阻塞的关键介质；炎性细胞的相互作用和炎症介质的释放均受到各种细胞因子的调控。主要包括白细胞介素（IL）、干扰素（IFN）和肿瘤坏死因子（TNF）等。有资料显示，天灸可显著降低哮喘大鼠 EOS、IgE 水平及 IL-4 的含量，提高 IFN-γ的含量，表明天灸能减轻哮喘大鼠的气道炎症，其作用与细胞因子具有相关性。

> **知识链接**
>
> **参与气道炎症反应的物质**
>
> 1. 炎性细胞　参与哮喘气道慢性炎症反应的炎性细胞主要有 EOS、T 淋巴细胞、肥大细胞等。
> 2. 炎症介质　参与哮喘发病机制的炎症介质有 50 多种，主要涉及组胺、白三烯、前列腺素等。
> 3. 细胞因子　引起哮喘发病的细胞因子有四大类 20 余种，主要包括 IL、干扰素（IFN）、集落刺激因子（CSF）和肿瘤坏死因子（TNF）等。

（三）调节免疫功能

目前，免疫机制被认为是哮喘发病最重要的机制，调节免疫功能被认为是针灸防治哮喘的重要机制之一。针灸对免疫细胞、免疫分子、免疫应答均有调节作用，能提高机体免疫能力，达到防治哮喘的目的。针刺可减少炎性细胞的数量并降低其活化程度；针灸可显著降低哮喘患者血清 IgE 水平，有效控制哮喘发作时的症状和炎症反应，并减少哮喘复发，改善患者机体免疫功能。三伏灸治疗后，患者 Th1/Th2 值升高，IFN-γ分泌水平降低，转录因子 T-bet 和 GATA-3 水平明显升高，STAT-6 表达水平明显降低，提示该疗法可以通过降低 Th2，调节 Th1/Th2 值，对支气管哮喘患者的治疗发挥作用。

（四）调节神经-内分泌网络

HPA 轴是人体神经-内分泌系统的重要组成部分，长期使用肾上腺皮质激素的哮喘患者易出现 HPA 轴功能紊乱。血浆 P 物质是神经源炎症的一个重要递质，可引起支气管平滑肌痉挛，出现喘息、咳嗽、咳痰等症状。临床和实验研究表明，穴位贴敷可降低哮喘患者血浆 P 物质含量，升高血管活性肠肽含量和皮质醇水平，有效拮抗外源性皮质激素对 HPA 轴的负反馈影响，改善哮喘症状。针灸可促进哮喘小鼠模型的肾上腺皮质激素和血浆中皮质醇的分泌，减轻气道炎症，调节 HPA 轴。

（五）抗气道重塑

气道重塑是支气管哮喘的主要病理改变之一，其主要病理变化包括上皮细胞变化和黏液腺增生、上皮下纤维化、气道平滑肌细胞增殖与迁移、气道壁血管再生等。糖皮质激素对气道炎症疗效较好，但对气道重塑疗效不确定。研究显示针刺能有效缓解哮喘大鼠气道重塑的程度，其作用机制可能是通过降低Ⅰ型胶原蛋白、纤维连接蛋白的表达，进而抑制网状基底膜胶原沉积及平滑肌层增厚，起到改善气道重塑的作用。

综上所述，针灸能有效改善支气管哮喘的临床症状，临床研究及实验研究均已得到证实。这种调节作用与穴位特异性、腧穴配伍及治疗方法的选择等因素有很大的关联性。针灸可通过缓解支气管平滑肌的痉挛，降低气道阻力和控制气道炎症，改善肺功能；通过调节炎性细胞、炎症介质、细胞因子及协调它们之间的相互作用，控制气道炎症；通过调节免疫细胞、免疫分子，提高支气管哮喘患者的机体免疫能力；调节神经-内分泌网络，发挥 HPA 轴功能作用。此外，针灸能有效缓解支气管哮喘大鼠气道重塑的程度。然而，基于支气管哮喘是一种多因素导致的疾病，充分利用最新的研究方法和技术，筛选出最优穴位处方及治疗方法，揭示针灸对其作用的机制，仍有待进一步深入研究。

三、针灸治疗冠心病机制

冠心病（coronary artery heart disease）是由冠状动脉粥样硬化导致心肌缺血、缺氧而引起的以心绞痛、心律失常为主要表现的心血管疾病，严重的可发生心肌梗死、心力衰竭、心搏骤停等危候而危及患者生命。

针灸治疗冠心病主要有以下特点：①针灸防治冠心病具有一定的优势。针刺治疗阵发性心动过速或心动过缓见效极快；针刺可使部分早期或阵发性心房颤动患者的心律恢复至窦性心律，而对慢性心房颤动疗效不明显。②综合疗法疗效更优。有单纯针刺、针药结合、艾灸、耳针、头针、电针、穴位注射、穴位贴敷、穴位埋线、腕踝针等疗法，但仍以单纯针刺为主，针药结合次之。针药结合辨证治疗优于单纯针刺或药物治疗。③遣穴组方呈现一定的规律性。遵循"循经取穴"原则，并注重邻近穴位及具有经气会聚特点的特定穴的选取，主要集中在四肢与胸腹部、背部穴位，上肢与背部穴位配伍居首位。内关、膻中、心俞、厥阴俞、膈俞、足三里、三阴交、巨阙、神门、郄门等穴是针灸治疗冠心病的常用穴位。

（一）增加冠状动脉血流量，改善心脏泵血功能

针刺对促进心肌缺血区侧支循环，增加心肌冠脉血流量，改善其缺血缺氧状态有显著作用，这对于增强心肌收缩力和心脏泵血功能，改善急性心肌缺血引起的低排高阻等心脏血流动力学紊乱状态有显著的治疗作用。针刺能改善左心功能，增强心肌收缩力和顺应性，减轻心肌收缩成分受损的程度，改善缺血区心肌的兴奋状态，易化兴奋在缺血区传导，减少心律失常的发生，还可增加急性心肌缺血的动脉压、冠脉压、跨侧支血管压力梯度、冠脉血流量，降低外周总阻力和缺血梗死区血管阻力，对缺血心肌有明显的保护作用。针刺可通过调节冠心病患者血中的单胺类体液因素（5-HT、肾上腺素、NE、DA 等）水平而缓解冠状动脉痉挛和闭塞，增加冠脉血流量。

（二）调节心肌代谢，改善缺血心肌早期电稳定性

针刺可使冠脉血流量增加，冠脉阻力下降，心肌血氧供应增加，最大冠状动、静脉血氧含量差减小，心肌耗氧量降低，有效地缓解心肌对血氧供求失衡的病理状态；可降低缓激肽冠脉灌注所致缺血区心肌的耗氧量，延缓氧分压下降时间及其降低程度，防止酸性代谢产物蓄积，从而有效地减轻了心肌损伤程度和心肌细胞中毒状态，有利于心肌收缩力的恢复；可促进急性缺血性心肌细胞的糖原分解，使与糖原代谢有关的磷酸化酶、乳酸脱氢酶和琥珀酸脱氢酶等被激活，进行无氧糖酵解，以保证心肌能量的供应和心肌存活；可降低缺血心肌内 cAMP 和 cGMP 含量，并使其比值保持恒定，从而保护缺血心肌；能使因缺氧而受损的心肌细胞线粒体嵴结构恢复，从而有利于氧化磷酸化的进行和高能磷酸键与 ATP 的合成，保证了心肌能量代谢的正常进行和心肌的能量供应。针刺能抑制急性心肌缺血，使早期心肌单相动作电位波幅显著减小，平台期动作电位总时程缩短，从而保持其

复极过程的相对稳定性。这对改善缺血心肌兴奋性、传导性，中断兴奋折返途径和减少心律失常的发生，以及预防冠心病猝死均有积极治疗作用。

（三）降低血脂和血液黏度，改善微循环

针刺可使血中胆固醇、三酰甘油、纤维蛋白原、血细胞比容、全血黏度比和血浆黏度比及血小板聚集率明显下降，从而有效降低血液的高黏聚状态，减小血流阻力和凝聚性，促使血流加快，微循环有效灌注明显改善。针刺在减轻缺血区心肌的损害程度、缩小损伤面积和促进损伤后恢复等方面也有积极的治疗意义。

（四）增强氧自由基清除能力，减轻脂质过氧化损伤

氧自由基（oxygen derived free radical，OFR）主要包括超氧阴离子自由基（$O_2^- \cdot$）、羟自由基（$OH \cdot$）和过氧化氢（H_2O_2），能与蛋白质、核酸、脂质及其他分子如透明质酸等反应并破坏其分子结构。心肌缺血时，低氧血症使细胞内有氧代谢迅速转化为无氧代谢，产生大量乳酸，生成大量的 OFR，导致心肌细胞膜的脂质过氧化反应，产生脂质过氧化（lipid peroxidation，LPO）及其降解产物 MDA，同时 SOD 活性降低，造成 OFR 堆积，使细胞肿胀、破裂，心肌细胞死亡。针刺可使血清和心肌组织 SOD 活性显著增强，LPO、MDA 含量明显降低，表明针刺能提高血清及心肌组织的抗氧化能力，减轻脂质过氧化损伤，从而达到保护心肌的作用。

（五）改善心肌超微结构，促进侧支新生血管形成

针刺可使心肌缺血区出现较多开放的、功能活跃的毛细血管，毛细血管内皮细胞损伤的现象明显减少，疏通了微循环，从而保证心肌与新鲜血液能及时地进行物质和能量交换，且针刺后心肌的横纹和肌原纤维的明暗带清晰可见，多数线粒体未见肿胀和积聚成堆现象发生，血小板也没有出现脱颗粒，提示针刺可保护心肌细胞不在急性心肌缺血期间受损。

慢性心脏病患者冠状动脉管腔逐步狭窄或闭塞，最终导致心肌缺血，血管生长因子参与冠状动脉粥样硬化侧支循环的形成，通过代偿血管增生，包括血管平滑肌细胞、内皮细胞、细胞外质的增殖、分化、迁移、生存或凋亡，即功能性侧支血管生成，部分自然地适应局部心肌缺血。针刺通过新生血管的形成来促进缺血区心肌侧支循环，增加缺血区供血，缩小梗死范围，改善心肌功能。

综上所述，针灸治疗冠心病心绞痛疗效确切，并从器官、组织和分子水平角度阐释了针灸治疗冠心病机制，即针灸可以增加冠状动脉血流量、改善心脏泵血功能；可以调节心肌代谢，改善缺血心肌早期电稳定性；能够降低血脂和血液黏度，改善微循环；能够增强氧自由基清除能力，减轻脂质过氧化损伤；能够降低、改善心肌超微结构，促进侧支新生血管形成。根据治病求本的原则，结合现代医学相关进展、研究热点，应针对本病的发病机制及针灸治病机制进行更为深入的探讨。

四、针灸治疗消化性溃疡机制

消化性溃疡（peptic ulcer）是指胃肠道黏膜被胃酸和胃蛋白酶等自身消化而发生的溃疡，主要包括胃溃疡（gastric ulcer，GU）和十二指肠溃疡（duodenal ulcer，DU）。临床主要表现为周期性发作的节律性上腹部疼痛，可伴有反酸、嗳气、上腹饱胀等消化不良症状。

针灸治疗消化性溃疡具有以下特点：①针灸防治疗效兼优。针灸疗法的总有效率、幽门螺杆菌转阴率、复发率显著优于常规药物，且近期和远期疗效肯定。不论是迅速控制症状、减轻胃黏膜损伤、促进溃疡愈合，还是预防复发、防止并发症的发生，针灸均有很好的疗效。②针灸治疗方法趋于多样化。临床治疗以针刺、艾灸、穴位注射、电针、耳穴贴压、耳针、穴位敷贴、穴位埋线、穴位挑治及针灸配合其他疗法。③遣穴组方呈现一定的规律性。主要选取足阳明胃经、足太阳膀胱经

和任脉腧穴，常用腧穴为足三里、中脘、胃俞、内关、脾俞、天枢、公孙、气海、太冲、梁丘、梁门、上脘等。

（一）调节胃肠道运动功能

胃及十二指肠运动功能异常是消化性溃疡发病的重要因素。针灸对于胃肠运动具有良好的双向调节作用。通过对人体或动物的胃蠕动、肠鸣音、胃肠电、胃肠压力等指标的检测和观察发现，针灸不仅对高张力、运动亢进的胃肠道运动有抑制作用，能解除病理性胃肠道痉挛，而且对低张力、运动弛缓的胃肠道有兴奋作用，可增强胃肠道运动。

（二）调节胃肠道分泌功能

胃酸和胃蛋白酶在消化性溃疡发病中起主导作用。针灸能有效减少胃液总酸排出量，使胃酸的分泌趋于正常，同时可降低胃蛋白酶活性。

胃泌素、胃动素、P物质、生长抑素等物质分布于脑内和消化道管壁，因此统称为脑肠肽，其对胃肠运动、分泌、吸收和消化道血流有重要作用。针刺能降低胃泌素含量，从而抑制胃酸分泌，促进溃疡的愈合；针刺对胃动素有双向调节作用，可使过高的胃动素含量降低，过低的胃动素恢复正常水平；电针可使胃黏膜受损大鼠胃窦内P物质含量升高，延髓P物质含量下降，使被抑制的胃运动得以恢复；针刺可减少生长抑素的生成，抑制胃黏膜生长抑素受体基因表达强度，促进黏膜上皮细胞的增殖，加速损伤黏膜的修复。

（三）保护胃肠道黏膜

胃及十二指肠黏膜屏障的损害是消化性溃疡发病的基本原因。艾灸能够使大鼠胃黏膜损伤指数明显降低，提高胃组织表皮生长因子、转化生长因子的表达，激活表皮生长因子受体/细胞外信号调节信号转导通路，促进脾虚胃溃疡大鼠黏膜损伤的修复。艾灸可使胃黏膜上皮细胞脱落情况好转，排列较为整齐规则，胃黏膜上皮出现肉芽组织增生，胃腺细胞增殖趋向正常，炎性细胞渐趋减少，毛细血管增生，显著增加胃黏膜血流量，促进胃黏膜细胞增殖，抑制细胞凋亡，修复胃黏膜损伤。电针可通过下调模型大鼠血清肿瘤坏死因子-α及十二指肠高迁移率族蛋白B1的表达来发挥抗炎作用，降低十二指肠黏膜损伤程度。

（四）抗幽门螺杆菌感染

幽门螺杆菌（Hp）是一种寄生于胃黏膜的革兰氏阴性菌，是消化性溃疡的主要病因。Hp能引发胃黏膜局部炎性反应，使胃酸分泌过多，破坏正常的胃黏膜屏障，从而诱发消化性溃疡。针灸能使消化性溃疡患者Hp阳性明显转阴，血清免疫球蛋白IgG、IgM含量升高，溃疡面积显著减少。艾灸预处理可诱导血清热休克蛋白72的高表达，通过与外周血单核细胞Toll样受体2、4受体结合启动受体后信号转导途径，调控下游信号物质的释放，从而调节机体相关免疫物质的释放，减轻幽门螺杆菌引起的胃黏膜损伤。

（五）调控应激反应

应激与消化性溃疡的发生发展有密切联系。电针能上调应激性胃溃疡大鼠胃组织热休克蛋白70 mRNA表达，促进胃黏膜损伤的修复。艾灸能调节应激性胃溃疡大鼠胃黏膜细胞信号蛋白磷酸化水平，通过下调TRAF2、Stat1、p53、Mkp-3、NF-κB等5种蛋白质磷酸化水平，抑制应激性胃溃疡大鼠胃黏膜细胞的凋亡，减少胃黏膜细胞的坏死，减轻胃黏膜炎性反应；通过上调MEK、Ras、P38 MAPK、PI3K、PAK、B-Raf、ERK2等7种蛋白磷酸化水平，增强应激性胃溃疡大鼠胃黏膜细胞的增殖能力，促进胃黏膜细胞的增生，从而加速受损胃黏膜的修复。多种神经递质、激素、蛋白参与，且相互作用、相互影响，综合发挥胃黏膜的保护作用，实现胃功能的调节作用。

综上所述，针灸防治消化性溃疡疗效确切，尤其在缩小溃疡面积、降低溃疡指数、幽门螺杆菌转阴及促进肠道黏液的分泌、促进受损胃黏膜的愈合等方面具有治疗优势。其作用机制主要表现在调节胃肠道运动和分泌功能、保护胃肠道黏膜、抗 Hp 感染、调控应激反应等方面。由于针灸治疗消化性溃疡的作用机制复杂，涉及干预因素众多，其机制尚未完全明了，还需要进一步探索。

五、针灸治疗溃疡性结肠炎机制

溃疡性结肠炎（ulcerative colitis，UC）是一种原因不明的慢性非特异性的肠道炎症性疾病。病变主要累及直肠、结肠黏膜和黏膜下层。与克罗恩病（Crohn's disease，CD）同属于炎症性肠病（inflammatory bowel disease，IBD）。临床主要表现为腹痛、里急后重、持续性或反复发作的腹泻、黏液脓血便等消化道症状；可伴有不同程度的全身症状（如发热、消瘦、贫血等）和关节、皮肤、眼等肠外表现。

针灸治疗 UC 主要有以下特点：①针灸疗效具有比较优势。Meta 分析结果显示针灸能提高治疗 UC 的临床疗效。中医作为辅助治疗对溃疡性结肠炎患者有一定的疗效，其中针灸占有非常重要的地位。②针灸治疗方法趋于多样化。针灸治疗方法包括针刺、艾灸、温针灸、穴位埋线等，常配合灌肠、中西药口服。③遣穴组方呈现一定的规律性。临床多选取足阳明胃经和任脉穴位，穴位使用频率依次为足三里、天枢、上巨虚、大肠俞；配伍以"足三里-天枢""足三里-上巨虚"最为常见。

（一）调节肠道整体功能

1. 调节肠道微生态环境　UC 的发病与肠道菌群存在密切关系。在正常人体内，肠道微生物群与人体形成一种共生的关系，维持宿主肠道微生态环境的稳定，使机体处于健康的稳态。一旦这种稳态遭到破坏，相对致病因子产生增多，从而侵袭、损害肠黏膜，引起或加重 UC 发病。脑-肠轴是大脑通过中枢神经系统、肠神经系统（enteric nervous system，ENS）、HPA 轴等与肠道双向联系的神经-内分泌-免疫网络。肠道菌群与大脑之间的互动是通过脑-肠轴之间的神经-内分泌网络系统的双向交通通路并借助于各种神经递质、免疫信息等来实现的。

目前认为针灸从两个途径调节肠道微环境：一是通过调节肠道微生物群的数量和比例恢复肠道稳态，电针可降低 UC 模型大鼠疾病活动指数，提高肠道菌群的丰度值和多样性指数，从而明显改善实验性大鼠肠道菌群的多样性及有益菌群的含量，对肠道微生态起保护作用。二是通过脑-肠轴调节肠道微生物群，针灸可通过神经-内分泌网络系统的一系列功能发挥调节作用，其中脑肠肽参与了调节，并起到重要作用。针灸对脑肠肽有激活和释放作用，进而实现对胃肠运动和肠道菌群的调控。

知识链接

肠道微生态系统

肠道微生态系统是由正常微生物群与其宿主的微环境（组织、细胞、代谢产物）两类成分组成。

肠道主要由三大类肠道菌群构成：①与机体共生的生理性菌群；②潜在的条件致病菌群；③侵入性病原菌群。其系统功能多样，参与肠黏膜免疫系统的发育，促进肠黏膜分泌型免疫球蛋白 A（secretory immunoglobulin A，sIgA）的合成，并与肠黏膜免疫细胞相互调节，是维持肠道稳态的重要机制。

2. 保护肠黏膜屏障，修复肠黏膜　结肠黏膜屏障功能的损伤与 UC 的发生、发展有密切关系。研究发现 UC 患者结肠黏膜屏障的各个环节都存在不同程度的损伤，而针灸对 UC 结肠黏膜屏障则具有保护和修复作用。

有研究表明，采用不同艾灸方法能显著提高大鼠体重，改善腹泻症状及结肠肠壁各层结构，促进溃疡面愈合，上调结肠黏膜中性黏蛋白和酸性黏蛋白分泌，保护肠黏膜的化学屏障，起到修复 UC 大鼠结肠损伤的作用。通过电镜观察发现，电针可减轻肠组织超微结构的损伤，经电针治疗后微绒毛排列整齐，线粒体和内质网轻度肿胀，较接近于正常。

> **知识链接**
>
> 肠黏膜屏障
>
> 　　免疫屏障，由肠上皮细胞、肠上皮内淋巴组织、肠道浆细胞、sIgA、sIgD 等构成。机械屏障，由肠黏膜上皮细胞、侧面的细胞连接和上皮下固有膜等构成。化学屏障，由肠道分泌的胃酸、黏液、胆汁、糖蛋白、各种消化酶和溶菌酶等构成。生物屏障，由正常的肠道菌群，如双歧杆菌、乳酸杆菌等构成。

（二）调节 UC 免疫因素

1. 调节自身抗体　目前 UC 多被认为是一种自身免疫性疾病。在 UC 患者血清中，能够检测到多种自身抗体。其中抗杯状细胞抗体（GAB）与核周抗中性粒细胞胞质抗体（antineutrophil cytoplasmic antibody，ANCA）是最常见的自身抗体，ANCA 又分为 cANCA（胞质型，呈弥漫的细颗粒样胞质染色）和 pANCA（核周型，呈核周染色），UC 患者中的 ANCA 以 pANCA 为主，有助于 UC 的早期诊断，且灵敏度较高，并可评估 UC 的严重程度。

有研究表明，穴位埋线能降低 pANCA 阳性率，显著提高 CD44、CD54 及 IL-2 含量。一方面能减轻肠黏膜血管炎的炎症程度，起到调节肠黏膜免疫功能的作用；另一方面能增强由 T 淋巴细胞介导的肠道免疫功能，并增强自然杀伤（natural killer，NK）细胞的细胞毒功能，从而减弱自身免疫反应。

2. 调节免疫细胞　UC 的发病与免疫细胞有重要关联。免疫细胞是维持免疫内环境的一个中心环节，它的失衡会导致炎性细胞和炎症介质异常释放，最终引发肠黏膜组织损害。T 淋巴细胞、B 淋巴细胞、单核-吞噬细胞、粒细胞等在 UC 中均有质和量的表达异常。UC 的发病有认为可能是 Th1/Th2 细胞比例失衡所致，体现为以 Th2 细胞占优势的免疫功能异常。在 UC 患者中，Th1/Th2 细胞比例失调，增加损伤性免疫因子的释放，促使 B 淋巴细胞分泌活跃，产生抗体，导致体液免疫亢进，并进一步激活补体系统，引起肠黏膜的炎性反应。此外，T 淋巴细胞可产生干扰素和白细胞介素等免疫因子，后者又反过来激活黏膜蛋白酶，从而导致肠道病变的发生，如溃疡、瘘管、脓肿等。

有资料显示，针灸能通过下调 UC 模型大鼠结肠组织中 IFN-γ 和 IL-12 水平，上调 IL-4 和 IL-10 水平从而保持 Th1/Th2 细胞间平衡，进而改善免疫功能。电针能明显降低 UC 的疾病活动指数，使 CD 4$^+$CD25$^+$Foxp3$^+$Treg 细胞水平上调，CD3$^+$CD8$^+$IL-17$^+$Th17 细胞水平下降，因此推断电针可能通过对 UC 小鼠 Treg/Th17 免疫平衡的影响起到治疗 UC 的作用。

3. 调节炎性因子　UC 相关细胞因子水平的异常导致机体免疫功能紊乱，是 UC 发生、发展的重要原因之一，促炎症性和抗炎症性细胞因子在其中起主要作用。促炎症性细胞因子（如 IL-1、IL-2、IL-1β、IL-6、IL-8、IL-12、IL-17、IL-37、TNF-α 等）水平升高同时，抗炎症性细胞因子（如 IL-1ra、IL-4、IL-10、IL-13、IL-23 等）水平异常降低，容易导致或加重肠黏膜炎性反应，进一步引起免疫调节失衡，促使炎症趋于慢性化。

有研究表明，电针能使大鼠结肠病变明显减轻，可调节促炎和抗炎细胞因子的表达，使结肠中

TNF-α、IL-1β、IL-6、髓过氧化物酶（myeloperoxid-ase，MPO）和同型半胱氨酸（homocys-teine，Hcy）水平显著降低。艾灸可抑制血清 IL-8 水平及结肠 NF-κB p65 和 TLR-9 蛋白的表达，上调抗炎因子 IL-10 的水平，下调 UC 小鼠结肠组织 IL-8 及细胞间黏附分子-1（ICAM-1）mRNA 的表达，缓解炎性反应，减轻其结肠黏膜损伤，发挥治疗作用。

4. 调节信号通路 从信号传导的角度看，涉及天然免疫的 Toll 样受体（Toll-like receptor，TLR）、NF-κB 信号通路、细胞因子和黏附分子信号通路以及凋亡和免疫豁免密切相关的通路在 UC 的患者中均有紊乱表现。UC 的信号通路相关研究已经成为近年研究热点。

有资料显示，隔药灸可能通过调节 NF-κB 信号通路和信号传导及转录激活因子 3（STAT3），从而减少血清促炎症因子 IL-6、IL-1β 的释放，达到减轻 UC 炎症反应的作用。也有研究证实，电针和隔药灸均显著降低 NOD 样受体蛋白 3（NLRP3）和 IL-1β mRNA 表达量，降低黏膜组织 NADPH 氧化酶（NOXs）、活性氧簇（ROS）、NLRP3 及 IL-1β 表达量，表明电针及隔药灸治疗 UC 是通过抑制 NOXs-ROS-NLRP3 炎症小体信号通路发挥作用的。

综上所述，尽管 UC 的发病机制尚未明确，但针灸治疗有效性，从实验研究到临床观察均已得到证实。目前针灸治疗 UC 的机制主要集中体现在对肠道整体功能和肠道免疫内环境调整作用方面。针灸对肠道整体功能的调整主要通过调节肠道微生态环境和保护肠黏膜屏障，修复肠黏膜来共同完成。针灸能减弱 UC 的自身免疫反应，调节免疫细胞、炎性因子和信号通路从而实现对 UC 免疫因素的调整。然而，基于 UC 是一种多因素导致的疾病，针灸对其发病进程其他方面的影响仍有很大的挖掘空间。

六、针灸治疗糖尿病及并发症机制

糖尿病（diabetes mellitus，DM）是由于胰岛素分泌功能缺陷和（或）胰岛素作用缺陷所引起，以慢性高血糖伴碳水化合物、脂肪及蛋白质代谢障碍为主要特征的一组病因异质性的代谢性疾病。临床可出现多饮、多尿、多食、体重减轻等典型症状，同时可伴有感染、动脉硬化、微血管病变、神经病变、昏迷等并发症。

针灸治疗糖尿病及并发症主要有以下特点：①不同分型分期疗效各异。针灸对非胰岛素依赖型糖尿病疗效较好，能有效下调其空腹血糖、餐后血糖及葡萄糖耐量试验值，而对胰岛素依赖型糖尿病疗效较差。病程短、病情轻中度者针灸治疗效果良好，病情严重者效果稍差；针灸治疗肥胖与中等体型的非胰岛素依赖型糖尿病患者疗效优于消瘦型。②综合疗法和针药结合均具有比较优势。手针是主要治疗方法，可结合耳针、电针、穴位注射、梅花针等疗法，综合疗法疗效优于单一疗法。针灸对降糖药物有协同作用，可减少药物用量，部分患者可停用口服药。③遣穴组方呈现一定的规律性。针灸治疗糖尿病使用频次最多的经脉是足太阳膀胱经，选穴集中在背部和下肢部，穴位使用频次依次为三阴交、足三里、肾俞、脾俞、胃脘下俞等穴，配伍以"脾俞-肾俞"最为常见。④兼治并发症。针灸治疗周围神经损害、高血脂、肾脏病变、心血管病变、视网膜病变、胃轻瘫、皮肤瘙痒症、下肢动脉硬化闭塞症等糖尿病并发症具有良好疗效。

（一）改善胰岛素抵抗

胰岛素抵抗是指胰岛素作用的靶器官对胰岛素作用的敏感性下降，是 2 型糖尿病的发病基础。胰岛素受体和受体后缺陷、下丘脑中枢神经核团电活动和神经递质水平异常、炎症因子过量表达是引起胰岛素抵抗的主要因素。其中受体后缺陷是指胰岛素与受体结合后，胰岛素作用过程中的任何步骤异常。该缺陷不影响胰岛素结合但引起受体向细胞内传递信号功能异常，或受体结合后任何环节上胰岛素作用的效应异常，炎症因子主要是通过血液和内分泌的作用，抑制胰岛素受体底物酪氨酸磷酸化，使其与胰岛素受体底物的结合能力下降，从而诱发胰岛素抵抗。

针灸能有效降低糖尿病患者空腹血糖、调节胰岛素的分泌。对于胰岛素分泌不足者，针刺可上调胰岛素的表达；胰岛素分泌过多者，针刺后胰岛素水平下降。针灸能通过调节下丘脑胰岛素受体底物-1（insulin receptor substrate-1，IRS-1）、磷脂酰肌醇-3-激酶（phosphatidylinositide 3-kinase，PI3K）、葡萄糖转运蛋白-4（glucose transporter-4，GLUT4）的表达，抑制 TNF-α 和 IL-6 等炎症因子的干扰，从而降低胰岛素抵抗指数、升高胰岛素敏感指数、改善瘦素抵抗，调整"脂肪-胰岛内分泌轴"紊乱。针灸能调节胰岛素靶细胞受体数目和功能，增强对葡萄糖的摄取能力，增加红细胞和脂肪细胞胰岛素受体结合位点数，提高外周组织对胰岛素的反应性。

（二）改善胰岛 B 细胞功能结构

胰岛 B 细胞数目减少、功能受损是胰岛素分泌功能障碍的首要原因，是 2 型糖尿病发病的中心环节。针刺通过兴奋迷走神经调节胰岛 B 细胞的分泌功能，增强胰岛 B 细胞受体对葡萄糖的敏感性，促进胰岛素的分泌，调节血糖代谢，提高外周组织对胰岛素的反应性。实验研究证实，电针可增加糖尿病大鼠胰岛 B 细胞数量，改善胰岛组织透明样变、纤维化、水肿和细胞肿胀坏死等病理变化，抑制胰岛 B 细胞凋亡，促进胰岛 B 细胞的修复、增生。

（三）调控信号转导通路

胰岛素信号转导通路的有序运行是胰岛素发挥生物样效应的重要保障。针灸通过调节胰岛素信号转导通路和葡萄糖代谢过程中的信号转导通路防治糖尿病。电针通过作用于胰岛素受体底物蛋白激活 PI3K 信号转导通路，上调蛋白激酶 B 和骨骼肌 IRS1 的表达，提高胰岛素敏感性指数，降低血清 C 肽值，提高 GLUT4 含量，促进骨骼肌摄取葡萄糖，改善胰岛素抵抗状态。

腺苷酸活化蛋白激酶可刺激脂肪酸氧化和葡萄糖摄取，抑制胆固醇合成、脂肪生成和三酰甘油合成，并且抑制脂肪细胞脂肪生成及调节胰岛 B 细胞分泌胰岛素。电针可增加脂联素的表达，上调腺苷酸活化蛋白激酶的含量，进而下调乙酰辅酶 A 羧化酶，降低血中游离脂肪酸水平，增强胰岛素信号传导，促进线粒体对葡萄糖的利用和脂肪酸的代谢，有效缓解胰岛素抵抗。

（四）针灸治疗糖尿病并发症机制

糖尿病是一组以慢性高血糖为特征的终身性代谢性疾病。长期血糖增高，可导致大血管、微血管受损并危及心、脑、肾、周围神经、眼睛、足等组织器官，继发周围神经损害、高血脂、肾脏病变、心血管病变、视网膜病变、胃轻瘫、皮肤瘙痒症、下肢动脉硬化闭塞症等糖尿病并发症。

针灸能够明显改善糖尿病患者血液流变学状态，有效提高神经传导速度，延缓或减轻由糖尿病所致肢体疼痛、麻木、感觉异常、灼热感等周围神经损害；可通过降低糖尿病患者胆固醇、三酰甘油、低密度脂蛋白，升高高密度脂蛋白，纠正糖尿病引起的脂质代谢紊乱；能够改善糖尿病肾病患者肾小球滤过率、糖化血红蛋白、血肌酐、尿微量白蛋白水平，改善肾功能，减轻肾脏损害；能够改善糖尿病合并冠心病患者 ST 段下移的程度和左心室舒张功能，提高心搏出量，降低心绞痛发作频次与程度，改善冠状动脉血液供应，延缓病发冠心病的进程；可通过调节一氧化氮分泌水平，保护血管内皮细胞，改善眼底微循环，改善糖尿病合并视网膜病变的眼底状况；可通过调节胃动素、胃泌素及生长抑素的分泌，增强胃蠕动，促进胃排空，改善糖尿病胃轻瘫症状；可通过调节糖尿病皮肤瘙痒症患者血浆渗透压，纠正糖代谢紊乱，提高皮肤抵抗力，改善皮肤屏障受损及皮色改变情况；能够改善糖尿病下肢动脉硬化闭塞症患者因高血糖为基础的代谢异常所致的循环障碍，下调 IL-6、血管内皮素的含量，降低血小板聚集率，保护血管内皮细胞，增加下肢血流灌注，防止血栓形成。

综上所述，针灸可用于治疗糖尿病及其并发症，在改善胰岛素抵抗、胰岛 B 细胞功能结构方面有一定治疗优势。进一步阐明针灸治疗糖尿病的效应机制，开展针灸降糖在分子生物学、神经-内分泌-免疫网络和基因表达变化等方面的基础研究，将有助于进一步探讨针灸治疗糖尿病的内在机制，有利于指导临床推广与应用。

第四节　针灸治未病机制

"治未病"，有广义、狭义之分。广义之"治未病"，指采取相应措施，调动人体的积极因素，防止疾病的发生、发展和复发。狭义之"治未病"，指采取相应措施，调动人体的积极因素，防止疾病的发生。针灸治未病是以针刺和艾灸等为基本手段，以防患未然、早期防治。现代人所说的"逆针灸""针灸预处理"均属于此范畴。

针灸治未病已经有两千多年的历史。《黄帝内经》首先提出治未病思想，《素问·四气调神大论》载有"圣人不治已病治未病，不治已乱治未乱，此之谓也"，并创立了治未病的方法和手段。《灵枢·逆顺》载有："上工刺其未生者也；其次，刺其未盛者也；其次，刺其已衰者也……故曰，上工治未病，不治已病，此之谓也。"《伤寒论》曰："太阳病，头痛至七日以上自愈者，以行其经尽故也。若欲作再经者，针足阳明，使经不传则愈。"充分体现了张仲景针灸治未病的思想。宋代《扁鹊心书》提到："人于无病时，常灸关元、气海、命门、中脘，虽不得长生，亦可得百年寿。"在当代，古老的治未病思想青春焕发，显示出强大的生命力，在防治疾病，保障人们健康，解决看病难、看病贵问题中发挥着重要作用。

一、针灸治未病作用特点

（一）干预策略以防为先

所谓未病，实际包含病前、病中、病后三个阶段，贯穿了疾病发展的整个过程。《黄帝内经》根据正邪相争的不同状况，将未病分为未生、未盛和已衰三种状态，从而提出了"刺其未生""刺其未盛""刺其已衰"。当代学者提出的"三防"理念，即未病先防、既病防变、瘥后防复，充分体现了中医治未病以预防为主的核心思想。

针灸治未病，应做到未病先防，即在早期发现疾病的先兆，运用针灸扶助正气的方法，以达到"正气存内，邪不可干"；既病防变，即是通过针灸鼓舞人体气机，增强抗病能力，祛邪外出，阻断疾病的发展与传变，防止恶化，使疾病好转或痊愈；瘥后防复，即是通过针灸进一步巩固人体正气，防止旧病复发。这三种预防的方法都是以人体正气为本，在疾病的不同阶段，通过扶正的方法预防疾病的发生、传变和复发。

（二）作用方式以调为期

针灸不是直接刺激机体的致病因子和病变组织，而是通过调动体内复杂的调节系统，使机体内的各个调节系统的品质提高，从而增强其自身的调节能力，激发机体的自愈力，维持机体内各个生理生化的稳定来达到防病保健的作用。这是针灸的品质调节特点，包含双向调节、整体调节、自限调节等多种调节共同发挥作用。

针灸的品质调节作用对机体病理状态呈现双向性调节作用，而对正常态则呈现防病保健作用，表现为对各种机体功能紊乱偏离度显著减少，这也是针灸防病保健和针灸治未病的内在机制，具有重要的理论和临床意义。

（三）遣穴组方以补为上

人体常用的强壮穴通常指的是关元、气海、足三里等穴。保健穴包含的范围更广，对人体气血阴阳的不足和虚损能起到补益和调理作用的穴位，如三阴交、涌泉、大椎、膏肓、肾俞、脾俞等都属于保健穴。常用于滋阴的穴位有肾俞、太溪、膏肓、涌泉等；常用于补阳的穴位有大椎、命门、百会、神阙等；常用于补气的有关元、气海、足三里、膻中等；常用于补血的有膈俞、血海、脾俞、三阴交等。这些保健穴多具有作用广泛、疗效显著、平衡阴阳、双向调整、扶正祛邪、增强免疫的特点，对人体的生命健康具有深远影响。

有研究表明，针灸足三里、肾俞穴不仅能调节中老年人免疫功能，增强机体保护性免疫反应，强体健身，延缓衰老，还能改善血液循环，调节血压，防治多种老年病。

（四）施术方法以灸为主

针灸治未病的施术方法有很多，传统的针刺、艾灸、拔罐、刮痧、穴位敷贴、刺络放血等均可以达到治未病的功效，其总的治疗原则在于调理人体阴阳平衡，虚则补之、实则泻之。在所有方法当中，艾灸疗法最适合治未病。

艾灸具有较好的防病保健、益寿延年作用，这在古代文献中有很多记载。早在《黄帝内经》就提到在"犬所啮之处灸三壮，即以犬伤法灸之"，以预防狂犬病。《备急千金要方》有"凡宦游吴蜀，体上常须三两处灸之，勿令疮暂瘥，则瘴疠温疟毒气不能着人"，说明艾灸能预防传染病。《扁鹊心书》曰："每夏秋之交，即灼关元十壮，久久不畏寒暑，人至三十，可三年一灸脐下三百壮；五十，可二年一灸脐下三百壮；六十，可一年一灸脐下三百壮，令人长生不老。"说明艾灸可以延年益寿。日本科学家发现艾灸可以增强兔对金黄色葡萄球菌死疫苗的免疫应答，提高其抗体产生的效价。

（五）介入时机以早为要

"早遏其路"是中医学防治疾病的重要原则，早期介入是针灸治未病的关键。《黄帝内经》对医者提出"上守机"的高标准，要求掌握人体气机变化规律，把握有效治疗时机。后世医家提出"逆针灸"，如明代高武《针灸聚英》载："无病而先针灸曰逆。逆，未至而迎之也。"要求在发病前施以治疗手段。现代针灸研究者提出"针刺预处理"，也是为了解决针灸最有效时机问题。

"冬病夏治"就是"早遏其路"的具体运用。中医学认为"冬病"的根源在于"邪之所凑，其气必虚"，继而认识到这些"冬病"的"根本"在于内在正气、阳气之不足，故易在冬季人体阳气相对虚弱的时候发病。"夏治"法于"天人相应"之理。四季有"春生、夏长、秋收、冬藏"之变，人也应顺应自然界之变化。"春夏养阳"，是在夏季之时应四时阳气之盛，借自然界阳气生发，予以人体温阳补益之法，乘势而治之，对于虚寒性疾病多能起到事半功倍之效。"冬病夏治"是顺应四时的变化特点，在夏季自然界阳气旺盛之时予以温补之法，治疗好发于冬季的虚寒性疾病的治未病思想，伏灸疗法正是这一理论的具体实践。

二、针灸治未病作用机制

（一）冬病夏治穴位敷贴机制

冬病夏治穴位敷贴治疗慢性阻塞性肺疾病（chronic obstructive pulmonary disease，COPD）在临床上取得较好疗效，其主要作用机制在于可调节机体的细胞免疫与体液免疫，进一步提高患者的肺功能水平，显著提高慢性阻塞性肺疾病急性加重期（acute exacer-bation of chronic obstructive pulmonary disease，AECOPD）患者血清 CD4$^+$的水平，降低血清 CD8$^+$水平，CD4$^+$/CD8$^+$值趋于正常，逐渐提高患者血清 IgA、IgG、IgM 水平，此时 IgE 却逐渐降低，不仅提升了机体细胞免疫和体液免疫，也能使 IgE 介导的超敏反应减轻，可使患者的 IFN-γ、TNF-α血清水平明显降低，NK 细胞活性得到较大提高。穴位敷贴可以有效降低 COPD 大鼠肺脏中 IL-6、IL-2、单核细胞趋化蛋白（monocyte chemoattractant protein-1，MCP-1）等炎症因子的表达，从而改善 COPD 患者生存质量，缓解临床症状。

研究冬病夏治穴位敷贴治疗骨性关节炎时发现，该法能够明显抑制骨性关节炎小鼠胶原诱发关节炎的发生，其抗 CⅡ抗体水平有明显升高，有效抑制胶原免疫小鼠 IL-1β的水平。还有研究发现，天灸能够显著改善机体造血功能，同时对抑制因子的产生有抑制作用；对化疗后中枢及外周的β-内啡肽水平有一定的影响，而β-内啡肽和亮脑啡肽对腹腔巨噬细胞分泌细胞因子（肿瘤坏死因子、粒细胞-巨噬细胞集落刺激因子）能力有一定的调节作用；并可增强腹腔巨噬细胞分泌粒细胞-巨噬细胞集落刺激因子（granulocyte-macrophage colony stimulating factor，GM-CSF）等造血生长功能，同时对抑制因子的产生有抑制作用；可使血清中 RF 和 IL-18 水平都显著降低，表明天灸可能通过抑制 IL-18 来有效控制关节炎病情发展。

（二）针灸预处理机制

1. 心肌缺血 研究表明，针灸预处理可有效降低内质网应激从而发挥心肌缺血再灌注损伤的保护作用，其机制可能与 Akt 通路激活相关，可有效降低心肌缺血再灌注所致的内质网应激相关蛋白 GRP78、CHOP、Caspase12 表达。此外，针灸预处理能保护心肌细胞，降低 MIRI，可能通过抑制 CaMKⅡ过度表达而减轻钙超载，降低心肌细胞损伤；还能提高血清中 NOS 与 NO 的含量，从而诱导心肌保护蛋白 HSPs 的合成，而发挥减轻心肌缺血再灌注损伤的作用。此外，针刺预处理对盐酸异丙肾上腺素所致大鼠心肌缺血后升高的血清 CK、CK-MB 具有降低作用，对急性心肌缺血损伤具有良好的保护作用。

2. 老年性痴呆 研究表明，艾灸预刺激老年性痴呆大鼠"百会""肾俞"穴具有保护神经元的作用，可能与艾灸诱导大鼠脑内 Hsp70、Hsp90 的表达来抑制 Aβ毒性级联反应有关。针灸预刺激能够增强阿尔茨海默病（Alzheimer's disease，AD）模型大鼠学习记忆能力，显著提高海马区组织 SOD 活性，降低 NOS 的活性，并能减少 NF-κB P65 蛋白的表达，增加 Bcl-2 蛋白的表达，增强其海马 Wnt1 的信号通路，起到一定的脑保护作用。

3. 针刺麻醉 研究表明，预针刺能用于临床手术，减轻术中患者的痛反应，其作用机制主要在于针刺信号对痛觉起着闸门控制作用。当针刺信号引起传导知觉的粗的 Aβ纤维活动相对强时，可传导至脊髓后角，激活了胶状质细胞（SG）的功能，闸门就会关闭，使原有的疼痛信息传导受阻，从而达到了缓解和消除疼痛的目的。此外，针刺后神经系统会产生许多与针刺镇痛有关的生物活性物质，如 5-HT、吗啡样物质（MLF）、ACh、NE 等。不同部位的神经递质或调质参与针刺镇痛的作用各异，如脊髓中 5-HT、MLF、ACh、NE 增加针刺镇痛效应，而脑内的 NE、抗吗啡样物质（AMF）、DA 则是对抗镇痛效应的递质。

（三）针灸抗衰老机制

临床研究表明，脐疗通过药物、艾灸及神阙穴的综合作用能够有效改善衰老人群的记忆力下降、腰膝酸软、齿摇、盗汗、发脱等症状，能够提高衰老人群的 T 淋巴细胞数目及酶类抗氧化剂免疫球蛋白水平，降低脂质过氧化代谢产物 MDA 水平，从而达到抗衰老效果。

实验研究表明，针灸抗衰老的作用机制主要与针灸抗自由基损伤，调节细胞周期和凋亡，减轻 DNA 损伤，调节免疫功能，调节内分泌，调节中枢神经递质，调控衰老相关基因和衰老相关信号通路，干预细胞凋亡等因素有关。

随着现代科学技术的发展，针灸治未病研究在很多新兴领域有着广泛的研究空间，如运用纳米技术制作针灸传感针对疾病进行早期诊断，运用表观遗传学的标志物判断机体功能状态，通过针灸增强疫苗的免疫效应成为新型的免疫佐剂，等等。但针灸治未病的标准和规范还有待进一步完善，需要更多科学证据的支撑，尤其是基础研究和循证医学方法的研究。

小 结

（1）针灸作用主要是通过神经、内分泌和免疫系统调控来实现的。神经调节、神经-内分泌调节、神经-内分泌-免疫网络调节是针灸作用的基本途径。

（2）疼痛性疾病是针灸主要适应证之一。针刺镇痛具有适应证广、性质多重、起效快捷、时效关联、累积效应、毒副作用小、个体差异和整体调控等作用特点。

（3）针刺镇痛作用机制主要集中在神经生理机制、神经化学和分子机制两个方面。外周传导针刺镇痛的神经纤维主要是 Aβ、Aδ、C 类纤维，传入冲动进入脊髓背角后，主要交叉到对侧脊髓腹外侧束上行。针刺信号在上行传导过程中，一方面通过脊髓内节段性联系影响邻近节段所支配的皮肤、内脏活动及邻近节段的痛觉传入，更主要的是上行到达脑干、丘脑和大脑皮质等部位，通过激活高位中枢发放下行抑制冲动来发挥镇痛效应。针刺信号与疼痛信号可在脊髓、脑干、下丘脑、大脑皮质等各级水平相互作用并进行整合调制，发挥镇痛作用。针刺镇痛神经化学和分子机制主要涉及神经肽及其受体、经典神经递质/调质及其受体、受体后信号转导通路调控机制等方面。2Hz 电针主要激活脑和脊髓中的脑啡肽能系统和脑内的 β-内啡肽能系统介导镇痛效应；100Hz 电针主要由脊髓强啡肽能系统介导镇痛效应；外周阿片肽亦参与针刺镇痛。5-HT、NE、DA、ACh、Glu 内源性大麻素、腺苷三磷酸、腺苷等神经递质/调质及其特定受体亚型均参与针刺镇痛产生和维持。

（4）针刺镇痛耐受是在长时间或反复多次针刺过程中出现的针刺镇痛效应降低的现象。针刺镇痛耐受主要有外周和中枢两种机制，前者主要与穴位感受器适应有关，后者主要与电针促使中枢八肽胆囊收缩素、孤啡肽释放有关。

（5）针刺麻醉具有镇痛、抗内脏牵拉反应、抗创伤性休克、抗手术感染、促进术后创伤组织和重要脏器修复等五方面作用。针刺麻醉并不能完全达到临床麻醉的要求，尚存在麻醉不全、肌肉紧张、不能完全抑制内脏反应、个体差异较大等缺陷。

（6）针药复合麻醉已成为针刺麻醉临床和研究的主流。目前常用的针药复合麻醉方法有针刺复合局部浸润麻醉、针刺复合硬膜外腔阻滞麻醉、针刺复合全身麻醉。与单纯的针刺麻醉方法相比，针药复合麻醉优势明显，主要体现在镇痛稳定、简便经济、安全可靠、术后恢复快捷、脏器保护效应显著等方面。

（7）针灸治疗缺血性脑卒中机制主要体现在改善脑部血液循环、改善脑电活动、调节神经生化指标等方面。

（8）针灸治疗支气管哮喘作用主要体现在改善肺功能、控制气道炎症反应、调节免疫功能及神经-内分泌网络和抗气道重塑等方面。

（9）针灸治疗冠心病作用主要体现在增加冠状动脉血流量、改善心脏泵血功能，调节心肌代谢、改善缺血心肌早期电稳定性，降低血脂和血液黏度、改善微循环，增强氧自由基清除能力、减轻脂质过氧化损伤，改善心肌超微结构、促进侧支新生血管形成，调节神经体液等方面。

（10）针灸治疗消化性溃疡作用主要体现在调节胃肠道运动和分泌功能、保护胃肠道黏膜、抗幽门螺杆菌感染、调控应激反应等方面。

（11）针灸治疗溃疡性结肠炎的作用主要体现在调节肠道整体功能和调节溃疡性结肠炎免疫因素两方面。

（12）针灸治疗糖尿病机制主要体现在改善胰岛素抵抗、改善胰岛B细胞功能结构、调控信号转导通路等方面，同时针灸还可以改善糖尿病并发症。

（13）针灸治未病作用特点主要表现为干预策略以防为先、作用方式以调为期、遣穴组方以补为上、施术方法以灸为主、介入时机以早为要。冬病夏治穴位敷贴，心肌缺血、老年性痴呆、针刺麻醉的针灸预处理及针灸抗衰老均属于针灸治未病范畴，其作用机制较为复杂。

复习思考题

1. 简述针灸的神经调节。
2. 试述针灸的神经-内分泌调节。
3. 试述针灸的神经-内分泌-免疫网络调节。
4. 针刺镇痛作用有哪些特点？
5. 试述针刺镇痛作用机制。
6. 针刺麻醉作用有哪些特点？
7. 什么是针药复合麻醉？其具有哪些优势？
8. 简述针刺麻醉的临床应用。
9. 试述针灸治疗缺血性脑卒中的机制。
10. 简述针灸治疗支气管哮喘的机制。
11. 简述针灸治疗冠心病的机制。
12. 简述针灸治疗消化性溃疡的机制。
13. 简述针灸治疗溃疡性结肠炎的机制。
14. 简述针灸治疗糖尿病的机制。
15. 简述针灸治疗糖尿病并发症的机制。
16. 针灸治未病作用有哪些特点？
17. 简述冬病夏治穴位敷贴机制。
18. 简述针灸抗衰老机制。

（梁　宜　王振宇　黄康柏　陈　静　谭亚芹　周　华　周美启）

第六章 实验指导

第一节 针灸理论的实验

实验一 穴位阻抗测定

（一）实验目的

了解穴位阻抗的生物物理特性，掌握腧穴电阻探测技术，了解腧穴诊断技术。

（二）实验对象

健康学生。

（三）实验器材

经络腧穴电阻探测仪（天津中医药大学针灸系研制）、培养皿、记号笔、生理盐水、乙醇、棉签等。

（四）实验步骤

1. 腧穴低电阻特性探测

（1）在受试者身上按经典取穴方法找出合谷、内关、尺泽、足三里、阳陵泉、三阴交、太冲，左右共 14 个穴位。以穴点为中心、直径 1cm 的圆圈内作为穴区。旁开对照测试点选在各穴旁开的非经非穴处，可选 1~2 点。用棉签蘸乙醇轻轻将穴区皮肤擦净后，以红色记号笔于穴点处作标记。

（2）受试者静卧 10 分钟，使精神及肌肉放松。受试者手握无关电极（参考电极），测试者将探测电极端头用生理盐水棉签轻轻擦拭，置于被测定处，要求压力恒定，按动测试开关，仪器进行测定，可显示出测定值。

2. 健康人体两侧井穴、原穴皮肤电阻对称性观察

（1）按经典取穴方法找出受试者两侧的井穴少商、商阳，原穴神门、大陵。用生理盐水棉签清洁穴区后，以红色记号笔标出。

（2）受试者静卧 10 分钟，使精神及肌肉放松。测定方法同上。

（五）注意事项

（1）保持皮肤清洁干燥，每次测定前皆用生理盐水棉球擦拭测试电极，棉球润湿程度应一致，接触皮肤的压力衡定。

（2）对照测试点与穴位交叉进行测试。

（3）测试自始至终由一个人操作，以便减少人为误差。

（4）若在同一点重复测试，需等待 15~20 分钟后再进行。

实验二　胃溃疡家兔模型耳郭皮肤电阻变化观测

（一）实验目的

通过对实验性胃溃疡家兔耳郭皮肤电阻的测定，明确胃溃疡与耳穴电阻值变化之间的关系。

（二）实验对象

健康成年家兔，雄性，2～2.5kg。

（三）实验器材

兔台、75%乙醇、20%氨基甲酸乙酯、40%乙酸、消毒棉签、手术器械、注射器（20ml，2ml，1ml）、记号笔、经络腧穴电阻探测仪（天津中医药大学针灸系研制）。

（四）实验步骤

（1）家兔称重。

（2）用乙醇棉签擦洗双侧兔耳，待其干燥后，自家兔耳根至耳尖连成一线，分别于上 1/3、下 1/3 处做两条横线，将耳郭分为 6 个分区。

（3）将参考电极与家兔一耳共置于生理盐水烧杯中，以测试电极测试各耳区电阻，测定方法及其注意事项同本节实验一。所用家兔都进行测定，以测定 3 次的平均值作为基础值。

（4）将家兔分为两组，其中一组耳缘静脉注入 20%氨基甲酸乙酯（5ml/kg）麻醉。将麻醉后的家兔固定于兔台上，腹部用 75%乙醇消毒，于剑突下正中偏左处做一切口，暴露胃部。于胃小弯处用注射针头刺入浆膜和肌层，注入 40%乙酸 0.2～0.4ml 于黏膜下层，然后关闭腹腔，缝合伤口，并用消毒纱布包扎。连续 3 天肌内注射青霉素（40 万 U/只），以防感染。

（5）取另一组家兔按上述方法以相同时间进行麻醉、腹部切开，但不做胃的人工溃疡处理，然后缝合。

（6）1 周后，用穴位探测仪分别测定上述两组家兔耳郭相同位置的电阻值。

（7）比较手术前后，以及人工胃溃疡与非溃疡两组家兔之间耳郭电阻值。

（五）注意事项

（1）耳郭分区后可任意设定每区的编号。

（2）剑突下做切口暴露胃部时，如有出血，需做止血处理。

（3）注射造模后，应将大网膜固定于注射处，使之覆盖注射处以防穿孔。

实验三　循经感传测定

（一）实验目的

掌握循经感传（包括显性感传和隐性感传）的测定方法，了解循经感传的基本特征。

（二）实验对象

健康人群。

（三）实验器材

电针仪、毫针、消毒棉签、软尺、秒表、小叩诊锤、钟形听诊器、记号笔。

（四）实验步骤

1. 循经感传的测定

（1）受试者平卧，安静休息 5 分钟以上。

（2）先将电针仪的参考电极置于一侧小腿上固定，输出脉冲频率调至 5～10Hz，将电针仪先试刺激受试者任一井穴，调节输出电流强度，以受试者有明显的麻胀感为度。

（3）再用电针仪的探测电极依次刺激四肢各条经脉的原穴，按所学的相关标准记录各经感传情况，并对受试者循经感传程度予以评价。

2. 感传基本性质的观察

（1）暴露一侧的上肢或下肢，用毫针刺入"曲池"或"足三里"穴，捻转毫针使之得气。

（2）令受试者主诉感传方向、路线、性质、宽度和感传所到器官的效应。

（3）用软尺测量感传路线的长度，用秒表测量感传时间，计算出感传速度（感传速度=感传路程/感传时间）。

（4）用手指按压经脉线，观察有无感传阻滞情况。

3. 隐性感传的观测 受试者静卧，在中冲穴处固定湿电极，另手握无关电极，逐渐加强电流强度到能耐受为度。在感传未到达的心包经上用小锤轻轻叩击 10 个等距截面，找出各截面上针感放射点，用色笔标出，全部测完后用另一色笔标出经典穴位，并自中冲穴至曲泽穴做一连线，测量各叩击敏感点距离此线的距离，以在 0.5cm 以内为阳性，超过 0.5cm 为阴性，然后算出阳性点的百分率。

4. 高叩诊音的观测 在另一只手上先用色笔标出心包经穴位点并连接成线，同样以电极刺激中冲穴引起心包经感传现象，再以钟形听诊器固定于曲泽穴上，在心包经连线上选取 10 个截面（尽可能包括所有穴位点在内）。垂直叩击心包经上穴位点及两侧各 1cm 处对照点，每点连续叩击 2 次，3 点轮流交替叩击，反复进行。听诊者闭目静听何点为高叩诊音点，报告给叩击者，并用色笔标出。最后统计高叩诊音点是否与心包经连线重合。重合者为阳性，否则为阴性。阳性为在 0.5cm 以内，超过 0.5cm 为阴性。计算出阳性率。

（五）注意事项

（1）不要在实验室大声喧哗，尽可能地保持实验场所的安静，受试者平卧安静休息 5 分钟以上。

（2）探测电极和参考电极要放置于身体的同侧，以避免电流直接经过心脏。

（3）实验开始前检查电针仪的各项设置是否归零。由小到大缓慢调节电流，以受试者能耐受为度。

（4）探测时，电流强度从小到大逐渐增加，但以受试者能耐受（无痛）为度。

（5）室温应在 22～30℃。

第二节 针灸技术的实验

实验一 不同灸法的温度曲线特点

（一）实验目的

比较不同灸法所引起温度升高的潜伏期、温度升降速度及最高燃烧温度的差异，通过温度曲线反映不同灸法刺激量的差异。

（二）实验器材

Powerlab多道生理记录仪（Powerlab多道生理记录仪的温度探头为一热敏探头，感知所接触物体表面的温度，不同灸法中的媒介物不同，热传递的速度也不同，故可产生不同的温度曲线）、天平、艾绒、附子饼、生姜、火柴、卫生香。

（三）实验步骤

（1）在天平上准确称取0.2g艾绒6份，捏成高1cm左右、大小一致的艾炷。
（2）另用0.2g艾绒1份，捏成高0.5cm左右、底面积与前相同的艾炷。
（3）称取0.1g、0.3g艾绒各1份，捏成和步骤1中松紧度相同的艾炷。
（4）打开电脑和生理记录仪的1通道，走纸速度设置成2。
（5）观察不同松紧度（0.2g，1cm和0.5cm高的艾炷）隔附子饼灸的温度曲线。
（6）观察不同重量（0.1g、0.2g、0.3g的艾炷）隔附子饼灸的温度曲线。
（7）观察单炷（0.2g艾炷）隔附子饼灸、隔姜灸、温针灸的温度曲线。

（四）注意事项

（1）所有的艾炷都由一位同学制作完成。
（2）注意用火安全。

实验二 不同针刺手法对家兔膀胱内压的影响

（一）实验目的

以膀胱内压变化为指标，通过不同穴位及电针与手法运针针效差异的观察比较，对上述针刺效应的影响因素进行初步验证和探讨。

（二）实验对象

健康成年家兔，雄性，体重2～2.5kg。

（三）实验器材

生理记录仪、兔台、导尿管、三通管、人工呼吸器、手术器械、注射器（50ml，10ml，5ml）、20%氨基甲酸乙酯、20%葡萄糖液、液体石蜡、0.2%三碘季胺酚、生理盐水、毫针、电针仪、2%利多卡因注射液、广口保温瓶。

（四）实验步骤

（1）取家兔称重后，由耳缘静脉注射20%氨基甲酸乙酯（5ml/kg），麻醉后将家兔仰卧固定于兔台上。
（2）用利多卡因浸润麻醉尿道外口后，将涂有液体石蜡的导尿管经尿道外口插入膀胱，然后用线将导尿管连同阴茎头一起固定。
（3）导尿管的另一端与压力传感描记装置相连，放开导尿管夹，使之与膀胱相通。
（4）切开气管，插入套管，连接人工呼吸器，调匀呼吸后，静脉注射三碘季胺酚（2ml/kg）。
（5）观察兔膀胱内压
1）先抽尽膀胱内残余尿，测定排空状态的膀胱内压。

2）再依次注入温（37℃）生理盐水，观察每次注入（10ml）后膀胱内压与容量变化的关系和引起排尿收缩时的注水量、内压数值。

3）最后调整膀胱内的充盈度（抽出少量注水），使其充水量为引起排尿容量的 4/5，再观察记录其内压曲线变化。

（6）一组用手针针刺家兔"三阴交"穴，捻转平补平泻手法持续运针15秒，观察针刺时内压变化强弱、变化快慢。

（7）一组用电针刺激上述穴位，连续波，频率 2～4Hz，电压 2～4V，观察膀胱内压变化和瞳孔变化。

（8）比较电针与手法运针的效应，分析其差异及意义。

（五）注意事项

（1）麻醉时，可先将输液器针头插入耳缘静脉并固定，再推注麻药。

（2）导尿管宜深插（6～8cm），插入膀胱后压迫耻骨上方，若有尿液流出说明插管深度适当。

（3）家兔的膀胱容量有一定的个体差异，所以必须通过实验步骤（5）探明膀胱容量和排尿临界容量，才能保持其充盈状态基本相同，以利于针刺效果比较。

（4）亦可以取"委中""次髎"等穴位。

（5）水检压计内空气须全部排净。

（6）膀胱内须灌注一定量温盐水，以保持内压（50～60mmH$_2$O）。

第三节 针灸作用规律的实验

实验一 针刺"足三里"穴对家兔白细胞计数的影响

（一）实验目的

足三里为保健要穴。本实验以白细胞数量为指标，观察针刺足三里对机体防御免疫功能的影响及针刺效应与时间之间的关系（针刺的时间-效应曲线）。

（二）实验对象

健康成年家兔，雌雄不拘，体重 2～2.5kg。

（三）实验器材

电针仪、兔盒、光学显微镜、1ml 试管、血细胞计数室、计数器、盖玻片、微量吸管、移液管、毫针、三棱针、无水乙醇。

（四）实验步骤

（1）准备 1ml 试管 6 个（备用 2 个），标明序号，内装 0.38ml 白细胞稀释液。

（2）电针双侧"足三里"2 分钟，频率 15～20Hz，强度 2mA。

（3）取血：在针前，针刺后即刻，针后 30 分钟、60 分钟、90 分钟、120 分钟各取血 1 次。

1）拔毛，于耳缘静脉处用三棱针刺破取血，擦去第一滴血（因混有组织液）。

2）微量吸管取血 20μl。

3）立刻将血放入白细胞稀释液（醋酸甲紫溶液）管中，摇匀，待测。

（4）计数方法：先将玻片盖上（此时，盖玻片与平台之间的距离为 0.1mm 高），用吸管将液体滴加在边缘上，靠虹吸现象吸入。

四角的大方格各由 16 个中方格组成，适用于细胞计数。用低倍镜（目镜×10，物镜×10）计数细胞计数室四角的 4 个大方格内的白细胞。按次序数各格内的白细胞，压线者计上不计下，计左不计右。数四角 4 个大方格的白细胞总数，取其平均值 X＝白细胞总数/4，则白细胞数/mm^3 = X×10×20。

附：计数血细胞使用血细胞计数板，由于血液在体外易凝固，细胞数量太多，无法直接计数，所以将血液稀释后在镜下计数一定容积稀释液中的血细胞个数，再将结果换算成每立方毫米血液中的血细胞个数。

（五）注意事项

（1）取血次序宜从耳尖向耳根。本实验共取血 6 次，取血时间要严格按时进行，取血也应迅速，以免血液凝固。血样试管号不得混乱。采血须待乙醇挥发后进行，否则不成滴。

（2）不可挤压组织出血。

（3）采血管必须干燥，采血时下口必须全部接触血滴。

（4）动作要快，否则凝血。

（5）血细胞计数室分别用水和无水乙醇进行清洗，然后用擦镜纸擦净。

实验二　电针"足三里"对家兔小肠运动的双向调节

（一）实验目的

掌握家兔小肠运动异常模型的复制方法，观察电针"足三里"穴对家兔异常小肠蠕动的调整作用，加深对针刺的良性双向性调节作用的理解。

（二）实验对象

健康成年家兔，雌雄不拘，体重 2～2.5kg。

（三）实验器材

BL-410 生物机能实验系统、张力换能器、电针仪、毫针、水浴锅、温度计、保温方盘、万能支架、竹夹、双凹夹、兔台、蛙心夹、手术器械、喇叭形玻璃管、吸管、1ml 注射器、台氏液、新斯的明、肾上腺素、20%氨基甲酸乙酯。

（四）实验步骤

（1）取家兔称重，用 20%氨基甲酸乙酯 5ml/kg 耳缘静脉注射麻醉，然后将家兔仰卧固定于兔台上。

（2）在腹部中间区切开皮肤肌肉 4～5cm，暴露腹腔即可见小肠，选取一段小肠按下法固定。

1）在此段小肠的两端（相距 2cm 左右）穿线，取喇叭形玻璃管先把小肠一端丝线穿管缘孔结扎，把预先从管上口引下的蛙心夹夹在肠段中央，再把小肠另一端丝线穿管缘孔结扎。

2）将喇叭管用竹夹固定于万能支架上，从喇叭管上口引出线系在张力传感器杠杆上，将张力传感器与 BL-410 生物机能实验系统相连，调整好位置，使线垂直并避免碰在喇叭管壁上，保持一定紧张度。

（3）打开 BL-410 生物机能实验系统，选择一个通道描记张力，使灵敏度适中，时间常数为 2

秒，滤波 100Hz，速度 25mm/min。

（4）待记录曲线较稳定后，描记正常曲线 20 分钟。

（5）一组家兔耳缘静脉注射新斯的明 0.15mg/kg，一组家兔耳缘静脉注射肾上腺素 0.10mg/kg，描记曲线，直至恢复正常。

（6）电针"足三里"穴（不要使电流过心脏），频率用 10Hz，疏密波，强度以肢体微动为度；持续 5 分钟后重复步骤（5），待曲线基本恢复正常后停针，并停止描记。

（7）比较针刺前后两条曲线，分析电针对不同背景下小肠蠕动的调整作用，写出实验报告。

（五）注意事项

（1）麻醉时，可先将输液器针头插入耳缘静脉并固定，再推注麻药。给药后将输液器针头保留在耳缘静脉内，便于下次给药。

（2）步骤（3）与步骤（4）参数可作调整，使描记曲线达到理想线形，一旦参数确定，以后的实验步骤不能再变动。

（3）也可选择其他药物作为胃运动促进剂或抑制剂。

实验三　针刺对小鼠耐缺氧能力的影响

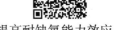

（一）实验目的

通过观察针刺对健康小鼠耐缺氧时间的影响，明确针刺提高耐缺氧能力效应。

（二）实验对象

健康小鼠，雌雄一致，体重（20±2）g。

（三）实验器材

100ml 广口瓶、小鼠固定板、毫针、秒表、钠石灰、凡士林、记号笔。

（四）实验步骤

（1）在每个广口瓶内分别装入 4g 新鲜干燥的钠石灰，盖上盖子备用。

（2）将小鼠随机分为 A、B 两组，做好标记。

（3）分别将每组小鼠固定在实验板上，A 组小鼠针刺"人中"穴，手法以捻转为主，平补平泻，行针 5 分钟后拔针。B 组为对照组，仅给予与 A 组等时间的固定而不针刺。

（4）将上述处理后的每只小鼠分别装入盛有钠石灰的广口瓶内，迅速盖紧盖子，立即用秒表开始计时。

（5）随时观察瓶内小鼠的情况，发现小鼠呼吸停止，立即按下秒表，记录死亡时间。

（6）比较两组小鼠耐缺氧时间（从小鼠开始装入瓶内至呼吸停止的时间）。

（五）注意事项

（1）钠石灰要新鲜干燥。

（2）小鼠装入瓶内后，要立刻盖上瓶盖，并事先用凡士林在瓶口内侧涂抹，以保证广口瓶的密闭效果。

（3）小鼠体重尽量相近，差异保持在 1g 左右范围内。

（4）穴位也可分别采用"素髎""合谷"和非穴点等作为对照，亦可使用艾灸。

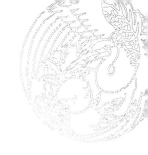

第四节　针灸作用效应的实验

▎ 针刺对呼吸系统作用的实验

实验一　针刺对家兔急性过敏性支气管痉挛的影响

（一）实验目的

急性过敏性支气管痉挛是一种变态反应性疾病，由抗原与嗜碱性粒细胞（如支气管黏膜囊及其下的肥大细胞）上的抗体结合而发病。此时由于释放组胺、5-羟色胺、慢反应物质等生物活性物质，引起支气管黏膜发生炎症反应及支气管平滑肌痉挛。根据这一发病机制，增加兔体内组胺和乙酰胆碱含量，可诱发家兔急性过敏性支气管痉挛。通过针刺"膻中""天突""合谷"穴，观察针刺后抗过敏及平喘等作用。

（二）实验对象

健康成年家兔，雌雄不拘，体重 2～2.5kg。

（三）实验器材

二道生理记录仪、张力传感器、毫针、0.1%磷酸组胺、20%氨基甲酸乙酯、5ml 注射器、生理盐水、手术器械、兔解剖台、蛙心夹、听诊器。

（四）实验步骤

（1）用 20%氨基甲酸乙酯（5ml/kg）经耳缘静脉注射麻醉家兔，并将家兔仰卧固定在兔解剖台上。

（2）剪去上腹部兔毛，在剑突下做一个长 2～3cm 的皮肤切口，沿正中线切开肌肉，暴露剑突，用悬吊在张力传感器杠杆上的蛙心夹夹住剑突并绷紧，同时将张力传感器与二道生理记录仪相连。

（3）记录两只家兔呼吸曲线（对照组和针刺组各 1 只）。

（4）两只家兔静脉注射 0.1%磷酸组胺溶液 0.3ml，并分别记录其呼吸曲线。

（5）观察项目

1）记录注射磷酸组胺前后家兔呼吸频率、幅度的变化。用听诊器听诊家兔呼吸音，并记录支气管哮鸣音出现的时间。

2）实验组家兔针刺"膻中""天突""合谷"穴 15 分钟，手法以捻转为主，平补平泻；对照组家兔不做任何处理。记录两组兔呼吸曲线，观察呼吸频率、幅度的变化及支气管哮鸣音消失的时间并进行比较，写出实验报告。

（五）注意事项

针刺"膻中""天突"穴时宜平刺，避免直刺伤及内脏器官。

实验二　针刺对实验性肺水肿大鼠呼吸状态的影响

（一）实验目的

氯化铵作为临床常用祛痰药，能促进气管、支气管分泌组织液，造成肺水肿。本实验以氯化铵复制肺水肿动物模型，观察针刺对其呼吸状态的影响。

（二）实验对象

健康大鼠，雌雄不拘，体重 200～250g。

（三）实验器材

Powerlab 多道生理记录仪、手术器械、气管插管、鼠台、注射器（2ml，1ml）、20%氨基甲酸乙酯、6%氯化铵、生理盐水、毫针、缝线、棉球、纱布。

（四）实验步骤

（1）大鼠称重编号后，按 0.6ml/100g 体重腹腔注射 20%氨基甲酸乙酯进行麻醉。

（2）将大鼠仰卧位固定于鼠台上。

（3）沿颈正中线依次剪开皮肤、肌肉，钝性分离出气管，用眼科剪在气管上做一倒"T"字切口，把气管插管插入气管，在气管下引一根缝线固定住气管插管。

（4）将气管插管另一端与 Powerlab 多道生理记录仪的呼吸传感器相连，打开仪器，首先记录其正常呼吸波形。

（5）按 0.6ml/kg 体重腹腔注射 6%氯化铵，复制急性肺水肿动物模型。分别记录注射后即刻、0.5 分钟、1 分钟时的呼吸波形，观察其呼吸速度的变化。

（6）取"素髎"穴，捻转手法行针 5 分钟，留针 5 分钟后出针。分别记录行针时，留针时，取针后 5 分钟、10 分钟、15 分钟的呼吸波形。

（7）另一只大鼠作为对照，同样进行造模，但不进行治疗，在相应时间记录其呼吸波形。

（五）注意事项

（1）分离气管时，注意尽量减少出血。

（2）做倒"T"字切口时，切口为管径的 1/3，不要过大。

（3）亦可用 50%葡萄糖注射液 0.5～1ml 造模，如在实验过程中呼吸波形接近正常状态时，可向气管内补注 50%葡萄糖注射液 0.5ml。

II　针刺对循环系统作用的实验

实验一　针刺"素髎"穴对家兔失血性休克的影响

（一）实验目的

观察针刺对失血性家兔血压的作用，为针刺急救提供实验依据。

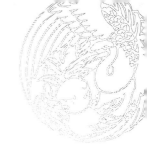

（二）实验对象

健康成年家兔，雌雄不拘，体重 2～2.5kg。

（三）实验器材

生物机能实验系统、压力换能器、兔台、动脉插管、动脉夹、手术器械（眼科镊子，眼科剪，大剪子，镊子，手术线等）、20%氨基甲酸乙酯、3.8%枸橼酸钠、肝素（1000U/ml）、毫针。

（四）实验步骤

（1）将压力换能器装置充满生理盐水，并调试好三通方向，避免漏液。

（2）家兔称重，耳缘静脉注射 20%氨基甲酸乙酯（5ml/kg），前半量正常速度给药，后半量慢推，并注意观察家兔角膜反射。当家兔角膜反射消失、肌肉松弛、呼吸均匀时，即表示麻醉成功。

（3）固定家兔，使其呈仰卧位。剪毛备皮（颈部及腹股沟部）。

（4）沿颈部正中线剪开颈部皮肤10cm，然后用止血钳钝性分离肌层。注意勿伤及皮下静脉，以防止出血。暴露气管，并进行气管插管。

（5）分离一侧颈总动脉，注意尽量将动脉分离干净。穿两根手术线备用（手术线事先泡在生理盐水中），结扎动脉的远心端，然后用动脉夹夹闭近心端。

（6）切开腹股沟处皮肤，切口长 2～3cm，分开肌肉，在股静脉下方找出较细、颜色淡红的股动脉，分离出股动脉 2～3cm，穿双股结扎线，结扎其远心端，用动脉夹夹住其近心端，在其上用眼科剪一小口，注入少许肝素，插入静脉套管，结扎固定，以备放血。

（7）确认切口无出血后，用 0.3%肝素（3ml/kg）耳缘静脉注射，使兔全身肝素化。

（8）靠近颈总动脉远心端处，在动脉壁上剪一小口（约管壁 1/3），向心脏方向作动脉插管。

（9）动脉插管向心脏方向插入（插入前蘸取少许肝素，以防管内凝血堵塞插管）后，用手术线固定。然后用胶布固定插管，保证插管不会刺破血管。

（10）插管完成后，用生理盐水纱布覆盖手术伤口。连接生物机能实验系统，待血压稳定后测量放血前的基础血压并记录。

（11）股动脉放血，放血量约 30ml，使血压下降 20～30mmHg，并记录。

（12）针刺组手针"素髎"穴，捻转 3 分钟，记录针后血压。对照组不进行处理，观察血压的自然变化。两组均记录 30 分钟，比较血压的变化情况。

（五）注意事项

（1）注射麻醉药时，前 1/2 量可较快注入，待动物较安静后，后 1/2 剂量应缓慢注入。同时注意兔的呼吸情况，出现异常情况时立即停止注射。

（2）在分离颈总动脉时，小心勿损伤其附近的神经（迷走神经、交感神经及减压神经），勿损伤通向甲状腺的血管。

（3）注意动脉插管与颈动脉的位置，勿使之扭转而影响血压测量。

（4）室温较低时，要用手术灯照射动物以保温。

（5）亦可使用灸法，或取其他穴位，如人中、关元等。

（6）测量血压亦可用水银检压计，使用时在水银检压计中注入 3.8%枸橼酸钠，连接动脉插管，勿使管中有气泡，先将水银检压计中的压力升高至 100～120mmHg，并在动脉插管中注入少许肝素备用。

实验二　针刺"内关"穴改善家兔实验性心律失常作用

（一）实验目的

观察毫针针刺双侧"内关"穴对家兔实验性心律失常的影响，验证针刺疗效。

（二）实验对象

健康成年家兔，雌雄一致，2.5kg 左右。

（三）实验器材

心电图机或 PCLAB-UE 生物医学信号采集处理系统、5 号注射针头、毫针、精密电子天平、20% 氨基甲酸乙酯、0.002%乌头碱生理盐水溶液、秒表。

（四）实验步骤

（1）将家兔称重后，由耳缘静脉注入 20%氨基甲酸乙酯（5ml/kg）麻醉。仰卧固定于兔台上，剪去"内关"穴兔毛。先将 5 号注射针头平刺入家兔四肢末端皮下，将心电图电极夹在注射针针尾上，连接心电图机或生物医学信号采集处理系统，记录正常家兔 II 导联心电图，然后按1ml/kg 剂量经耳缘静脉注射 0.002%乌头碱生理盐水溶液，注射速度 1ml/min，造成家兔实验性心律失常模型。分别记录两组家兔出现心律失常的具体时间。

（2）心律失常出现后，一组家兔手针针刺双侧"内关"穴 5 分钟，平补平泻；另一组家兔不针刺，其他步骤相同。

（3）密切观察心电图变化，记录两组家兔从注射乌头碱完毕至完全恢复到窦性心律所需时间。

（4）汇总全部实验结果，进行统计学分析。

（五）注意事项

（1）本实验也可不用麻醉剂麻醉动物。当家兔呼吸急促、嘴角出现分泌物时，判断模型为成功。

（2）乌头碱注射速度要缓慢均匀。

（3）亦可从耳缘静脉注入去甲肾上腺素 0.5ml/kg 造模。

（4）气温的变化对实验结果影响很大，应注意室温的一致。

III　针灸对消化系统作用的实验

实验　针灸对小鼠胃肠蠕动的影响

（一）实验目的

观察针刺与艾灸对小鼠胃肠运动的影响。

（二）实验对象

小鼠，雌雄不拘，20～22g。

（三）实验器材

电针仪、毫针、艾条、淀粉、炭末、50ml烧杯、天平、灌胃针头、2ml注射器、小镊子、眼科剪、直尺、小鼠固定板、胶布、蒸馏水、苦味酸等。

（四）实验步骤

（1）取淀粉3g，炭末3g，水50ml，加热制成糊状备用（或取淀粉10g，水50ml，在火焰上制成糊状，再加入适量甲基蓝，使糊状物变蓝即可备用）。

（2）将小鼠尾用苦味酸标记编号。

（3）用2ml注射器抽取炭末淀粉糊1ml，给小鼠灌胃后，将小鼠四肢末端用胶布固定，使小鼠仰卧于小鼠固定板上。随机分为3组，即针刺组、艾灸组、对照组。

（4）针刺组：电针双侧"足三里"穴，频率20Hz，疏密波，持续10分钟；艾灸组：用雀啄法灸"神阙"穴，持续10分钟；对照组：不予针刺及艾灸。

（5）针或灸20分钟后，以颈椎脱臼方式处死动物，剖腹取出胃肠。在实验台上将胃和肠管拉直，用直尺测量其被炭末淀粉糊显示的黑色距离。

（6）分别计算出3组小鼠胃肠道被炭末淀粉糊充满距离的平均值，作为胃肠蠕动的指标。

（五）注意事项

（1）实验前小鼠禁食不禁水24小时。

（2）淀粉炭末糊不要太稠，要求在37℃中保持糊状。

（3）灌胃时动作应轻柔、熟练、准确，尤其要防止误灌入气管。

（4）取出胃肠后，应动作轻柔地理直胃肠道及肠系膜，用小剪刀剪断系膜（不能硬性拉扯开），以自然状态不加牵引地于解剖台上测量幽门至被炭末淀粉糊充满的消化道末端的距离。

Ⅳ 针灸对泌尿生殖系统作用的实验

实验一 艾灸"至阴"穴对家兔子宫运动的影响

（一）实验目的

本实验观察艾灸"至阴"穴对家兔子宫运动的影响，进一步增强对艾灸至阴穴转胎作用的认识。

（二）实验对象

健康成年家兔，雌性，体重2～2.5kg。

（三）实验器材

手术器械、玻璃子宫导管、缝线、艾条、20%氨基甲酸乙酯、台氏液、10ml注射器、传感器、生理记录仪、兔台、蛙心夹。

（四）实验步骤

（1）家兔耳缘静脉注射20%氨基甲酸乙酯（5ml/kg）后，将家兔仰卧位固定于兔台上。

（2）剪去耻骨联合上方至脐下的兔毛，打开腹腔，找出一侧子宫角，剥离其周围组织，在子宫角的引导端和卵巢端穿线，用蛙心夹夹住此段子宫体中央，两端用丝线系在子宫导管缘上，吊起子宫并把连蛙心夹的线挂在传感器的杠杆上。

（3）连接传感器和生理记录仪，调试仪器并记录正常子宫舒缩活动 5 分钟。

（4）艾条灸"至阴"穴，距皮肤 1.5～2cm，施灸 20 分钟。记录子宫的舒缩活动。

（5）记录停灸后子宫的舒缩活动 5 分钟，然后每 5 分钟记录 1 次，至子宫活动基本恢复至艾灸前状态为止。

（五）注意事项

（1）为避免开腹后的温度降低，可用手术灯照射保温。

（2）玻璃子宫导管内可从上口注入 38℃台氏液。

实验二　针刺"肾俞"穴对家兔肾脏泌尿功能的影响

（一）实验目的

观察家兔在水负荷情况下，针刺双侧"肾俞"穴对家兔肾脏泌尿功能的影响。

（二）实验对象

健康成年家兔，雌雄不拘，体重 2～2.5kg。

（三）实验器材

输液架、电针仪、手术器械、静脉滴注输液器、兔台、5ml 注射器、毫针、输尿管插管、烧杯（200ml，50ml）、生理盐水、胶布、纱布、棉球、缝线、20%氨基甲酸乙酯。

（四）实验步骤

1. 麻醉　取家兔称重后，由耳缘静脉缓慢注入20%氨基甲酸乙酯（5ml/kg），麻醉后将家兔仰卧位固定于兔台上。

2. 手术

（1）从耳缘静脉进行生理盐水滴注，滴速为 10～15 滴/分。

（2）下腹部剪毛备皮，由耻骨向上近中线切开去掉腹部，切口长约 5cm，沿腹白线切开肌肉层注意勿损伤膀胱，切开肌肉后即可见到膀胱。

（3）轻轻取出膀胱，在膀胱腹面膀胱三角区附近可见到动脉血管，在其附近找出白色血管状的输尿管 2～3cm，注意勿损伤血管以免影响插管。在已分离好的输尿管下穿两股结扎线，先结扎输尿管的膀胱端。

（4）在输尿管上用眼科剪剪一小口，开口为输尿管管径的1/3 左右，可见到有尿液流出，然后插入树脂导尿管并结扎固定。在插管前应将输尿管插管内充满生理盐水，并将家兔改成侧卧位，以便于针刺"肾俞"穴。

3. 观察内容

（1）记录正常肾脏分泌尿滴数，待分泌稳定后，记录 10 分钟尿滴数作为针前对照。

（2）电针双侧"肾俞"穴，连续波，频率为 10Hz，电流强度以针柄微微抖动为度，时间 20 分钟。

（3）停止电针后即起针，观察尿滴数，记录尿滴数 1～1.5 小时（以每 5 分钟记录一次读数）。

4. 结果记录　将针刺前后的尿液分泌情况（每 5 分钟尿液分泌的滴数）绘制成时间-效应曲线，进行比较并分析结果。

（五）注意事项

（1）"肾俞"穴位于家兔第三腰椎前内角距离背中线约 1.5cm 的凹陷处，左右各一穴。

（2）耳缘静脉滴注生理盐水时，滴速要一致，以免因静脉滴注数量差异而影响实验结果。滴注数量因兔个体差异及正常泌尿量可以不同，不宜强求各组一致。

Ⅴ　针刺对免疫系统作用的实验

实验一　电针抗炎作用

（一）实验目的

临床观察结果表明，针灸对多种炎症均有较好的疗效。本实验目的是了解急性炎症动物的模型制作及观察电针"大椎""百会"穴对家兔耳郭急性炎症局部血管通透性的影响，加深对针灸抗炎机制的理解。

（二）实验对象

健康成年家兔，雌雄一致，体重 2～2.5kg。

（三）实验器材

兔固定盒、电针仪、松节油、10%台盼蓝溶液、乙醇棉球、毫针、注射器（1ml，5ml）、4 号注射针头、剪刀、直尺、游标卡尺、坐标纸、塑料薄膜或透明纸。

（四）实验步骤

（1）家兔称重。

（2）用剪刀将两只家兔同侧耳郭背面的毛剪去，一直剪到耳根部。注意不要剪破皮肤。

（3）选取耳郭背面中下 1/3 处血管分布最少部位为致炎区，用卡尺测定该部位致炎前厚度后，用乙醇棉球消毒，然后注射松节油 0.1ml 于该部皮下，出针后稍用力按压针孔片刻。

（4）注射致炎剂后，一只家兔立即电针"大椎""百会"穴 20 分钟（"大椎"穴深度以入椎管为宜），电针频率 10Hz，疏密波，强度以致炎耳微颤为度。对照家兔同样固定，不做电针治疗。

（5）出针后，分别从两只家兔另一侧耳缘静脉注入台盼蓝溶液（1.5ml/kg），然后观察炎症耳郭局部变化。注射时要避免染料外漏。

（6）注射台盼蓝溶液后，每隔 30 分钟观察比较一次两只家兔耳郭的局部炎症表现，共观察 2 小时。观察指标及方法：

1）蓝染面积：用塑料薄膜或透明纸描绘后，画成小梯形或三角形计算其面积，也可在坐标纸上计算其方格数。

2）肿胀厚度：用游标卡尺量取炎症中心的厚度。

3）蓝染程度：目测蓝染颜色深浅，以-、±、+、++、+++、++++表示（可疑蓝染为±）。

（7）整理实验结果，写出实验报告。

（五）注意事项

（1）剪兔毛时，注意不要剪破皮肤。

（2）给兔耳注射松节油时，两只家兔注射部位、剂量均一致。

（3）给家兔注射台盼蓝溶液时，避免染料外漏。

实验二 针刺"足三里"穴对家兔巨噬细胞吞噬功能的影响

（一）实验目的

针刺某些穴位能治疗炎症性疾病，表明针刺具有抗炎作用。巨噬细胞吞噬功能是抗炎免疫的重要机制。本实验通过静脉注入一定量的刚果红，根据血浆中刚果红含量的变化（比色），来观察针刺对巨噬细胞吞噬作用的影响。

（二）实验对象

健康成年家兔，雌雄不拘，体重 2～2.5kg。

（三）实验器材

分光光度计、电针仪、毫针、试管架、试管、1ml 移液管、动脉夹、注射器（5ml，1ml）、5 号注射针头、离心机、兔固定架、2%刚果红、3.8%枸橼酸钠。

（四）实验步骤

（1）兔称重后固定于兔架上，耳郭剪去毛发以备采血，用手术灯照射耳部，使血管扩张可便于取血。洗净试管并标号以免差错，在每个试管中放入 3.8%枸橼酸钠 1ml。

（2）用动脉夹夹住取血静脉的近心端，然后用注射针头刺破静脉血管远心端，使血液自然流出，立即用 1ml 注射器（用 3.8%枸橼酸钠冲洗以防止凝血）缓缓吸入血液 0.2ml（注意勿使气泡过多影响血量准确性），把采到的血液迅速注入 1 号试管，摇匀，准备离心。洗净注射器，并以 3.8%枸橼酸钠冲洗以备再次采血使用。

（3）血样离心 5 分钟，转速 2000r/min。取出上清液，用分光光度计测定其透光率（或光密度），并以此血样进光率为 100%标定分光光度计，作为针前空白对照。

（4）耳缘静脉注射 2%刚果红溶液（1ml/kg），注射 5 分钟后依上法取 0.2ml 血液注入 2 号试管中，摇匀并离心，测上清液的透光率（或光密度）。

（5）电针双侧"足三里"穴 15 分钟，频率 16Hz，疏密波，强度以下肢微微抽动为度。

（6）分别于电针后即刻、20 分钟、40 分钟、60 分钟、80 分钟时如前法取血样 0.2ml，然后分别注入 3、4、5、6、7 号试管中，摇匀并离心，测上清液的透光率（或光密度）。

（7）对照家兔除不电针外，其余条件同电针家兔均相同。

（8）将各次测得的数据填入实验报告，进行分析讨论并写出实验报告。

（五）注意事项

（1）本实验能否成功，取血是个关键。取血前必须用灯充分照射耳部，待血管充盈后再采血。

（2）分光光度计使用方法及注意事项

1）空调其透光率：开盖调"0"，关盖调"100"，重复 3 次（粗调）。

2）蒸馏水调零点：开盖调"0"，关盖调"100"，重复 3 次（粗调）。

3）读数：至少反复测 3 次，以使数据稳定。

4）放档：1 档，放蒸馏水，调"0"，一直放在里面；2 档，放血样，取数。

空白对照组放色杯时注意勿用手触及其透光面。清洗时先用自来水冲洗，然后用蒸馏水冲洗 1

次，倒置使水流尽，不能用布擦拭。接通分光光度计后应当预热 10 分钟，使仪器稳定。本实验用滤光为 500nm 波长红光，具体测量时至少反复测 3 次，至测得的数据稳定时为止。

（3）实验报告要求将光密度或透光率与时间的关系制成表格，并画出时间-效应曲线（以光密度为纵坐标、时间为横坐标），以了解其相互关系，并写出实验报告。

（4）本实验也可用于观察针刺对大鼠或小鼠腹腔内巨噬细胞吞噬红细胞功能的影响。

Ⅵ 针刺对神经系统作用的实验

实验 针刺抗小鼠惊厥作用

（一）实验目的

以小鼠惊厥程度、次数、持续总时间及死亡时间为指标，观察针刺小鼠"水沟"穴对胰岛素过量而致惊厥的缓解效应，加深对针刺抗惊厥作用和急救效应的认识。

（二）实验对象

健康小鼠，雌雄一致，体重（20±2）g。

（三）实验器材

天平、秒表、40U/ml 胰岛素注射液、酸性生理盐水 pH 2.5～3.5、苦味酸、毫针、注射器（1ml，2ml）、5 号针头、50ml 烧杯、记号笔。

（四）实验步骤

（1）将 40U/ml 胰岛素注射液用酸性生理盐水配制成 4U/ml 胰岛素溶液备用。

（2）取小鼠 6 只，称重，用苦味酸编号，随机分成针刺组和对照组。

（3）按 1U/10g 给小鼠腹腔注射胰岛素溶液，注射时要掌握好进针的位置、角度、深度，注意避开肝、脾、膀胱，回抽无血及液体时再注射，注射后轻揉小鼠腹部以促使胰岛素均匀吸收。

（4）两组小鼠都放在室温 30～37℃的环境中，注意观察并比较其神态、姿势及活动情况。

（5）小鼠出现角弓反张、乱滚等惊厥反应时，针刺组迅速针刺"水沟"穴，平补平泻（以捻转手法为主，手法轻柔）行针 3 分钟后出针，观察并记录小鼠惊厥程度、次数、持续总时间及死亡时间。

（6）惊厥程度评价标准

1）强阳性：角弓反张，四肢伸直和抽搐反应强烈者，或身体呈直线性滚动者，以"++"表示。

2）弱阳性：轻微角弓反张，或伴四肢伸直，或伴有四肢抽搐者，以"+"表示。

3）阴性：无角弓反张，仅表现为四肢伸直，或四肢微微抽动者，以"-"表示。

（7）对照组除不针刺外，其余同针刺组。

（8）根据结果写出实验报告。

（五）注意事项

（1）小鼠在实验前必须禁食 18～24 小时，不禁水。

（2）用 pH 为 2.5～3.5 的酸性生理盐水配制胰岛素溶液。

（3）酸性生理盐水的配制：将 0.1mol/L 盐酸溶液 10ml 加入 30ml 生理盐水中，调整其 pH 在

2.5～3.5，如果偏碱，可加入同样浓度的盐酸调整。

（4）小鼠注射胰岛素后放在 30～37℃ 的环境中保温，夏天可为室温，冬天则应高些，因为温度过低惊厥反应出现较慢。

Ⅶ　针刺镇痛与针刺麻醉效应的实验

实验一　人体痛阈测定与针刺镇痛作用的个体差异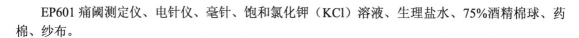

（一）实验目的

掌握痛阈、耐痛阈的测定方法，观察针刺合谷穴对人体痛阈、耐痛阈的影响，了解针刺镇痛的个体差异。

（二）实验对象

健康成人。

（三）实验器材

EP601 痛阈测定仪、电针仪、毫针、饱和氯化钾（KCl）溶液、生理盐水、75%酒精棉球、药棉、纱布。

（四）实验步骤

（1）受试者正坐，打开 EP601 痛阈测定仪电源，调节各旋钮至初始状态。

（2）取少许药棉，蘸取饱和氯化钾（KCl）溶液并塞入测痛仪的探测电极有机玻璃孔内，外露少许，并保证与孔底金属点接触良好。

（3）将痛阈测定仪的无关电极垫上含有生理盐水的纱布，固定于左侧内关穴处，保持与皮肤接触良好。

（4）实验操作者持探测电极将氯化钾（KCl）溶液药棉外露端置于距离无关电极板上方 2cm 处，轻按压保持与皮肤接触良好。

（5）调节测痛仪拨转开关至"上升"，此时电流升高，当受试者感觉到疼痛时，拨转开关至"停止"位，记录此时的电流值，为该受试者的"痛阈"；接着再将拨转开关继续转为"上升"，电流进一步升高，当受试者感觉到疼痛不可忍受时，拨转开关至"停止"位，记录此时的电流值，为该受试者的"耐痛阈"，休息 3 分钟重复以上步骤，测量 3 次取平均值，为该受试者的针前痛阈、耐痛阈。

（6）受试者随机分为两组，针刺组和对照组。

（7）针刺组电针合谷穴，频率 10Hz，疏密波，强度以受试者能耐受为度，时间 20 分钟。

（8）针刺组受试者出针后休息 3 分钟，重复步骤（5），再次测量痛阈、耐痛阈，取 3 次平均值记录为针后痛阈、耐痛阈。更换受试者，重复（5）、（6）、（7）。对照组也在相同时间段进行痛阈测定。

（五）注意事项

（1）测痛仪的刺激强度应由小到大，逐渐增加。

（2）针刺组待得气后再接电针。

实验二　纳洛酮对针刺小鼠镇痛作用的影响

（一）实验目的

针刺信号进入有关脑区以后，可增强内源性阿片肽样物质的活性，或激活内源性阿片样物质神经元释放内源性阿片样物质，使脑内内源性阿片样物质含量增高，以加强镇痛作用。纳洛酮是一种特异性内源性阿片样物质受体拮抗剂，能阻断内源性阿片样物质的镇痛作用，因此可通过纳洛酮来间接反映内源性阿片样物质在针刺镇痛中的作用。

（二）实验对象

小鼠，雌雄不拘，体重（20±2）g。

（三）实验器材

鼠尾光照测痛仪、小鼠固定筒架、电针仪、2ml注射器、纳洛酮（20μg/ml）、生理盐水、苦味酸、橡皮膏、鼠台、毫针。

（四）实验步骤

（1）使用苦味酸对小鼠进行标号。

（2）将小鼠固定筒架的后盖取下，随后将前端滑动塞取下，把空管放平，提小鼠尾部使其自己从筒后端钻入，装上前端滑动塞，然后将鼠尾从后堵盖的下口中穿出，旋上后盖，调整前端滑动塞以给小鼠比较舒适的空间，然后固定前端滑动塞。

（3）将小鼠固定筒架安放在鼠尾光照测痛仪顶面上，调整其位置使鼠尾尖在尾尖定位线上，鼠尾摆放在两个光点控制探头中间。

（4）按动开始键，灯泡点亮开始计时，当鼠尾摆动时，光点开关自动关闭电源，停止计时，记录数据。

（5）隔5分钟重测一次，标记并保证每次光照的部位为同一点，把3次从加热到甩尾时间的平均值作为基础痛阈。

（6）电针小鼠双侧"足三里"穴，采用疏密波，频率为2Hz与15Hz交替。强度调节到小鼠双足微微抖动即可，持续15分钟。

（7）测定电针后10分钟、20分钟、30分钟、40分钟、50分钟、60分钟时小鼠的痛阈，方法同前。

（8）筛选有镇痛作用的小鼠进行实验。将小鼠分为两组，一组腹腔注射纳洛酮（0.05ml/g），另一组腹腔注入等量生理盐水。

（9）电针干预同步骤（6），电针后测定10分钟、20分钟、30分钟、40分钟、50分钟、60分钟时小鼠的痛阈，方法同前。

（五）注意事项

（1）尽量不要选择平时喜欢甩尾或局促不安的小鼠为实验对象。

（2）固定不可太紧，以不使小鼠跳出为宜。

（3）电针强度控制在小鼠不出现嘶叫为度。电针一段时间后，可适当加大电针强度。

（4）注意药物剂量的准确，节约实验药品。

Ⅶ 针刺治未病的实验

实验 预针刺不同腧穴对健康人运动后心率调节作用的影响

（一）实验目的

通过运动前针刺内关、神门及内关配神门穴三组穴位，观察运动前后心率的变化，初步探讨预针刺对心率的调节作用。

（二）实验器材

1~1.5 寸毫针、75%酒精溶液、无菌棉球、指夹式鱼跃心率仪、秒表。

（三）实验步骤

（1）选取符合要求的 21 名健康受试者，随机分为三组：内关组、神门组、内关配神门组，每组 7 人。

（2）将指夹式鱼跃心率仪夹于受试者左手食指，记录运动前心率，嘱其进行 90 秒快速高抬腿运动，运动后每 30 秒记录一次心率，直至心率恢复至运动前，并记录恢复到运动前心率所用的总时间。

（3）休息一小时后，上述受试者按分组进行不同腧穴的针刺预处理，双侧取穴，每隔 5 分钟采用捻转平补平泻手法行针一次，每次 10 秒，共留针 15 分钟。出针后所有受试者行 90 秒相同强度的快速高抬腿运动，运动后每隔 30 秒记录一次心率，直至心率恢复到运动前，并记录恢复到运动前心率所用的时间，方法同前。

（4）整理每组各时间段的心率及恢复正常的所用时间，计算平均值，绘制时间-心率折线图。组内自身前后对比分析预针刺对健康人运动后心率调节作用；组间相互对比分析不同腧穴对健康人运动后心率调节作用。

（四）注意事项

（1）注意指夹式鱼跃脉搏血氧仪的正确应用。

（2）由同一人进行针刺操作，保证取穴准确，排除针刺操作因素的干扰，尽量减小误差。

（3）快速高抬腿动作需达到以下规范标准，即在保持上身挺直的情况下，受试者双腿交替抬高至水平状态，且大腿与腹部夹角、大腿与小腿夹角均尽可能接近 90°，双腿交替为一组，频率保持在 55~65 组/分钟。

（4）受试者应在饭后一小时开始实验，以避免晕针等情况发生。

第五节 文献检索及科研设计

实验一 自主性实验设计（一）

（一）实验目的

自行设计实验是在一定的条件下，由学生根据所学的知识自行设计并独自完成实验的全过程。

本实验结合第一章所学的知识，旨在培养学生科研设计的能力，使学生熟悉针灸科研的一般程序，掌握实验设计的基本内容和基本原则。

（二）实验器材

图书资料、相关数据库、计算机。

（三）实验步骤

1. 选题　根据各人兴趣，确定实验研究或临床研究的立题。

2. 文献检索　确定选题后，进行相关文献的查找和收集，包括与该选题相关的国内外研究进展、现状、发展趋势及存在的问题，以明确选题的创新性、可行性和研究意义。

3. 实验设计　按照重复、对照、盲法、随机化等原则和常用设计方法，确定实验方案。并对科研的 3 个基本要素——实验对象、干预（处理）因素、实验效应（观察指标）做出合理安排，其实验方法应可行、合理、科学。

（四）注意事项

（1）实验设计时，要注意各项实验基本要素的标准化及选择指标的特异性和客观性，以及存在实验误差的可能性，所选指标不一定要复杂，能与实验目的相适应即可。

（2）正确选择合理的数据统计方法。

实验二　自主性实验设计（二）

（一）实验目的

为充分调动学生的主观能动性，在老师的指导下，学生不再受实验指导的约束能独自完成从实验设计到动手操作、结果总结分析、成文汇报的全过程，培养学生理论联系实践和因地制宜的素质，强化学生的创造性思维和基本操作技能，使学生掌握初步的科研工作方法。

（二）实验对象

根据实验设计而定。

（三）实验器材

根据实验设计而定。

（四）实验步骤

（1）立题：以实验组为单位，学生根据已学的知识，利用图书馆或相关数据库查阅所需的中、英文资料，了解国内外研究现状，集体酝酿讨论，确立一个既有科学性又有一定新意的、可操作性的选题和实验方案。题目不宜过大，由指导老师根据设计方案的目的性、科学性、创新性和可行性及实验室相关条件进行审阅并确定取舍（对不符合自行设计的抄袭方案将予以取消），签署意见后在指定日期前返还学生，并给予指导。

实验设计方案的内容和格式是：

1）立题依据（实验的目的意义、欲解决的问题和国内外研究现状）。

2）研究内容、方法和技术路线（如研究哪些项目、设立哪些观察指标、采用什么方法、整个实验进程的安排）。

3）预期结果、可能遇到的困难和问题及解决措施。

4）动物、药品、器材的详细预算，其内容和要求包括：

动物：品种、性别、体重、数量、使用时间。

药品：规格（即药品的剂量单位，如 mg/ml、mg/片等）、剂型（如针剂、片剂、粉剂）和使用总量。

器材：型号、规格和数量。

（2）根据上述设计方案内容向指导老师汇报修改后的方案，征得老师的意见后，方案作进一步完善。

（3）实验准备：学生根据预定的实验方案，提前向实验室提交实验所需的药品、器材清单，由实验室老师做好准备。在实验开始前按要求做好药品、试剂的配制和动物的预处理。

（4）预实验：学生可按自己的时间进行预实验（在非实验课时间需提前通知并得到实验室老师的准许），做好各项实验原始记录，整理好实验结果并向指导老师进行汇报，如有需要更改、重做和补充的地方，在正式实验时加以更正。

（5）正式实验：如预实验的结果理想，则实验即告完成，不必再做正式实验。

（6）论文撰写：将实验所得的数据进行整理分析，按科学论文写作规范写出论文并制作 PPT（汇报时用），同时上交论文和 PPT（老师评分时用）。

（7）汇报、答辩：由实验组选派代表，向老师和全班同学汇报实验工作，全班同学和老师进行提问和点评，全组同学进行答辩。评分由教师、学生小组互评和研究小组内评三部分组成，根据每组每个学生在整个实验中的动手能力、论文质量及在方案设计中的贡献等进行评分，各部分成绩折成总分汇入。

（五）注意事项

（1）该实验实行组长负责制，各组员合理分工，密切配合。

（2）要做到选题合理，实验方案切实可行（绘制技术路线图），实验步骤详细，对实验结果要做具体分析。

（3）科研论文撰写严谨、规范，注意使用科学性语言。

（闫丽萍　孔立红）

主要参考书目

桂起权，张掌然，1990. 人与自然的对话——观察与实验［M］. 杭州：浙江科学技术出版社.

郭义，2008. 实验针灸学［M］. 北京：中国中医药出版社.

郭义，2016. 实验针灸学［M］. 北京：中国中医药出版社.

郭义，方剑桥，2012. 实验针灸学［M］. 北京：中国中医药出版社.

胡翔龙，1990. 中医经络现代研究［M］. 北京：人民卫生出版社.

李定忠，2003. 中国经络探秘［M］. 北京：解放军出版社.

李忠仁，2003. 实验针灸学［M］. 北京：中国中医药出版社.

李忠仁，2007. 实验针灸学［M］. 北京：中国中医药出版社.

林文注，王佩，1999. 实验针灸学［M］. 上海：上海科学技术出版社.

刘建平，2009. 循证中医药临床研究方法［M］. 北京：人民卫生出版社.

刘健华，高昕妍，徐婧，等，2015. "面口合谷收"的脑机制［J］. 中国科学：生命科学，45（3）：279-288.

刘里远，1997. 古典经络学与现代经络学［M］. 北京：北京医科大学中国协和医科大学联合出版社.

孟竞璧，1998. 十四经经脉显像探秘［M］. 北京：中国科技出版社.

陕西中医学院，1979. 现代经络研究文献综述［M］. 北京：人民卫生出版社.

严洁，朱兵，2010. 针灸的基础与临床［M］. 长沙：湖南科学技术出版社.

张保真，1992. 经脉线的结构与机能［M］. 西安：陕西科学技术出版社.

张人骥，2003. 经络科学［M］. 北京：北京大学出版社.

张维波，1997. 经络是什么［M］. 北京：中国科学技术出版社.

朱兵，1998. 针灸的科学基础［M］. 青岛：青岛出版社.

朱兵，2015. 系统针灸学——复兴"体表医学"［M］. 北京：人民卫生出版社.

朱翠玲，2000. 现代医学影像学——工程与临床［M］. 济南：山东科学技术出版社.

祝总骧，郝金凯，1998. 针灸经络生物物理学［M］. 北京：北京出版社.

Hugh MacPherson，Douglas G Altman，Richard Hammerschlag，等，2010. 针刺临床试验干预措施报告标准的修订：CONSORT 声明的扩展［J］. 中西医结合学报，8（9）：804-818.

附录一　常用实验技术

实验针灸学是应用现代科学技术和实验方法研究针灸基本理论、针灸作用原理、针灸作用规律，以指导临床实践的一门学科。学科的特点决定了实验针灸学所使用的技术和方法是多学科、多层次的，所涉及的层面较广，从形态到功能，从常规的生物化学到分子生物学、免疫学、细胞生物学等。下面就实验针灸学常用技术和方法进行基本介绍。

一、形态学技术和方法

（一）解剖学技术和方法

解剖学（anatomy）是研究人体正常形态结构的科学，属生物科学中形态学的范畴。主要指用解剖器械剖割和肉眼观察的方法研究人体器官系统的形态结构。基本任务是探讨和阐明人体器官组织的形态特征、位置毗邻关系、生长发育规律及应用意义等。

1. 解剖学常用技术和方法

（1）组织块固定技术：固定是采用固定液使之渗入组织细胞中，使蛋白质变性凝固，不溶于水和有机溶剂，从而保存组织细胞生活时的形态结构和抗原性，如标本防腐固定法：先用 10%的福尔马林（甲醛）灌注，灌注后的标本应放置 1～2 天，使动脉内的防腐液充分渗入到组织间隙后，再放入尸池内经 5%～10%的福尔马林溶液浸泡保存。

（2）血管灌注技术：将一些带有色料的填充剂灌注到血管内，通过解剖法，显示血管位置、行径和分支特点。一般用新鲜尸体，根据制作标本的要求，进行整体灌注或局部灌注。

（3）淋巴管灌注方法：将有色的注射剂注入器官的组织间隙内，由于毛细淋巴管壁的通透性大于毛细血管，借助注射的压力和注射剂内氯仿或乙醚的扩散作用，注射的色素即可进入毛细淋巴管，从而使毛细淋巴管、淋巴管及淋巴结充盈显色。

（4）断面解剖方法：采用锯切方法制作断面标本，是研究器官的位置、器官与器官之间或局部与整体之间位置关系的有效方法之一。

（5）断层影像解剖学技术：用影像断层的方法研究人体解剖形态结构及其相关功能的学科，属于应用解剖学的范畴。其特点：能在机体结构保持原位的状态下，准确地显示其断面形态变化及位置关系；可通过追踪连续断层或借助计算机进行结构的三维重建和定量分析；密切结合影像诊断学和介入放射学。常用的影像断层解剖学技术有计算机断层扫描（computed tomography，CT），磁共振成像（magnetic resonance imaging，MRI），单光子发射计算机断层成像（single-photon emission computed tomography，SPECT），正电子发射计算机体层扫描术（positron emission tomography，PET）等。

2. 解剖学技术和方法在实验针灸学中的应用

（1）经络穴位的研究：解剖学技术方法在针灸经络腧穴的研究中应用非常广泛，如在尸体或动物身上进行层次解剖和断面解剖，以寻找经络穴位的物质基础等。大量研究认为，经穴与神经系统、血管、淋巴管及筋膜组织关系密切。

（2）针刺安全性的评价：穴位解剖结构的研究为针刺安全规范的制定提供了依据。从不同的角度、深度和范围针刺穴位所涉及的解剖结构不同。为了提高疗效，避免针刺意外事故发生，除要掌握体表穴位定位外，还要了解不同穴位的针刺角度、深度和范围。如应用 CT 和 MRI 技术使穴位断层研究由静态变为动态，对穴位的组织结构进行立体观察，使危险穴位的结构更加直观。这对提高临床疗效、确保安全有重要的指导作用。

（3）针灸作用原理的研究：解剖技术尤其是断层影像解剖学技术在针灸作用原理研究中的应用越来越多。如有人以 SPECT 观察针刺对脑血流的影响；也有人采用 PET 研究针刺对脑功能的影响。

（4）针刺信号传入途径研究：利用解剖学等方法研究发现，针刺引起的传入冲动进入脊髓后，主要交叉到对侧脊髓腹外侧束上行，与痛觉、温觉的传导途径相似。

（二）组织学技术和方法

组织学（histology）是研究正常人体的微细结构及其相关功能的一门学科。在组织学的基础上发展起来的组织化学和细胞化学，是应用物理、化学和免疫方法对组织、细胞内某些化学成分进行定性、定位和定量研究，从而探讨其相关功能活动的学科。

1. 组织学常用技术和方法

（1）切片标本的制备：把所有要观察的材料制成薄片，应用显微镜观察其内部的微细结构，是组织学常用的技术。其中石蜡切片是组织学常规制片技术中应用最为广泛的方法，用来研究、观察及判断细胞组织的形态变化，并广泛地用于其他许多学科领域的研究中；冷冻切片是借助低温冷冻将活体组织快速冻结达到一定的硬度进行制片的方法，多应用于手术中的快速病理诊断；超薄切片技术是通过固定、脱水、包埋、切片和染色等步骤，将生物标本切成厚度为 10～100nm 超薄切片的样品制备技术，常用于电镜研究，观察组织内部超微结构。

（2）涂片、铺片、磨片标本的制备：血液等液体材料，可直接在玻片上涂片，干燥后再进行固定和染色。疏松结缔组织和肠系膜等薄层组织，可在玻片上撕开展平，制成铺片，待干燥后进行固定和染色。骨和牙等坚硬组织除用酸（稀硝酸等）脱钙后再按常规制成切片外，还可直接研磨成薄的磨片进行染色观察。

（3）形态计量学：是对组织和细胞形态结构及其化学成分进行定量研究的一门新兴学科。以量的测定及其数据变化阐述组织和细胞的生长、分化、代谢和功能的演变，以及对环境因素和致病因素的反应。

（4）细胞化学和免疫细胞化学技术

1）细胞化学：是研究细胞的化学成分，在不破坏细胞形态结构的情况下，用生化的和物理的技术对各种组分做定量的分析，研究其动态变化，了解细胞代谢过程中各种细胞组分的作用，是用于了解细胞活动中的变化和定位的学科。

2）免疫细胞化学技术：是将免疫学基本理论与细胞化学技术相结合而建立起来的新技术。主要是应用抗原与抗体特异性结合的特点，检测细胞内某些肽类和蛋白质等大分子物质的分布。

（5）免疫组织化学（immunohistochemistry，IHC）：是免疫学和组织学相结合的一门分支学科，以免疫学的抗原抗体反应为理论基础，利用抗原抗体间的特异性免疫反应，将带显色剂标记的特异性抗体在组织细胞原位通过抗原抗体反应和组织化学的呈色反应，对相应抗原进行定性、定位、定量测定的一项新技术。它把免疫反应的特异性、组织化学的可见性巧妙地结合起来，借助显微镜（包括荧光显微镜、电子显微镜）的显像和放大作用，在细胞、亚细胞水平检测各种抗原物质（如蛋白质、多肽、酶、激素、病原体及受体等）。

（6）辣根过氧化物酶法：是利用轴浆运输现象追踪神经元之间联系的一种方法。轴浆运输是神经元的一项基本活动，即沿着轴突从胞体向末梢（顺向）及从末梢向胞体（逆向）的物质运输，辣根过氧化物酶（horseradish peroxidase，HRP）则可运动到顺向和逆向神经元追踪标记胞体和终末，借此可以了解一个核团的传入和传出的联系。HRP 法可用于中枢内核团间联系的追踪，也可用于对周围神经的传出、传入的追踪。常用的标记方法有顺行标记、逆行标记和跨节标记。

2. 组织学技术和方法在实验针灸学中的应用

（1）经络穴位研究：组织学研究表明，在穴位下可见到大小数量不等的小血管、小神经束、神经末梢和神经干、神经支等，以探讨针刺时产生针感的机制。进一步针感定位的组织学研究表明，穴位下的这些组织结构是针感产生的物质基础之一。

（2）经穴-脏腑相关机制的研究：如应用 HRP 技术，对经穴脏腑相关的神经节段机制进行了大量有意义的研究。

（3）针刺作用原理的研究：通过观察针刺穴位对病变部位的细胞、组织学、组织化学及超微结构的变化，来阐明针刺治疗疾病的物质基础。特别是分子生物学技术，也是以组织学技术为基础的。如从组织学角度观察到针刺具有促进末梢神经再生的作用，并用图像分析技术进行了定量分析；应用免疫组织化学方法，观察到针刺能促进背根节的 NGF 基因表达，使背根节内 NGF 的 RNA 阳性神经元数量明显增多，这种变化随针刺时间延长而加强，这从组织学角度为针刺促进末梢神经再生提供了依据。组织学在针刺作用原理的研究中应用广泛。

二、生理学技术和方法

生理学（physiology）是研究生物功能活动的生物学学科，包括个体、器官、细胞和分子层次的生理活动研究，以及实验生理学、分子生理学和系统生理学等。

（一）生理学常用技术和方法

1. 电压钳技术 是通过插入细胞内的一根微电极向胞内补充电流，补充的电流量正好等于跨膜流出的反向离子流，这样即使膜通透性发生改变时，也能控制膜电位数值不变。经过离子通道的离子流与经微电极施加的电流方向相反，数量相等。因此可以定量测定细胞兴奋时的离子电流。膜通透性的改变是迅速的，但如使用一个高频响应的放大器，可以连续、快速、自动地调整注入电流，达到保持膜电位恒定的目的。它可以测量细胞的膜电位、膜电流和突触后电位。

2. 膜片钳技术 是一种以记录通过离子通道的离子电流来反映细胞膜单一的（或多个的）离子通道分子活动的技术，成为现代细胞电生理的常规方法，它不仅可以作为基础生物医学研究的工具，而且直接或间接为临床医学研究服务，目前膜片钳技术广泛应用于神经（脑）科学、心血管科学、药理学、细胞生物学、病理生理学、中医药学、植物细胞生理学、运动生理等多学科领域研究。

3. 肌电图 是应用电子学仪器记录肌肉静止或收缩时的电活动，以及应用电刺激检查神经、肌肉兴奋及传导功能的方法。通过肌电图（electromyogram，EMG）检查，可借以判定肌肉所处的功能状态，从而有助于运动神经肌肉疾患的诊断，如重症肌无力、脑脊髓损伤引起的后遗症等原发性或继发性神经肌肉病变。

4. 心电图 心肌细胞每一时刻产生的电活动通过心脏周围的组织和体液传到体表，在体表放置引导心电图指的是心脏在每个心动周期中，由起搏点、心房、心室相继兴奋，伴随着心电图生物电的变化，通过心电描记器从体表引出多种形式的电位变化的图形称为心电图（electrocardiogram，EGG）。心电图是心脏兴奋的发生、传播及恢复过程的客观指标。在各种心脏疾病、电解质平衡失调、某些药物中毒等疾患的诊断和治疗中具有重要的参考价值。

5. 脑电图 是通过脑电图（electroencephalography，EEG）描记仪将人体脑组织生物电活动放大记录的一门技术，主要用于神经系统疾病的检查。其方法是常规放置电极于头皮各规定部位，应用单极或双极的连接方法描记。如做开颅手术，可将电极直接放置于暴露的大脑皮质上，称脑皮质电图，也可将电极插入颞叶内侧面海马、杏仁核等部位记录。

6. 血流量测定法 血流量是指单位时间内流过血管某一截面的流量。血流量是衡量生物体功能状态和血流动力学研究的重要指标之一，也是反映心血管功能和组织器官供氧状况的重要指标。血流量的测定方法很多，常用的且可精确测量平均血流量及搏动血流量的方法有脉冲多普勒超声法、电磁感应法及放射线同位素法等。如经颅多普勒超声（transcranial doppler，TCD）是一种非损伤性颅内血流动力学检查方法，它借助脉冲多普勒技术和 2MHz 发射频率，使超声声束得以穿透颅骨膜较薄的部位，直接描记脑底动脉血流的多普勒信号，以获取脑底动脉的血流动力学参数，来反映脑血管功能状态。临床上主要应用于检查颅内外动脉血包括颈总、颈内、颈外、眼动脉及其分支，以及大脑前、中、后动脉及椎-基底动脉等的血流速度、波形及搏动指数等多种参数，同时还能很好地显示血管有无阻塞或狭窄，对正确评估脑血管病的部位及程度有较好的参考价值。

（二）生理学技术和方法在实验针灸学研究中的应用

1. 针灸基本理论的研究　如有人研究循经感传过程中相应肌肉的肌电图变化，研究针刺时脊髓背角的诱发电位，研究经穴-脏腑相关的途径等。

2. 针灸作用及针灸作用原理的研究　早在 1934 年已有学者提出针灸之生理作用学说，尝试用生理学方法研究和解释针灸作用原理。此后又有很多学者结合临床，分别观察了针灸对患者红细胞、血红蛋白、红细胞沉降率、血糖、血压、心电图、胃肠运动、胆汁分泌和泌尿等生理、生化指标的影响，进一步推动了实验针灸学的发展。20 世纪 60 年代，我国医学界从痛觉生理学，特别是神经生理学角度大规模地开展了针刺镇痛原理的研究，使我国痛觉生理的研究达到了当时世界先进水平。生理学技术和方法在阐明针刺治病机制方面发挥着重要的作用。如以脑电图为指标观察针刺治疗失眠、癫痫的机制；以脑电图为指标开展循经感传机制的研究；从颅内血流动力学的角度研究针刺治疗中风的作用机制；以心电图为指标，观察针刺治疗心血管疾病的疗效及其机制。

三、生物化学技术和方法

生物化学（biochemistry）是在分子水平上研究生物体内基本物质的化学组成、结构、性质及生命活动中（如生殖、代谢和运动）化学变化规律，从而阐明生命现象化学本质的学科。

（一）生物化学常用技术和方法

1. 化学传感器技术　化学传感器指的是对各种化学物质敏感并将其浓度转换为电信号的传感器。如 CO_2 传感器、O_2 传感器、pH 值传感器、Na^+ 传感器、酒精浓度传感器等。近年来，研制成功了针形化学传感器，亦称传感针，可刺入机体组织，在体内连续动态监测组织中化学物质的浓度变化。

2. 电泳技术　是指在外界电场作用下，带电物质向所带电荷的相反电极方向移动，由于各种物质各自带电性、带电量、分子颗粒大小和形态等的不同，在电场中的迁移方向和速度不同，主要适用于物质性质的研究、种类的鉴定、分离纯化、纯度的分析等。在电泳过程中，带电颗粒的迁移率在一定条件下与其所带电量、颗粒半径及溶液的黏度相关。电场强度、溶液的 pH、溶液的离子强度、电渗作用等可以影响物质的电泳迁移率。凝胶电泳可鉴别或分离相对分子质量不同的 DNA 或 RNA 片段。

3. 层析技术　层析法又称色谱法，是一种高效能的物理分离技术，主要有一个固定相加一个流动相，当两相作相对运动时，利用混合物中各组分在理化性质上的差异，如吸附力、溶解度、分子的形状与大小、分子的电荷性及亲和力等，使各组分在两相间进行反复多次的分配而分离。色谱法有多种类型，也有多种分类方法。按两相所处的状态分类，以液体作为流动相，称为"液相色谱"；用气体作为流动相，称为"气相色谱"。

层析分离技术在蛋白质化学乃至生命科学研究中起到非常重要的作用。主要的分析方法有：

（1）吸附层析（adsorption chromatography）：常称作液-固色谱法（liquid-solid chromatography, LSC），根据混合物随流动相通过由吸附剂组成的固定相时，吸附剂对各组分的吸附能力的不同，而造成各组分流动速度不同，从而将各组分分离。由于支持物装填方式不同又可分为柱层析和薄层层析。柱层析用来分离非极性或极性小的有机物；薄层层析用来分离氨基酸、类固醇激素等。

（2）离子交换层析（ion exchange chromatography）：所用的离子交换剂分为两大类，即阳离子交换剂和阴离子交换剂。各类交换剂根据其解离性大小，还可分为强、弱两种；由于它层析条件温和，不易使分离的物质变性，具有分离能力强，离子交换剂理化性质稳定，而且洗脱缓冲液选择范围广等优点，故广泛应用于大分子物质分离。

（3）高压液相色谱法（high pressure liquid chromatography, HPLC）：也被称为高速液相色谱、高效液相色谱法。根据分离过程中溶质分子与固定相互作用的差别，高效液相色谱在生物领域中被广泛用于下列产物的分离和鉴定：氨基酸及其衍生物、有机酸、甾体化合物、生物碱、抗生素、糖类、卟啉、核酸及其降解产物、蛋白质、酶、多肽和脂类等。

4. 光谱技术　是利用各种化学物质所具有的发射吸收或散射辐射能的特性，对物质进行定性或定量的一类分析技术。光谱技术具有灵敏度高、简便、快速、试样不被破坏等优点，是目前最常用的生化测定技术。

（1）比色分析法：是利用有色物质对一定波长的光的吸收特性来进行定量的一种分析法。比色法是指在一定浓度范围内，溶液中有色物质的浓度与溶液颜色的浓度成正比，并用可见光（400～760nm）作光源，比较溶液颜色的深浅度以测定所含有色物质浓度的方法。常用的有标准对照法和标准曲线法。

（2）分光光度法：它是利用被测物质对各种波长光的吸收能力，绘制吸收光谱曲线，由于物质不同，分子结构不同，吸收曲线各有特殊形式，根据曲线的特征，用于物质的定性定量。因为分光光度法范围较大（200～1000nm），所以它既可用于可见光，也可用于紫外光和红外光的分光测定，使应用范围扩大，适用于有色物和无色物的测定。

（3）荧光光度法：当物质被辐射能照射后，分子内部获得外源能量，基态分子能级的电子跃迁到较高能态转变成激发态分子能级，使分子处在高能域不稳定状态，因此，它必须释放多余的能量变成稳定状态分子。在由激发态能级回到基态能级的过程中以光的形式释放多余的能量，并发射出比原波长更长的光谱，这一过程称为分子发光。把检测分子发射光谱的分析方法称为荧光光度分析法。

5. 生物大分子物质的分离和提纯　蛋白质、核酸、糖类和脂类是生物大分子，制备高度纯化的生物大分子是研究大分子结构与功能的前提。整个分离提纯过程可分为：

（1）选择材料：一般选取成分含量较高、物美价廉的材料，制作过程要在低温条件下进行，以防止生物大分子变性、失活。

（2）破碎细胞：由于生物大分子大部分存在于细胞内，故可选取匀浆器研磨，高速组织捣碎器研磨，反复冻融、超声波破碎、自溶、酶消化、表面活性剂处理等。

（3）分离亚细胞器：由于各类生物大分子在细胞内分布是区域化的，故细胞破碎后，先分离亚细胞器，这样有助于制备纯度更高的生物大分子。主要是采用不同密度梯度介质，经差速离心法制备。

（4）提取：先分离生物大分子与其他物质，使大分子物质充分释放出来，在提取过程要注意溶剂性质、pH、离子强度、介电常数、抽提温度等多种影响溶解度的因素。

（5）分离纯化：提取的大分子物质含有很多杂质为粗制品，必须进一步分离纯化。在分离纯化时要根据各种物质的分子大小、溶解度、带电性、亲和力等差异，选用有机溶剂沉淀、等电点沉淀、盐析、层析、电泳、超离心、吸附、结晶等方法。

（6）浓缩、干燥及保存：经过分离纯化后得到的提取液有时很稀、体积较大，需要采用蒸馏法、冰冻法、吸收法、超滤法等除去水分而浓缩，然后低温保存。为了防止大分子变性失活，还需加入防腐剂或稳定剂。

（二）生物化学技术和方法在实验针灸学中的应用

生物化学实验技术种类多，发展快，应用领域广泛，并迅速应用于针灸研究中，有力促进了实验针灸学的发展。

1. 针灸基本理论的研究　如经穴的化学研究,使用离子选择性针型化学传感器技术观察经络穴位处的离子分布，观察脏腑发生病变时相应经穴处的离子浓度变化；观察经脉线上的化学物质在针刺信息转导中的作用；研究有关神经递质在针刺过程中的作用等。

2. 针刺的效应和针刺作用原理的研究　目前的生物技术可以快速、高效地检测各种生物化学物质，为针刺效应机制的研究提供了方便、快捷的研究手段。尤其是针刺镇痛原理的研究，从神经化学角度取得了令人瞩目的成就。另外，针刺作用原理的揭示与生化技术具有密切联系，如从脑内兴奋性氨基酸、细胞内钙超载角度研究针刺的脑保护作用等。

四、生物物理学技术和方法

生物物理学是应用物理学的概念和方法研究生物各层次结构与功能的关系，生命活动的物理、物理化学过程，和物质在生命活动过程中表现的物理特性的生物学分支学科。生物物理学旨在阐明生物在一定的空间、时间内有关物质、能量与信息的运动规律。

（一）生物物理学常用技术和方法

1. 生物电阻抗测定　生物电阻抗测定（bio-electrical impedance measurement）简称阻抗技术，是一种利用生物组织与器官的电特性及其变化规律提取与人体生理、病理状况相关的生物医学信息的检测技术。它通常是借助置于体表的电极系统向检测对象送入一微小的交流测量电流或电压，检测相应的电阻抗及其变化，然后根据不同的应用目的，获取相关的生理和病理信息。它具有无创、无害、廉价、操作简单和功能信息丰富等特点，生物电阻抗测定常用于穴位电阻的探测。

2. 皮肤热学探测仪　皮肤温度测定涉及温度计测温、液晶显像测温和红外测温及热像图技术。其中液晶显像测温技术因操作过于烦琐，目前已经很少应用。使用温度计测温最为简便，但应注意选择具备足够精度的测试仪器，测温仪精度不足必然导致数据可靠程度下降。红外热像技术应用较多，其优点是成像范围内所有点的温度能够被同时记录，且测温时不需与被测物体接触，对人体没有干扰，但对于具体部位则存在定位困难的缺点，故红外热像技术在定位上还需要进一步的探索。

3. 功能磁共振成像　功能磁共振成像（functional magnetic resonance imaging，fMRI）是一种神经影像学方法，其原理是采用磁共振仪来测量生理活动的变化或异常所引起的血氧含量的变化。通常血氧含量升高说明流入某一组织或大脑功能区域的血流增加，表现出该组织或者功能区活动处于激活状态。目前 fMRI 应用于视觉皮层定位、视觉感知、中文识别的中枢定位及各种脑疾病、针灸、学习和记忆等领域的研究。

4. 放射性核素示踪　以放射性核素为示踪剂的示踪技术称为放射性核素示踪技术。由于放射性核素发出的射线能被核仪器测定和定量，或被核乳胶显示，可将其引入体内，追踪它们的行径和归宿，用以研究各种化学物质和用放射性核素标记的物质、原子、分子、活的生物体等在体内的吸收、分布、代谢、转运、排泄等变化，还可显示脏器的图形及动态变化。近年来又将放射性核素标记化合物示踪方法与免疫化学反应相结合，发展了放射免疫分析（radioimmunoassay，RIA）法，用于测定组织中微量物质，不需将放射性核素引入体内。

（二）生物物理学技术和方法在实验针灸学中的应用

在针灸领域中生物物理学技术已得到广泛应用，尤其在经络探测、针灸机制探讨及临床诊断治疗和预防方面，均起到十分重要的作用。

1. 针灸基本理论的研究　在经脉线的客观检测方面，生物物理技术应用广泛，研究者采用皮肤电阻技术、声测经络技术、超声技术等方法广泛开展了对经络现象的观察研究。如沿着经络循行可探测到低电阻，穴位为低电阻点；利用红外热成像技术观察到人体体表存在循经红外辐射现象；对人体穴位与非穴位区域的温度分布特征进行分析。发现穴位热传递沿经脉线方向较强；穴位有低电阻特性。如通过仪器显示脏器影像及放射性核素在其中的分布，研究穴位和脏腑之间的关系及进行经脉示踪。

2. 针灸作用原理研究　近年来采用 fMRI 等技术观察针刺后的脑功能变化，促进了针灸作用原理的研究。

五、免疫学技术和方法

免疫学（immunology）是研究机体自我识别和对抗体抗原性异物排斥反应的一门学科。免疫学主要分为基础免疫学和临床免疫学两大类。

（一）免疫学常用技术和方法

1. 细胞免疫检测法　随着细胞免疫学的不断发展，新的细胞免疫检测技术不断出现，除传统的如淋巴细胞转换试验、E 花环法、T 细胞亚群检测、细胞毒试验、巨噬细胞吞噬功能测定外，目前主要集中在对有关细胞因子及细胞受体方面的检测。主要技术有：

（1）时间分辨荧光免疫分析技术：时间分辨荧光免疫分析技术（time-resolved fluoroimmunoassay，TRFIA）是以稀土离子标记抗原或抗体、核酸探针和细胞等为特征的超灵敏度检测技术，它克服了酶标记物的不稳定、化学发光仅能一次发光且易受环境干扰、电化学发光的非直接标记等缺点。使非特异性信号降低到可以忽略的程度，达到了极高的信噪比，从而大大地超过了放射性同位素所能达到的灵敏度，且还具有标记物制备简单、对被标记物的生物活性和结构无影响、储存时间长、无放射性污染、检测重复性好、可实现多种标记及多元测试、操作流程短、标准曲线范围宽、不受样品自然荧光干扰和应用范围十分广泛等优点，成为继反射免疫分析之后标记物发展的一个新里程碑。

（2）细胞因子检测技术：主要在机体的免疫调节、炎症应答、肿瘤转移等生理病理研究过程中起到重要作用。检测的主要方法包括生物学检测法、免疫学检测法和分子生物学检测法。3种方法可互相弥补，其中生物学检测比较敏感，可直接测定生物学功能，是最可靠的方法；免疫学检测法比较简单、迅速、重复性好，但测定值只代表相应细胞因子的量，而不代表其活性，敏感性也低于生物活性检测法；分子生物学检测法可测定基因表达情况，但不能直接提供有关因子的浓度及活性等资料，主要用于机制探讨。

（3）细胞受体检测：通过检测细胞受体，可以了解细胞的功能，因此受体是细胞表面或亚细胞组分中的一种分子，存在于许多细胞表面，在调节补体级联反应中起关键作用，并参与同细胞表面补体成分的结合。不同的疾病状态，细胞受体的表达不同。

2. 荧光免疫技术　指应用荧光物质标记抗体而进行抗原定位的技术。用已知种类的荧光抗体浸染待检的含有抗原的细胞或组织切片，如有相应抗原存在，则抗原与此抗体发生特异性结合，形成复合物粘在细胞上，不易洗脱，在荧光显微镜下视之可见，主要用作细菌、病毒和寄生虫的检验及自身免疫疾病的诊断。

3. 酶联免疫吸附试验　酶联免疫吸附试验（enzyme-linked immunosorbent assay，ELISA）是一种酶联免疫技术，用于检测包被于固相板孔中的待测抗原（或抗体）。即用酶标记抗体，并将已知的抗原或抗体吸附在固相载体表面，使抗原抗体反应在固相载体表面进行，用洗涤法将液相中的游离成分洗除，最后通过酶作用于底物后显色来判断结果。

4. 放射免疫分析　放射免疫分析（radioimmunoassay，RIA）是以抗原抗体的免疫反应为基础，利用待测抗原和定量的标记抗原与有限的特异抗体竞争结合、放射性核素示踪技术的高灵敏度作为微量定量手段，来获取样品中待测抗原浓度的方法。

5. 流式细胞术　流式细胞术（flow cytometry，FCM）是一种应用流式细胞仪对单细胞生物化学和生物物理特性进行快速定量的细胞分类和定量的研究技术。其工作原理是先分离被检细胞，将之制成悬液，并作荧光染色或标记。然后将染色的细胞悬液送入分散这些细胞的流式细胞仪，细胞排列单一纵列通过聚焦的激光束，被检细胞产生的不同荧光信号转变为电脉冲，进而获得该细胞群体不同类型细胞的有关数据。流式细胞仪每秒钟可以分析 1000 个细胞，可以用于测量细胞的多种参数，如细胞 DNA 含量、细胞体积、蛋白质含量、酶活性、细胞膜受体和表面抗原等。该方法具有速度快、精确性和灵敏度高的特点。

（二）免疫学技术和方法在实验针灸学中的应用

针灸的调节作用与神经-内分泌-免疫网络具有非常密切的关系。20 世纪 20 年代，中国针灸学者便开始研究针灸对免疫系统功能活动调节的作用。日本学者在 1927 年观察了家兔施灸对血清免疫学的影响，并用溶血法观察到针灸刺激能增加补体的量。1929 年发现针刺家兔可使凝集素的含量明显增高。我国自 20 世纪50 年代起就针灸对免疫系统的功能调节作用进行了大量研究工作。近几十年来，免疫学以其辉煌的成就令人瞩目，免疫学技术的独特优势有力地推动了医学和生物学各领域的发展。针灸调整机体免疫功能已被大量的临床和动物实验证实，针灸升高白细胞及其机制的研究、针灸提高肿瘤患者机体免疫功能等研究，都取得了一定的成果。

六、细胞及分子生物学技术和方法

（一）细胞生物学技术和方法

细胞生物学（cellular biology）是从细胞、亚细胞和分子 3 个水平研究细胞生命活动的科学，是现代生命科学的前沿领域之一。细胞生物学主要包括以下几个方面：①细胞的结构和化学组成；②细胞及细胞器官的功能；③细胞的增殖与分化；④细胞的衰老与死亡。细胞生物学研究技术很多，包括形态学观察技术、细胞化学技术、分析细胞学技术、细胞培养和细胞融合技术等。

1. 细胞培养技术　细胞培养技术把体内的细胞、组织和器官放在类似体内的体外环境中，可使其存活、生长、繁殖或传代，借以观察研究其生长发育、细胞形态和功能，从而研究某些疾病的发病机制。

2. 显微操作技术　是指在高倍复式显微镜下，利用显微操作器（micromanipulator）进行细胞或早期胚胎操作的一种方法。显微操作器是用以控制显微注射针在显微镜视野内移动的机械装置。在光学显微镜视野内，使用微玻璃针、解剖刀、吸量管等器具对细胞进行解剖手术、人工授精、细胞核移植、基因注入、细胞内微量注射、胚胎切割等操作。显微操作技术在核质关系、基因表达、胚胎发育机制等研究中具有重要意义。

3. 细胞凋亡及其观察技术　细胞凋亡是指生物体内细胞在特定的内源和外源信号诱导下，其死亡途径被激活，并在有关基因的调控下发生的程序性死亡过程。它是在一系列酶参与下的主动、高度有序、基因控制的过程。细胞凋亡的分子生物学检测方法如下。

（1）细胞凋亡的形态学检测：利用光学显微镜、荧光显微镜、共聚焦激光扫描显微镜或透射电子显微镜观察细胞在未染色或染色后，是否出现典型的凋亡形态。

（2）TUNEL 法：在细胞凋亡过程中，细胞核内染色体 DNA 发生双链断裂或单链断裂而产生大量的黏性 3′-OH 末端。利用脱氧核糖核苷酸末端转移酶（TdT）的作用，可将荧光素、过氧化物酶、碱性磷酸酶或生物素标记到 DNA 的 3′-OH 末端，从而可进行凋亡细胞的检测，这类方法称为脱氧核糖核苷酸末端转移酶介导的缺口末端标记法（terminal deoxynucleotidyl transferase-mediated nick end labeling，TUNEL）。

（3）DNA 片段化检测：细胞凋亡时主要的生化特征是染色质发生浓缩。早期染色体断裂成 50~300kb 长的 DNA 大片段。采用脉冲电泳技术可将 DNA 按其分子量大小分开。晚期染色质 DNA 在核小体单位之间的连接处断裂，形成 50~300kb 长的 DNA 大片段，或 180~200bp 整数倍的寡核苷酸片段，在凝胶电泳上表现为梯形电泳图谱（DNA ladder）。细胞经处理后，采用常规方法分离提纯 DNA，进行琼脂糖凝胶和溴化乙锭染色，在凋亡细胞群中可观察到典型的 DNA ladder，这就是 DNA 片段化检测。如果细胞量很少，还可在分离提纯 DNA 后，用 ^{32}P-ATP 和脱氧核糖核苷酸末端转移酶（TdT）使 DNA 标记，然后进行电泳和放射自显影，观察凋亡细胞中 DNA ladder 的形成。

（二）分子生物学技术和方法

分子生物学（molecular biology）是从分子水平上研究生物体生命活动及规律的一门学科。如 DNA 的结构、复制、转录，RNA 的翻译、基因的表达调控和表达产物的生理功能及细胞信号传导等。分子生物学是当今发展迅速的一门学科，应用领域十分广泛，其技术已成为医学领域中使用最为广泛的技术，在揭示新的生命现象、认识和战胜疾病等方面起着越来越重要的作用，被公认为医学研究中新兴的带头学科，处于生命科学前沿。

1. DNA 和 RNA 定量法

（1）DNA 定量：DNA 在 260nm 波长处有最大的吸收峰，蛋白质在 280nm 处有最大的吸收峰，盐和小分子则集中在 230nm 处。因此，可以用 260nm 波长进行分光测定 DNA 浓度，OD 值为 1 相当于大约 50μg/ml 双链 DNA。

（2）RNA 定量：RNA 定量方法与 DNA 定量相似。RNA 在 260nm 波长处有最大的吸收峰，因此，可以用 260nm 波长分光测定 RNA 浓度，OD 值为 1 相当于大约 40μg/ml 单链 RNA。

2. 聚合酶链反应　聚合酶链反应（polymerase chain reacion，PCR）是一种体外大量扩增特异 DNA 片段的技术。需要在模板 DNA、引物（人工合成）、Mg^{2+} 和 4 种脱氧核糖核苷三磷酸（deoxy-ribonucleoside triphosphate，dNTP）等存在的条件下，利用 DNA 聚合酶（Taq 酶）的催化作用，经过 DNA 变性、引物与模板结合（复性）和延伸的循环过程加以实现。该方法具有极高的灵敏度和特异性，广泛应用于生物和医学的研究中，如基因图谱的建立、亲子鉴定、诊断遗传疾病、克隆基因、目标 DNA 的定量分析等。

DNA 聚合酶只能从 3 端延伸 DNA 链，因此 DNA 复制需要引物。所谓引物，是一小段单链 DNA，它能与 DNA 母链的一段碱基序列互补配对。用于 PCR 反应的引物是人工合成的两段寡核苷酸序列，其中一引物与目的基因上游一条 DNA 模板链的序列互补，而另一引物与目的基因下游另一条 DNA 模板链的序列相互补。引物长度一般为 20～30 个核苷酸。PCR 反应主要包括 DNA 变性、复性、延伸等过程。

（1）变性阶段：模板 DNA 在 95℃左右高温下变性，双螺旋的氢键断裂，双链解离，形成单链 DNA，以便它与引物结合。

（2）复性阶段：为引物与模板的结合。温度降至 55℃左右，变性的单链 DNA 可以与引物互补配对，结合形成双链，其原有的特性和活性可以恢复，这称为 DNA 复性，也称为退火。

（3）延伸阶段：将反应体系温度升到中温 72℃左右，在 Mg^{2+} 存在的条件下，Taq 聚合酶催化 dNTP（包括 dATP、dGTP、dTTP、dCTP）按照碱基互补原则，连接在 DNA 引物 3 端（5′端向 3′端方向延伸），使引物延伸，形成两条与模板互补的新链。以上为一次 PCR 循环（变性、复性和延伸），新合成的链可以作为下一轮循环的模板。一次循环需 2～4 分钟，2～3 小时后就可得到扩增几百万倍的目的基因。常规 PCR 技术可以借助电泳对扩增反应的终产物进行定性及半定量分析。

实时聚合酶链反应（real time quantitative polymerase chain reaction，real time PCR）是在经典 PCR 技术基础上发展而来，具有灵敏度高、精确度高和安全省时的优点。该技术通过在 PCR 反应体系中加入荧光基团，利用特定仪器检测荧光信号的变化，实时检测 PCR 扩增反应中每一个循环扩增产物量的变化，通过 Ct 值（cycle threshold）和标准曲线，最终对与扩增产物量呈正相关的初始模板量进行精确定量分析。Ct 值是指 PCR 反应每一荧光信号（扩增产物）达到设定的扩增阈值时所经过的扩增循环次数。

3. 印迹技术　印迹技术包括蛋白印迹、RNA 印迹和 DNA 印迹三类。

（1）蛋白印迹：即 Western blot。这种蛋白质检测技术主要包括以下三个阶段。①电泳分离不同的蛋白质：最常用十二烷基磺酸钠（SDS）将蛋白质变性，在含 SDS 的聚丙烯酰胺凝胶（SDS-PAGE）中电泳将蛋白质按照分子量分离。②电转移：将在凝胶中已经分离的蛋白条带转印到固相的硝酸纤维素膜（NC）及聚偏二氟乙烯膜（PVDF 膜）上。前两个阶段分离的蛋白质条带肉眼可见。③酶免疫定位：将印有蛋白质条带的固相膜（如硝酸纤维膜，相当于包被了抗原的固相载体）依次与特异性抗体和酶标第二抗体作用后，加入能形成不溶性显色物的酶反应底物，使区带染色。免疫印迹法具有分析容量大、敏感度高、特异性强等优点，是检测蛋白质特性、表达与分布的一种最常用的方法。该技术鉴别蛋白质的敏感性为 1～5ng。

（2）RNA 印迹：即 Northern blot，是用于分析细胞总 RNA 或含 poly A 尾的 RNA 样品中特定 mRNA 分子大小和丰度的分子杂交技术。这一技术自出现以来，已得到广泛应用，称为分析 mRNA 最为常用的经典方法。近似的还有 RNA 斑点杂交和狭缝杂交。

（3）DNA 印迹：即 Southern blot，是常用的 DNA 分析方法。该方法是用一种或多种限制酶消化 DNA，然后用琼脂糖凝胶电泳把大小不等的 DNA 分开，再应用虹吸原理，将 DNA 转移至硝酸纤维素膜上，烘干，使 DNA 牢固地结合在硝酸纤维素膜上。与放射性标记的探针杂交，杂交后，洗去未被杂交上的探针和游离的核素，而后放射自显影，使胶片上出现对应于相应的分子量数量不等的 DNA 条带。Southern blot 主要用于基因组 DNA 特定序列定位。

4. DNA 的测序　在分子生物学研究中，DNA 的序列分析是进一步研究和改造目的基因的基础。目前用于测序的技术主要有 Sanger 等于 1977 年发明的双脱氧链末端终止法，以及 Maxam 和 Gilbert 于 1977 年发明的化学降解法。目前 Sanger 测序法得到了广泛的应用。Sanger 法测序的原理就是利用一种 DNA 聚合酶来延伸结合在待定序列模板上的引物，直到掺入一种链终止核苷酸为止。每一次序列测定由 4 个单独的反应构成，每个反应含有所有 4 种脱氧核苷酸三磷酸（dNTP），并混入限量的一种不同的双脱氧核苷酸三磷酸（ddNTP）。由于 ddNTP 缺乏延伸所需要的 3′-OH 基团，使延长的寡聚核苷酸选择性地在 G、A、T 或 C 处终止。终止点由反应中相应的双脱氧核苷酸而定。每一种 dNTP 和 ddNTP 的相对浓度可以调整，使反应得到一组长几百至几千碱基的链终止产物。它们具有共同的起始点，但终止在不同的核苷酸上，可通过高分辨率变性凝胶电泳分离大小不同的片段，凝胶处理后可用 X 光胶片放射自显影或非同位素标记进行检测。

5. 基因敲除技术　是以转基因技术、基因同源重组技术和胚胎干细胞技术为基础，经同源重组将灭活的外源基因转入细胞目标基因组中同源序列，把具有功能的同源序列置换出来，造成特定的基因失活或缺失的技术。基因同源重组技术是采用基因打靶技术，使外源 DNA 片段与宿主基因片段同源性互补结合，结合区的 DNA 片段与宿主的相应片段发生交换，产生基因同源重组的方法。胚胎干细胞是从着床前囊胚期内细胞团或原始生殖细胞分离出来的细胞，具有向各种组织细胞分化的多分化能力的潜能细胞，能在体外培养并保留向所有体细胞发育的全能性。采用基因同源重组技术将灭活的外源基因定点整合入小鼠胚胎干细胞以取代目的基因，达到目标基因的改造，再培育可得到纯合基因敲除小鼠。基因敲除动物克服了基因随机整合的盲目性和偶然性，达到了基因的精确修饰、改造，是生命科学、基因组学、疾病治疗和新药研究领域最理想、最有效的工具。各种基因敲除小鼠动物模型的建立使许多基因的功能得到阐明，已经广泛应用于生命科学的各个领域当中。

6. 微阵列技术（microarray technology）　是指将数量巨大的寡核苷酸探针、cDNA、组织等样品密集排布在硅片、玻璃片、尼龙膜等固相载体上，再用荧光或其他标记的 mRNA、cDNA 或基因组 DNA 进行杂交，采用荧光或电子扫描，借助计算机系统对相应信号做出比较和分析。微阵列技术经过一次检测就可提供大量的基因序列或蛋白质相关信息，具有快速、精确的特点，在细胞信号传导、细胞周期调控、细胞结构、细胞凋亡、新基因的发现、基因组功能的研究、疾病的预测和诊断、药物靶标的确定等多方面发挥着重要作用。

（三）细胞生物学与分子生物学技术和方法在实验针灸学中的应用

细胞生物学与分子生物学作为生命科学的前沿学科正融合到实验针灸学的研究中，并对针灸基本理论和针灸作用原理的揭示产生重大影响。细胞生物学中细胞培养技术的应用拓宽了中医药研究领域，使那些先前由于实验技术限制而无法进行的研究成为可能，但是由于细胞培养是体外培养，故也存在一些局限性。因体外培养的细胞失去了机体正常的内环境及神经体液的调控作用，也失去了体内各种组织细胞之间的正常比例和相互关系，故利用细胞培养方法所获得的研究成果，必须充分重视它的特殊性。目前细胞培养技术在中医针灸方面的应用仍处于探索阶段，但是现有的实验证明，细胞生物学方法会成为中医药研究的一种重要的方法体系。同时随着结构基因测序的发展，进入到一个以破译、解读、开发和调节基因组功能为主要研究内容的"功能基因组学时代"，对疾病的治疗，多数从调控基因的功能入手，如第三代基因编辑技术 CRISPR/Cas9 的发展与应用。近年来，中医药研究在继承的基础上借鉴分子生物学，吸纳新的研究方法，扩宽研究思路，为中医现代化研究开辟了一个新的领域。目前在借鉴分子生物学研究中医理论、针灸、中药和临床等方面进行了大量尝试，取得了一些成绩，但仍处于起步阶段，需要深入和全方位地开展。

1. 细胞培养技术的应用　细胞培养技术和针灸血清的应用使实验针灸学的研究范围扩展到细胞生物学相关的领域，研究者采用针灸血清对针灸的免疫功能调节、针灸对相关部位细胞凋亡的影响等进行了广泛的研究。"针刺血清"概念的提出，即对针灸后的动物血清进行细胞培养、观察，这种研究方法为进一步研究针灸作用的机制提供了新的思路。

2. 针刺对基因表达调控的观察　其内容主要包括针刺对即刻早期基因家族的影响，对神经肽、神经递质、激素及其相关受体的影响和基因技术在针灸基础理论研究中的应用（针刺起效时间、电针频率）等。近年来，有关针刺对基因表达的影响几乎集中在动物实验方面，主要涉及疼痛、老年性痴呆、神经再生与修复、免疫系统及内分泌系统等一些疑难及重大疾病，而且研究方向已触及细胞增殖与凋亡、信号传导、神经再生及发育等热门领域，所用方法有免疫组化、PCR、原位杂交、斑点杂交等分子生物学技术。其中针刺镇痛机制研究现已深入到受体、基因水平，研究人员观察到应用一些药物抑制中枢多巴胺系统或促进 5-羟色胺系统时，可使中枢阿片受体功能和阿片基因表达增强，阿片肽释放增多，针刺可引起脑内阿片肽基因及其他一些基因表达变化。

3. 生物芯片技术的应用 研究针灸治疗前后基因组水平表达的改变，寻找表达的基因差异，阐明针灸作用机制；还可选择适当的基因，利用其跨系统调节的特点，研究经络与脏腑相关、十二经循行与疾病相关和腧穴特异性等问题。应用基因芯片技术也有利于针灸治疗方案的筛选。基因芯片技术既可应用于证的基因表达谱的检测，同样也可用于疾病疗效的评测，将有更多的基因表达指标被用于针灸疗效的评测，并形成基于分子生物学的针灸疗效评价体系。利用基因水平的诊断和疗效评定标准，可更好地将针灸治疗规范与现代医学接轨，使针灸疗效得到全世界的认可。

附录二 医学科研论文基本构架

观察与实验性论文写作通常（并非必须）分为以下几部分：引言、方法、结果和讨论，即"IMRAD"（introduction，method，results and discussion）结构，该结构并非强制性的论文格式，但是能够直观地反映科学发现的过程。在长篇幅的论文中的某些部分可采用子标题（尤其是"结果"和"讨论"），从而使其内容更加清晰。也有不遵循 IMRAD 系统的情况，如科学会议的摘要或病例报告等，但大部分科学论文的基本结构还是以 IMRAD 为主。

1. 引言　主要在于告诉读者为什么要进行这项研究，可以用以下三句话概括：假说（hypothesis）是什么？假说还有什么不完善的？我们应该如何去做？同时在写作开始前，自己应首先回答一些基本问题：我要说明什么？用什么样的形式来发布这个信息？读者需要这个信息吗？选择怎样的杂志文献对这个信息支持力度更加可靠？

2. 方法　在研究开展过程中就可以写完，标准实验步骤要求在做实验开始之前完成。尽早完成"方法"这部分内容能使作者发现在科研设计中潜在的问题，或之前未考虑到的额外对照等，可以及早对有缺陷的部分进行修改，因此采用这种写作的优点在于方法在实验开始之前还可以调整，同时可以避免将来费时费钱地重复已经做过的试验。"方法"部分应提供充分详细的描述，说明所完成的工作是如何进行的，让读者理解工作是可重复的。内容应该包括研究对象、研究设计、评估方法、测定方法和统计方法。

（1）研究对象：取样的时间、地点和方法，如何分组，纳入标准和排除标准的选择，对象的一般资料，如性别、年龄、人种、疾病（包括诊断标准）和严重程度等。

（2）研究设计：开放实验还是对照实验，双盲还是单盲，是否随机等；所用的药物、剂量、产地和厂家批号等是否明确。

（3）评估方法：实验涉及的观察时间、评定工具、信度效度和重测信度等。

（4）测定方法：如是前人用过的，应引用相关文献，可不必详细说明。对于改进已发表的方法，为保证实验的可重复性，应当给出所使用新方法的全部细节，尤其是所改进的部分要进行精确的描述。测定方法有时还需要给出仪器型号、产地，试剂盒厂家和批号，测量的精确度和误差等。

（5）统计方法：统计方法非常重要，使用不对的统计方法进行分析很可能会遭到拒稿。所以对于数据的分析一定要选择合适的统计学方法，有些创新的研究甚至要自己创新统计方法。同时，使用的软件和版本应当注明。英文杂志严谨性更高，要求写出所使用软件的货号，来证明没有使用盗版软件。

3. 结果　实验完成之后，接下来就是分析结果来确定它们是否支持所提出的假设，阐明它们到底揭示了什么。在此阶段写"引言"则属于不得要领，因为得出的数据结果将决定该如何"编排"论文，或者说把结果放在哪个背景下予以阐述。因此，应在完成"引言"和"方法"的前提下，分析和撰写"结果"。在这个阶段，需要的是决定如何来表述资料（例如，用表、图还是照片），如何来分析这些数据（参见"统计学"注意事项），以及它们说明了什么。做出上述决定后，就需要来描述它们。结果（results）资料应当描述所有的发现，还应当表达得简洁清晰，应当给出所有的结果，只要在方法部分提到的都应当呈现。例如，做了3种疾病调查，就不能只报告其中2种；如果评估工具使用3种，就应当有3种工具评估的结果。实验方法提到测量哪些指标，其结果就应当报告。尽力避免不必要的文字与图表的重复。阳性结果可以用图或表来表达，阴性结果可以简单地用文字表达。若有没能发现的结果，对其进行简单描述，可以避免其他在这一领域的研究者再进行没有意义的探索。

4. 讨论　这部分主要是概括研究所见，讨论使用方法可能存在的问题，将自己的结果与过去的结果进行比较，讨论研究所见的意义，回答背景部分提出的问题，提出研究存在的不足，以及对今后工作的设想，并做出简洁结论。因此，书写这部分时作者应该清楚所得结果如何支持已提出的假设，并了解该领域的现有文献。此时如有必要，还可以修改研究问题或更改研究的侧重点，如果决定要修改，可能也另需重新分析数据和（或）补充试验，才能构建出一个完整的研究故事。待这些都完成之后，再对"引言"进行修改，说明工作的背景，然后再撰写"讨论"，来说明自己的结果和背景之间的关联。

最后，在完成"引言""方法""结果"与"讨论"后，根据文章的内容与主旨对文章进行概括，完成文章的摘要和标题的书写。

附录三 常用实验动物基本操作技术和生理参数

一、实验动物的抓取和固定

在进行试验时，为了不损伤动物的健康，不影响观察指标，并防止被动物咬伤，首先要限制动物的活动，使动物处于安静状态，工作人员必须掌握合理的抓取固定方法。抓取动物前，必须对各种动物的一般习性有所了解。操作时要小心仔细、大胆敏捷、熟练准确，不能粗暴，不能恐吓动物，同时，要爱惜动物，使动物少受痛苦。

（一）小鼠

小鼠性情较温和，一般不咬人，比较容易抓取固定。通常用右手提起小鼠尾巴将其放在鼠笼盖或其他粗糙表面上，在小鼠向前挣扎爬行时，用左手拇指和食指捏住其双耳及颈部皮肤，将小鼠置于左手掌心，无名指和小指夹其背部皮肤和尾部，即可将小鼠完全固定。在一些特殊的实验中，如进行尾静脉注射时，可使用特殊的固定装置进行固定，如尾静脉注射架或粗的玻璃试管。如要进行手术或心脏采血应进行麻醉再操作，如进行解剖实验则必须先行无痛处死后再进行。

（二）豚鼠

豚鼠胆小易惊，抓取时必须稳、准、迅速。先用手掌扣住鼠背，抓住其肩胛上方，将手打开，用手指环握颈部，另一只手托住其臀部，即可轻轻提起、固定。

（三）大鼠

大鼠的门齿很长，在抓取方法不当而受到惊吓或激怒时易将操作者手指咬伤，所以，不要突然袭击式地去抓它，取用时应轻轻抓住其尾巴后提起，置于试验台上，用玻璃钟罩扣住或置于大鼠固定盒内，这样即可进行尾静脉取血或注射。如要进行腹腔注射或灌胃等操作时，实验者应戴上棉纱手套（有经验者也可不戴），右手轻轻抓住大鼠的尾巴向后拉，但要避免抓其尖端，以防尾巴尖端皮肤脱落，左手抓紧大鼠两耳和头颈部的皮肤，并将大鼠固定在左手中，右手即可进行操作。

（四）家兔

家兔比较温驯，不会咬人，但脚爪较尖，应避免家兔在挣扎时抓伤皮肤。常用的抓取方法是先轻轻打开笼门，勿使其受惊，随后手伸入笼内，从头前阻断它跑动，然后一只手抓住兔的颈部皮毛，将兔提起，用另一只手托其臀，或用手抓住背部皮肤提起来，放在试验台上，即可进行采血、注射等操作。因家兔耳大，故人们常误认为抓其耳可以提起，或有人用手夹住其腰背部提起均为不正确的操作。在实验工作中常用兔耳进行采血、静脉注射等，所以家兔的两耳应保持不受损伤。家兔的固定方式有盒式固定和台式固定。盒式固定适用于采血和耳部血管注射，台式固定适用于测量血压、呼吸和进行手术操作等。

（五）蟾蜍

抓取蟾蜍时，可先在蟾蜍体部包一层湿布，用左手将其背部贴紧手掌固定，把后肢拉直，并用左手的中指、无名指及小指夹住，前肢可用拇指及食指压住，右手即可进行试验操作。抓蟾蜍时不要挤压两侧耳部突起的毒腺，以免蟾蜍将毒液射到实验者眼睛里。需要长时间固定时，可将蟾蜍麻醉或毁脑脊髓后，用大头针钉在蛙板上。

（六）犬

用犬做实验时，为防止其咬伤操作人员，一般先将犬嘴绑住。对实验用犬，如毕格犬或驯服的犬，绑嘴时操作人员可从其侧面靠近并轻轻抚摸颈部皮毛，然后迅速用布带绑住犬嘴；对家养的犬或未经驯服的犬，先用长柄捕犬夹夹住犬的颈部，将犬按倒在地，再绑嘴。如果实验需要麻醉，可先使动物麻醉后再移去犬夹。当犬麻醉后，要松开绑嘴布带，以免影响呼吸。

二、实验动物的编号和分组

（一）编号

实验动物常需要标记以示区别。编号的方法很多，根据动物的种类、数量和观察时间长短等因素来选择合适的标记方法。

1.挂牌法 将号码烙压在圆形或方形金属牌上（最好用铝或不锈钢的，它可长期使用不生锈），或将号码按实验分组编号烙在拴动物颈部的皮带上，将此颈圈固定在动物颈部。该法适用于犬等大型动物。

2.打号法 用刺数钳（又称耳号钳）将号码打在动物耳朵上。打号前用蘸有酒精的棉球擦净耳朵，用耳号钳刺上号码，然后在烙印部位用棉球蘸上溶在食醋里的黑墨水擦抹。该法适用于耳朵比较大的兔、犬等动物。

3.针刺法 用七号或八号针头蘸取少量碳素墨水，在耳部、前后肢及尾部等处刺入皮下，在受刺部位留有一黑色标记。该法适用于大小鼠、豚鼠等。在实验动物数量少的情况下，也可用于兔、犬等动物。

4.化学药品涂染动物被毛法

（1）涂染红色：0.5%中性红或品红溶液。

（2）涂染黄色：3%～5%苦味酸溶液。

（3）涂染黑色：煤焦油的酒精溶液。

根据实验分组编号的需要，可用一种化学药品涂染实验动物背部被毛就可以。如果实验动物数量较多，则可以选择两组染料。该方法对于实验周期短的实验动物较合适，时间长了染料易褪掉；对于哺乳期的子畜也不适合，因母畜容易咬死子畜或把染料舔掉。

5.剪毛法 该法适用于大、中型动物，如犬、兔等。方法是用剪毛刀在动物一侧或背部剪出号码，此法编号清楚可靠，但只适于短期观察。

6.打孔或剪缺口法 可用打孔机在兔耳一定位置打一小孔来表示一定的号码。或用剪子剪缺口，应在剪后用滑石粉捻一下，以免愈合后看不出来。该法可以编至9999号，此种方法常在饲养大量动物时作为终身号采用。

（二）分组

1.分组的原则 进行动物实验时，经常需要将选好的实验动物按研究的需要分成若干组。动物分组应按随机分配的原则，使每只动物都有同等机会被分配到各个实验组与对照组中去，以避免各组之间的差别，影响实验结果，特别是进行准确的统计检验，必须在随机分组的基础上进行。

每组动物数量应按实验周期长短、实验类型及统计学要求而定。如果是慢性实验或需要定期处死动物进行检验的实验，就要求选较多的动物，以弥补动物自然死亡和人为处死所丧失的数量，确保实验结束时有合乎统计学要求的动物数量存在。

2.建立对照组 分组时应建立对照组。

（1）自身对照组：是指实验数据而言。实验动物本身在实验处理前、后两个阶段的各项相关数据就分别是对照组和实验组的实验结果，此法可排除生物间的个体差异。

（2）平行对照组：有正对照组和负对照组两种。给实验组动物某种处理，而给正对照组用同样方法进行处理，但并不采用实验所需求的药物或手段；负对照组则不给任何处理。

（3）具体分组时，应避免人为因素：随机把所有的动物进行编号，然后令其双数为 A 组（实验组），单数为 B 组（对照组）即可，或反之。如果要分若干个组时，应该用随机数字表示进行完全随机分组。

三、实验动物的麻醉方法

麻醉（anesthesia）的基本任务是消除实验过程中所致的疼痛和不适感觉，保障实验动物的安全，使动物在实验中服从操作，确保实验顺利进行。

（一）常用的麻醉药

1. 常用全身麻醉剂

（1）乙醚：乙醚吸入法是最常用的麻醉方法，各种动物都可应用。其麻醉量和致死量相差大，所以其安全度高。但由于乙醚局部刺激作用大，可刺激上呼吸道增加黏液分泌，通过神经反射还可扰乱呼吸、血压和心脏的活动，并且容易引起窒息，在麻醉过程中要注意。但总的来说，乙醚麻醉的优点多，如麻醉深度易于掌握，比较安全，但缺点是需要专人负责管理麻醉，在麻醉初期出现强烈的兴奋现象，对呼吸道又有较强的刺激作用，因此，需在麻醉前给予一定量的吗啡和阿托品（基础麻醉），通常在麻醉前 20～30 分钟，皮下注射盐酸或硫酸吗啡（5～10mg/kg）及阿托品（0.1mg/kg）。

盐酸吗啡可降低中枢神经系统兴奋性，提高痛阈，还可节省乙醚用量及避免乙醚麻醉过程中的兴奋期。阿托品可对抗乙醚刺激呼吸道分泌黏液的作用，可避免麻醉过程中发生呼吸道堵塞，或手术后发生吸入性肺炎。

进行手术或使用过程中，需要继续给予吸入乙醚，以维持麻醉状态。慢性实验预备手术的过程中，可用麻醉口罩给药，而在一般急性使用中，麻醉后可以先进行气管切开术，通过气管套管连接麻醉瓶继续给药。在继续给药过程中，要时常检查角膜反射和瞳孔大小（如发现角膜反射消失，瞳孔突然放大，应立即停止麻醉。万一呼吸停止，必须立即施行抢救，待恢复自主呼吸后再进行操作）。

（2）苯巴比妥钠：此药作用持久，应用方便，在普通麻醉用量情况下对于动物呼吸、血压和其他功能无多大影响。通常在实验前 30～60 分钟用药。使用剂量及方法为：犬腹腔注射 80～100mg/kg，静脉注射 70～120mg/kg（一般每公斤体重给 70～80mg 即可麻醉，但有的动物要 100～120mg 才能麻醉，具体用量可根据各个动物的敏感性而定）。兔腹腔注射 150～200mg/kg。

（3）戊巴比妥钠：此药麻醉时间不是很长，一次给药的有效时间可延续 3～5 小时，所以十分适合一般使用要求。给药后对动物循环和呼吸系统无显著抑制作用，药品价格也很便宜。用时配成 1%～3% 生理盐水溶液，必要时可加温溶解，配好的药液在常温下放置 1～2 个月不失药效。静脉或腹腔注射后很快就进入麻醉期，使用剂量及方法为犬、猫、兔静脉注射 30～35mg/kg，腹腔注射 40～45mg/kg。

（4）巴比妥钠：使用剂量及方法为犬静脉注射 225mg/kg；兔腹腔注射 200mg/kg；鼠皮下注射 200mg/kg。

（5）硫喷妥钠：为黄色粉末，有硫臭，易吸水。其水溶液不稳定，故必须现用现配，常用浓度为 1%～5%。此药作静脉注射时，由于药液迅速进入脑组织，故诱导快，动物很快被麻醉，但苏醒也很快，一次给药的麻醉时效仅维持 30～60 分钟。在时间较长的实验过程中，可重复注射，以维持一定的麻醉深度。此药对胃肠道无副作用，但对呼吸有一定抑制作用，由于其抑制交感神经较副交感神经为强，常有喉头痉挛，因此注射时速度必须缓慢。实验剂量和方法：犬静脉注射 20～25mg/kg；兔静脉注射 7～10mg/kg。静脉注射速度以 15 秒钟注射 2ml 左右进行。小鼠 1% 溶液腹腔注射 0.1～0.3ml/只；大鼠 0.6～0.8ml/只。

（6）氨基甲酸乙酯（乌拉坦）：此药是比较温和的麻醉药，安全度高，多数实验动物都可使用，更适合于小动物，一般用作基础麻醉，如使用全部过程都用此麻醉时，动物保温尤为重要。使用时常配成 20%～25% 水溶液，犬、兔静脉、腹腔注射 0.75～1g/kg，但在作静脉注射时必须溶在生理盐水中，配成 5% 或 10% 溶液，及每公斤体重注射 10～20ml。鼠 1.5～2g/kg，由腹腔注射。

2. 常用局部麻醉剂

普鲁卡因：此药毒性小、见效快，常用于局部浸润麻醉，用时配成 0.5%~1%溶液。

利多卡因：此药见效快、组织穿透性好，常用 1%~2%溶液作为大动物神经干阻滞麻醉，也可用 0.25%~0.5%溶液作局部浸润麻醉。

以上麻醉药种类虽然多，但各种动物使用的种类多有所侧重，如做慢性实验的动物常用乙醚吸入麻醉（用吗啡和阿托品作基础麻醉）；急性动物实验对犬、猫和大鼠常用戊巴比妥钠麻醉，对家兔和青蛙、蟾蜍常用氨基甲酸乙酯，对大鼠和小鼠常用硫喷妥钠或氨基甲酸乙酯麻醉。

（二）麻醉方法

1. 全身麻醉　麻醉药经呼吸道吸入或静脉、肌内注射，产生中枢神经系统抑制，呈现神志消失，全身不感疼痛，肌肉松弛和反射抑制等现象，这种方法称为全身麻醉。其特点为抑制深浅与药物在血液内的浓度有关，当麻醉药从体内排出或在体内代谢破坏后，动物逐渐清醒，不留后遗症。

（1）吸入麻醉法：麻醉药以蒸汽或气体状态经呼吸道吸入而产生麻醉者，称吸入麻醉，常用乙醚作麻醉药。吸入法对多数动物有良好的麻醉效果，其优点是易于调节麻醉的深度和较快地终止麻醉，缺点是中、小型动物较适合，对大型动物如犬的吸入麻醉操作复杂，通常不用。

具体方法是：使用乙醚麻醉兔及大小鼠，可将动物放入玻璃麻醉箱内，把装有浸润乙醚棉球的小烧杯放入麻醉箱，然后观察动物。开始动物自主活动，不久动物出现异常兴奋，不停地挣扎，随后排出大小便。动物渐渐由兴奋转为抑制，倒下不动，呼吸变慢。如动物四肢紧张度明显减低，角膜反射迟钝，皮肤痛觉消失，则表示动物已进入麻醉，可行手术和操作。在实验过程中应随时观察动物的变化，必要时把乙醚烧杯放在动物鼻部，以维持麻醉的时间与深度。

（2）注射麻醉法：常用的麻醉药有戊巴比妥钠、硫喷妥钠、氨基甲酸乙酯等。

大鼠、小鼠和豚鼠常采用腹腔注射法进行全身麻醉。犬、兔等动物既可腹腔注射给药，也可静脉注射给药。在麻醉兴奋期出现时，动物挣扎不安，为防止注射针滑脱，常用吸入麻醉法进行诱导，待动物安静后再行腹腔或静脉穿刺给药麻醉。

在注射麻醉动物时，先用麻醉药总量的 2/3，密切观察动物生命体征的变化，如已达到所需麻醉的程度，余下的麻醉药则不用，避免麻醉过深抑制延髓呼吸中枢导致动物死亡。

2. 动物局部麻醉方法　用局部麻醉药阻滞周围神经末梢或神经干、神经节、神经丛的冲动传导，产生局部性的麻醉区，称为局部麻醉。其特点是动物保持清醒，对重要器官功能干扰轻微，麻醉并发症少，是一种比较安全的麻醉方法。适用于大中型动物各种短时间内的实验。

局部麻醉操作方法很多，可分为表面麻醉、区域阻滞麻醉、神经干（丛）阻滞麻醉及局部浸润麻醉。

（1）表面麻醉：利用局部麻醉药的组织穿透作用，透过黏膜，阻滞表面的神经末梢，称表面麻醉。在口腔及鼻腔黏膜、眼结膜、尿道等部位手术时，常把麻醉药涂敷、滴入、喷于表面上，或尿道灌注用药，使之麻醉。

（2）区域阻滞麻醉：在手术区四周和底部注射麻醉药阻断疼痛的向心传导，称区域阻断麻醉。常用药为普鲁卡因。

（3）神经干（丛）阻滞麻醉：在神经干（丛）的周围注射麻醉药，阻滞其传导，使其所支配的区域无疼痛，称神经干（丛）阻滞麻醉。常用药为利多卡因。

（4）局部浸润麻醉：沿手术切口逐层注射麻醉药，靠药液的张力弥散，浸入组织，麻醉感觉神经末梢，称局部浸润麻醉。常用药为普鲁卡因。在施行局部浸润麻醉时，先固定好动物，用 0.5%~1%盐酸普鲁卡因皮内注射，在扩大浸润范围时，针尖应从已浸润的部位刺入，直至要求麻醉区域的皮肤都浸润为止。每次注射时，必须先抽注射器，以免将麻醉药注入血管内引起中毒反应。

（三）使用全身麻醉剂的注意事项

给动物施行麻醉术时，一定要注意方法的可靠性，根据不同的动物选择合适的方法，特别是较贵重的大型动物。

（1）麻醉剂的用量，除参照一般标准外，还应考虑个体对药物的耐受性，而且体重与所需剂量的关系也并不是绝对成正比的，一般说，衰弱和过胖的动物，其单位体重所需剂量较小。在使用麻醉剂过程中，随时检查动物的反应情况，尤其是采用静脉注射，绝不可将按体重计算出的用量匆忙进行注射。

（2）动物的麻醉期体温容易下降，要采取保温措施。

（3）静脉注射必须缓慢，同时观察肌肉紧张、角膜反射和对皮肤夹捏的反应，当这些活动明显减弱或消失时，应立即停止注射。配制的药液浓度要适中，不可过高，以免麻醉过急；但也不能过低，以减少注入溶液的体积。

（4）做慢性实验时，在寒冷冬季，麻醉剂在注射前应加热至动物体温水平。

（四）实验动物用药量的确定及计算方法

1. 动物给药量的确定　观察一种药物对实验动物的作用时，一个重要的问题就是给动物用多大的剂量较合适。剂量太小，作用不明显；剂量太大，又可能引起动物中毒致死。可以按下述方法确定剂量：

（1）先用少量小鼠粗略地探索中毒剂量或致死剂量，然后用小于中毒量的剂量，或取致死量的若干分之一作为应用剂量，一般可取 1/10～1/5。

（2）植物药粗制剂的剂量多按生药折算。

（3）化学药品可参考化学结构相似的已知结构，特别是化学结构和作用相似的剂量。

（4）确定剂量后，如第一次用药的作用不明显，动物也没有中毒的表现，可以加大剂量再次实验。如出现中毒现象，作用也明显，则应降低剂量再次实验。在一般情况下，在适宜的剂量范围内，药物的作用常随剂量的加大而增强，所以有条件时，最好同时用几个剂量做实验，以便迅速获得关于药物作用较完整的资料。如实验结果出现剂量与作用强度之间毫无规律时，则更应慎重分析。

（5）用大动物进行实验时，为防止动物中毒死亡，开始的剂量可采用鼠类的 1/15～1/2，以后根据动物的反应调整剂量。

（6）确定动物给药剂量时，要考虑给药动物的年龄大小和体质强弱。一般来说确定的给药剂量是指成年动物的，如是幼龄动物，剂量应减少。如以犬为例：6 个月以上的犬给药剂量为 1 份时，3～6 个月的给 1/2 份，45～89 日的给 1/4 份，20～44 日的给 1/8 份，10～19 日给 1/16 份。

（7）确定动物给药剂量时，要考虑因给药途径不同，所需剂量也不同。口服量为 100 时，皮下注射量为 30～50，肌内注射量为 20～30，静脉注射量为 25。

2. 人与动物的用药量换算方法　人与动物对同一药物耐受性不同，一般动物的耐受性要比人大，单位体重的用药量动物比人要高。常按动物体表面积比率换算不同动物间等效剂量。一般可按附表 3-1 比例换算。

附表 3-1　实验动物与人按体表面积等效剂量换算比率

	小鼠（20g）	大鼠（200g）	豚鼠（400g）	兔（1.5kg）	犬（12.0kg）	人（70.0kg）
小鼠（20g）	1.0	7.0	12.25	27.8	124.2	387.9
大鼠（200g）	0.14	1.0	1.74	3.9	17.8	56
豚鼠（400g）	0.08	0.57	1.0	2.25	4.2	31.5
兔（1.5kg）	0.04	0.25	0.44	1.0	4.5	14.2
犬（12.0kg）	0.008	0.06	0.10	0.22	1.0	3.1
人（70.0kg）	0.0026	0.018	0.031	0.07	0.32	1.0

例如，某一利尿剂，大鼠灌胃给药时的剂量为 200mg/kg，请粗略估计兔灌胃给药的剂量。

按附表 3-1 进行计算，1.5kg 兔的体表面积为 200g 大鼠的 3.9 倍，200g 大鼠需给药 200×0.2=40mg，于是兔的适当剂量应是 40×3.9÷1.5=104mg/kg。

四、实验动物的除毛、给药方法

（一）实验动物的除毛

在动物试验中，被毛有时会影响实验操作与观察，因此必须除去。除去被毛的方法有剪毛、剃毛、拔毛和脱毛等。

1. 剪毛法 是将动物固定后，先用蘸有水的纱布把被毛浸湿，再用剪毛剪刀紧贴皮肤剪去被毛。不可用手提起被毛，以免剪破皮肤。剪下的毛应集中放在一容器内，防止到处飞扬。给犬、羊等动物采血或新生乳牛放血制备血清常用此法。

2. 剃毛法 是用剃毛刀剃去动物被毛的方法。如动物被毛较长，先要用剪刀将其剪短，再用刷子蘸温肥皂水将剃毛部位浸透，然后再用剃毛刀除毛。本法适用于暴露外科手术区。

3. 拔毛法 是用拇指和食指拔去被毛的方法。在兔耳缘静脉注射或尾静脉注射时常用此法。

4. 脱毛法 是用化学药品脱去动物被毛的方法。首先将被毛剪短，然后用棉球蘸取脱毛剂，在所需部位涂一薄层，2～3分钟后用温水洗去脱落的被毛，用纱布擦干，再涂一层油脂即可。

适用于犬等大动物的脱毛剂配方为：硫化钠10g，生石灰15g，100ml水中。

适用于兔、鼠等动物的脱毛剂的配方为：硫化钠8g，75%乙醇40ml，60ml水。

（二）实验动物的给药

在动物实验中，为了观察药物对机体功能、代谢及形态引起的变化，常需要将药物注入动物体内。给药的途径和方法多种多样，可根据实验目的、实验动物种类和药物剂型、剂量等情况确定。

1. 注射给药法

（1）皮下注射：注射时用左手拇指及食指轻轻地捏起皮肤，右手持注射器将针头刺入，固定后即可进行注射。一般小鼠在背部或前肢腋下；大鼠在背部或侧下腹部；豚鼠在后大腿内侧、背侧等脂肪少的部位；兔在背部或耳根部注射；蛙可在脊背部淋巴囊注射；犬多在大腿外侧注射。拔针时，轻按针孔片刻，防药液溢出。注射量一般为0.1～0.2ml/10g体重。

（2）皮内注射：此法用于观察皮肤血管等通透性变化或观察皮内变化。如将一定量的放射性同位素溶液、颜料或致炎物质、药物等注入皮内，观察其消失速度和局部血液循环变化，可作为皮肤血管通透性观察指标之一。方法是将动物注射部位的毛剪去，消毒后，用皮试针头紧贴皮肤皮层刺入皮内，然后使针头向上挑起并再稍刺入，即可注射药液。注射后可见皮肤表面鼓起一白色小皮丘。

（3）肌内注射：当给动物注射不溶于水而混悬于油或其他溶剂中的药物时，常采用肌内注射。肌内注射一般选用肌肉发达、无大血管经过的部位，多选臀部。

注射时针头要垂直快速刺入肌肉，如无回血现象即可注射。给大、小鼠做肌内注射时，选大腿外侧肌肉进行注射。

（4）腹腔注射：小鼠用的较多，抓鼠法与前相同，将腹部朝上，右手持注射器在下腹左或右侧（避开膀胱）朝头方向将针头刺入皮下，推进约0.5cm，再使针头与皮肤呈45℃方向穿过腹肌刺入腹腔，此时有落空感，回抽无肠液、尿液后，缓缓推入药液。一次注射量一般为0.1～0.2ml/10g体重。其他动物腹腔注射参考小鼠腹腔注射法。

（5）静脉注射：是将药液直接注射于静脉管内，使其随着血液分布全身，迅速奏效，但排泄较快，作用时间较短。

1）小鼠、大鼠的静脉注射：常采用尾静脉注射。鼠尾静脉共有3根，左右两侧和背侧各1根，两侧尾静脉比较容易固定，故常被采用。操作时，先将动物固定在暴露尾部的固定器内（可用烧杯、铁丝罩或粗试管等物代替），用75%乙醇棉球反复擦拭使血管扩张，并可使表皮角质软化，以左手拇指和食指捏住鼠尾两侧，使静脉充盈，注射时针头尽量采取与尾部平行的角度进针。开始注射时宜少量缓注，如无阻力，表示针头已进入静脉，这时用左手指将针和尾一起固定起来，解除对尾根部的压迫后，便可进行注射。如有白色皮丘出现，说明未穿刺入血管，应重新向尾部方向移动针头再次穿刺。注射完毕后把尾部向注射侧弯曲以止血。如需反复注射，尽量从尾的末端开始。一次的注射量为每10g体重0.1～0.2ml。

2）豚鼠的静脉注射：一般采用前肢皮下头静脉。豚鼠的静脉管壁较脆，注射时应特别注意。

3）兔的静脉注射：一般采用外耳缘静脉，因其表浅易固定。注射部位除毛，用75%的乙醇溶液消毒，手指轻弹兔耳，使静脉充盈，左手食指和中指夹住静脉的近心端，拇指绷紧静脉的远心端，无名指及小指垫在下面，右手持注射器，尽量从静脉的远端刺入血管，移动拇指于针头上以固定，放开食、中指，将药液注入，然后拔出针头，用手压迫针眼片刻以止血。

4）犬的静脉注射：犬的静脉注射多采用前肢外侧静脉或后肢外侧的小隐静脉。注射部位除毛后，在静脉血管的近心端用橡皮带扎紧，使血管充盈，从静脉的远心端将注射针头平行血管刺入，回抽注射器针栓，如有回血，即可放开橡皮带，将药液缓缓注入。

（6）淋巴囊注射：蛙类常采用此法，其皮下有数个淋巴囊，注入药物甚易吸收。腹部淋巴囊和头部淋巴囊常作为蛙类给药途径。一般多选用腹部淋巴囊给药。注射时将针头从蛙大腿上端刺入，经大腿肌层入腹壁肌层，再进入腹壁皮下，即进入淋巴囊，然后注入药液。

2. 经口给药法

（1）口服药：把药物放入饲料或溶于饮水中让动物自动摄取。此法优点在于简单方便，缺点是不能保证剂量准确。一般适用于对动物疾病的防治或某些药物的毒性试验，制造某些与食物有关的人类疾病动物模型。

（2）灌胃法：在急性实验中，多采用灌胃法。此法剂量准确。灌胃法是用灌胃器将所应投给动物的药灌到动物胃内。灌胃器由注射器和特殊的灌胃针构成。小鼠的灌胃针长4～5cm，直径为1mm；大鼠的灌胃针长6～8cm，直径约1.2mm。灌胃针的尖端焊有一小圆金属球，金属球为中空的。焊金属球的目的是防止针头刺入气管或损伤消化道。针头金属球端弯曲成20°左右的角度，以适应口腔、食管的生理弯曲度走向。

1）鼠类的灌胃法：用左手固定鼠，右手持灌胃器，将灌胃针从鼠的口腔插入，压迫鼠的头部，使口腔与食管成一直线，将灌胃针沿咽后壁慢慢插入食管，可感到轻微的阻力，此时可略改变一下灌胃针方向，以刺激引起吞咽动作，顺势将药液注入。一般灌胃针插入小鼠深度为3～4cm，大鼠或豚鼠4～6cm。常用灌胃量小鼠为0.2～1ml，大鼠1～4ml，豚鼠1～5ml。

2）犬、兔的灌胃法：先将动物固定，再将开口器的小孔插入动物口中，再慢慢沿上颚壁插入食管，将灌胃管的外端浸入水中，如有气泡逸出，则说明灌胃管误入气管，需拔出重插。插好后，将注射器连于灌胃管将药液推入。灌胃结束后，先拔出灌胃管，再拿出开口器。一次灌胃能耐受的最大容积兔为80～100ml，犬为200～250ml。

3. 其他途径给药法

（1）呼吸道给药：呈粉尘、气体及蒸汽或雾等状态的药物或毒气，均需要通过动物呼吸道给药。如实验时给动物乙醚做吸入麻醉、用锯末烟雾制作慢性气管动物模型等，特别在毒理学实验中应用更为广泛。

（2）皮肤给药：为了鉴定药物或毒物经皮肤的吸收作用、局部作用、致敏作用和光感作用等，均需采用经皮肤给药方法。如兔和豚鼠常采用背部一面积的皮肤脱毛后，将一定的药液涂在皮肤上，药液经皮肤吸收。

（3）脊髓腔内给药：此法主要用于椎管麻醉或抽取脑脊液。

（4）脑内给药：此法常用于微生物学动物实验，将病原体等接种于被检动物脑内，然后观察接种后的各种变化。

（5）直肠内给药：此种方法常用于动物麻醉。兔直肠内给药，常采用灌肠的胶皮管或用14号导尿管代替。

（6）关节腔内给药：此法常用于关节炎的动物模型复制。

五、实验动物的常用取血法

（一）小鼠和大鼠取血法

1. 尾静脉取血 用于少量取血。将鼠身固定或麻醉，鼠尾浸泡在 45℃左右温水中几分钟，或用二甲苯、乙醇棉球涂擦，使尾部血管扩张，擦干后，剪去尾尖 0.3～0.5cm，让血滴入盛器内或用血红蛋白吸管吸取，必要时，可从尾根向尾尖挤压取血。取血结束时，以干棉球压迫止血。此法小鼠每次可取血 0.1ml。

2. 眶后静脉丛取血 将毛细管事先充入 1%肝素钠溶液浸润内壁并烤干备用。取血时，先用乙醚麻醉动物，左手拇指和食指抓住两耳之间的头部皮肤，使头部固定，轻轻压迫动物的颈部两侧，阻断头部静脉回流，使眼球充分外突，眶后静脉丛充血，右手持毛细管与鼠面成 45°角，刺入下眼睑与眼球之间，轻轻向眼底方向边深入边捻动，对大鼠刺入 4～5cm、小鼠 2～3cm，即可达眶后静脉丛，使血流入毛细管。达到所需血量时，拔出毛细管，松开左手，自可止血。这种方法对小鼠一次可采血 0.1～0.3ml，对大鼠可采血 0.5～1ml。

3. 断头取血 需血量大，而且不需动物存活可用此方法。用剪刀剪去鼠头，鼠颈向下，使血流入备有抗凝剂的容器内，注意防止鼠毛等杂物进入容器引起溶血。此法对小鼠可采血 0.8～1.2ml，对大鼠可采血 5～10ml。

4. 颈静脉、颈动脉、股静脉、股动脉取血 方法同犬的相应采血法，但操作难度较大。

（二）豚鼠取血法

1. 耳源切割取血 用手术刀片割破耳源，用 1%肝素钠或 20%枸橼酸钠涂抹切口边缘，血可流出，用吸管吸取血液。用此法可采血 0.5ml。取血完毕，压迫止血。

2. 心脏取血 同犬心脏取血法，也可在麻醉动物后开胸直接取血。用此法可采血 15～20ml。

（三）兔取血法

1. 耳源静脉取血 把兔固定在箱内或仰卧固定于兔台上，在耳背部找到耳源静脉，拔去取血部位毛发，用手指轻弹耳郭或用二甲苯或乙醇棉球涂擦局部，使局部血管扩张，用带有 5 号或 6 号半针头注射器刺入血管内徐徐抽动针栓取血。取血不多时可以用针头或刀片直接刺破血管后让血液自然流出，用吸管取血，或直接滴入盛器中。采血完毕，用干棉球压迫止血。

2. 耳中央动脉取血 将兔先固定于兔箱内或固定于兔台上，在兔耳的中央找到一条颜色鲜红、较粗的血管，即中央动脉。用左手固定兔耳，右手持注射器，在其末端向心脏方向刺入动脉可取血，取血后用干棉球压迫止血。注意进针部位一般不选耳根部，因为该处软组织较多，容易穿透血管造成皮下出血，中央动脉容易发生痉挛性收缩，应待其充分扩张后取血。

3. 颈外静脉、颈总动脉、股动静脉取血 方法同犬的相应采血法。

4. 心脏取血 同犬的心脏取血法。

（四）犬取血法

1. 后肢小隐静脉或前肢皮下头静脉取血 后肢外侧小隐静脉在后肢部下 1/3 外侧浅表皮下。前肢皮下头静脉在前肢上方背侧的正前位。取血时先绑住犬嘴，由助手固定（可用犬钳）头颈部不让其挣扎，另一手紧抓肢体上端使其静脉充盈，也可以用胶管在肢体上端结扎阻断静脉血液回流使静脉充盈，取血者用剪刀剪去拟取血部位的被毛（需要防止感染时先用碘酒、乙醇消毒局部皮肤）后，用带有 8 号或 9 号针头的注射器，以约 45°角刺入皮下，顺着血管轻轻向上，同时稍微用力回抽针栓，如成功刺入血管，则血液流入注射器。抽取所需的血量后拔出针头，以干棉球压迫止血。取血的进针部位应从远端开始，如果一次取血失败，可继续向近心端选择进针部位。

2. 颈外静脉或颈总动脉取血 常用于实验中需要多次采血或同时进行手术观察其他项目时。将犬麻醉固定后，做颈部手术分离出颈外静脉或颈总动脉，进行颈外静脉、颈总动脉插管取血。为保证能够多次顺利取血，颈外静脉的插管最好插入 10～15cm，达到右心房口。每次取血完毕，用 0.1%肝素生理盐水或生理盐水充满插管，下一次取血时把插管内生理盐水排净后再取血。也可直接用注射器针头向颈外静脉的头侧或颈总动脉的近心端刺入取血。

3. 股动脉或股静脉取血 首先手术分离出股动脉或股静脉，再进行插管取血或直接取血，方法同颈外静脉、颈总动脉取血法。也可不手术分离血管，直接穿刺取血。

4. 心脏取血 将犬麻醉后，固定于手术台上，暴露胸部，在左胸第 3～5 肋间剪去皮毛，触摸心搏位置，取心搏最明显处用带有 6 号或 7 号针头的注射器，垂直刺入心脏，当针头顺利进入心脏时，可感觉针头随心脏搏动，血可自动涌入注射器，如不顺利，可将针头稍微轴向转动或调整刺入的深度，但不可左右摆动太大，以免损伤心肌或造成胸内大出血。

六、实验动物的常用处死方法

实验动物的处死方法很多，应根据动物实验目的、实验动物品种（品系）及需要采集标本的部位等因素，选择不同的处死方法。当动物需要为人类医学研究做出牺牲时，我们要尽量减少动物在死亡过程中的痛苦，以死亡时间短、挣扎少及脏器细胞改变少为原则。处死实验动物时应注意：首选要保证实验人员的安全；其次要确认实验动物已经死亡，通过对呼吸、心跳、瞳孔、神经反射等指征的观察，对死亡做出综合判断；再者要注意环保，避免污染环境，还要妥善处理好尸体。

（一）颈椎脱臼处死法

此法是将实验动物的颈椎脱臼，断离脊髓致死，为大、小鼠最常用的处死方法。操作时实验人员用右手抓住鼠尾根部并将其提起，放在鼠笼盖或其他粗糙面上，用左手拇指、食指用力向下按压鼠头及颈部，右手抓住鼠尾根部用力拉向后上方，造成颈椎脱臼，脊髓与脑干断离，实验动物立即死亡。

（二）断头处死法

此法适用于鼠类等较小的实验动物。操作时，实验人员用左手按住实验动物的背部，拇指夹住实验动物右腋窝，食指和中指夹住左前肢，右手用剪刀在鼠颈部垂直将鼠头剪断，使实验动物因脑脊髓断离且大量出血死亡。

（三）击打头盖骨处死法

此法主要用于豚鼠和兔的处死。操作时抓住实验动物尾部并提起，用锤等硬物猛烈打击实验动物头部，使大脑中枢遭到破坏，实验动物痉挛并死亡。

（四）放血处死法

此法适用于各种实验动物。具体做法是将实验动物的股动脉、颈动脉、腹主动脉剪断或剪破，刺穿实验动物的心脏放血，导致急性大出血、休克、死亡。犬、猴等大动物应在轻度麻醉状态下，在股三角做横切口，将股动脉、股静脉全部暴露并切断，让血液流出。操作时用自来水不断冲洗切口及血液，既可保持血液畅流无阻，又可保持操作台清洁，使实验动物急性大出血死亡。

（五）空气栓塞处死法

此法常用以处死兔、猫、犬。向实验动物静脉内注入一定量的空气，形成肺动脉或冠状动脉空气栓塞，或导致心腔内充满气泡，心脏收缩时气泡变小，心脏舒张时气泡变大，从而影响回心血液量和心输出量，引出循环障碍、休克、死亡。空气栓塞处死法注入的空气量，猫和兔为 20～50ml，犬为 90～160ml。

（六）化学药物处死

此法适用于各种动物。在静脉内注入一定量的氯化钾或过量麻醉药等可使动物很快死亡。大剂量的麻醉药，能使实验动物中枢神经过度抑制，导致死亡；氯化钾使心肌失去收缩能力，心搏停止而死，家兔注射 10%氯化钾 5～10ml，犬注入 20～30ml，可致动物死亡。

可参照附表 3-2 获取常用实验动物的生理常数。

附表 3-2　常用实验动物的生理常数

指标		小鼠	大鼠	豚鼠	家兔	犬
适用体重（kg）		0.018～0.025	0.12～0.20	0.2～0.5	1.5～2.5	5～15
寿命（年）		1.5～2.0	2.0～3.5	6～8	4～9	10～15
性成熟年龄（年）		1.2～1.7	2～8	4～6	5～6	8～10
性周期（天）		4～5	4～5	15～18	刺激排卵	1～2 个月和 6～8 个月
妊娠期（天）		18～21（19）	22～23（23）	62～68（66）	28～33（30）	58～65
产仔数（只）		4～15（10）	8～15（10）	1～6（4）	4～10（7）	4～10
哺乳期（周）		3	3	3	4～6	4～6
平均体温（℃）		37.4	38.0	39.0	39.0	38.5
呼吸（次/分）		136～216	100～150	100～150	50～90	20～30
心率（次/分）		400～600	250～400	180～250	150～220	100～200
血压（kPa，mmHg）		12.7～16.7（95～125）	13.3～16.0（100～120）	10.0～12.0（75～90）	10.0～14.0（75～105）	9.3～16.7（25～70）
红细胞（ml/100g 体重）		7.8	6.0	5.8	7.2	7.8
红细胞×10^{12}/L（百万/mm³）		7.7～12.5（7.7～12.5）	7.2～9.6（7.2～9.6）	4.5～7.0（4.7～7.0）	4.5～7.0（4.5～7.0）	4.5～7.0（4.5～7.0）
血红蛋白 g/L（g%）		100～190（10.0～19.0）	120～170（12.0～17.5）	110～165（11.0～16.5）	80～150（8.0～15.0）	110～180（11.0～18.0）
血小板×10^9/L（万/mm³）		60～110（60～110）	50～100（50～100）	68～87（68～87）	38～52（38～52）	10～60（10～60）
白细胞总数×10^9/L（千/mm³）		6.0～10.0（6.0～10.0）	6.0～15.0（6.0～15.0）	8.0～12.0（8.0～12.0）	7.0～11.3（7.0～11.3）	9.0～13.0（9.0～13.0）
白细胞分类（%）	中性	0.12～0.44（12～44）	0.09～0.34（9～34）	0.22～0.50（22～50）	0.26～0.52（26～52）	0.62～0.80（62～80）
	嗜酸	0～0.05（0～5）	0.01～0.06（1～6）	0.05～0.12（5～12）	0.01～0.04（1～4）	0.02～0.24（2～24）
	嗜碱	0～0.01（0～1）	0～0.015（0～1.5）	0～0.02（0～2）	0.01～0.03（1～3）	0～0.02（0～2）
	淋巴	0.54～0.85（54～85）	0.65～0.84（65～84）	0.36～0.64（36～64）	0.30～0.82（30～82）	0.10～0.28（10～28）
	大单核	0～0.15（0～15）	0～0.05（0～5）	0.03～0.13（3～13）	0.01～0.04（1～4）	0.03～0.09（3～9）

注：血压、红细胞、血红蛋白、血小板、白细胞总数和分类，它们括号外数字为法定单位，括号内数字为旧制单位（引自马超英《实验中医学基础》）

附录四 常用的针灸网络资源

一、中文网络资源

1. 中国学术文献网络出版总库（http://www.cnki.net） 是中国知网的核心资源，收录了1912年至今我国产出的各类文献，且每日更新，包括中国学术期刊网络出版总库、中国博士学位论文数据库、中国优秀硕士学位论文数据库、中国会议论文数据库、中国重要报纸全文数据库等多种类型的数据库。其中中国学术期刊网络出版总库是世界上最大的连续动态更新的中国学术期刊全文数据库，共收录国内8200多种重要学术期刊，以学术、技术、政策指导、高等科普及教育类期刊为主，内容覆盖自然科学、工程技术、农业、哲学、医学、人文社会科学、经济与管理科学等各个领域。

2. 万方数据库（http://www.wanfangdata.com.cn） 是由万方数据公司开发的，涵盖期刊、会议纪要、论文、学术成果、学术会议论文的大型网络数据库，也是和中国知网齐名的中国专业的学术数据库，集纳了理、工、农、医、人文五大类70多个类目共7600种万方数据科技类期刊全文。万方数据库中的会议论文——《中国学术会议论文全文数据库》是国内唯一的学术会议文献全文数据库，主要收录1998年以来国家级学会、协会、研究会组织召开的全国性学术会议论文，数据范围覆盖自然科学、工程技术、农林、医学等领域。

3. 中文科技期刊数据库（http://www.cqvip.com） 该数据库是一个功能强大的中文科技期刊检索系统，涵盖了社会科学、自然科学、工程技术、农业科学、医药卫生、经济管理、教育科学和图书情报等学科的8000余种中文期刊数据资源，包含了1989年至今的14 000余种期刊刊载的5700余万篇文献，并以每年150万篇的速度递增。

4. 中华针灸信息系统 是中国中医科学院针灸研究所为满足广大针灸科研、临床、教学领域的工作者及国内外针灸爱好者查阅针灸信息方便而开发的一整套软件系统，它集大量针灸专业的权威信息资源、综合业务查询、全面统计报表及系统分析和决策为一体。在内容上，囊括了几乎全部的古今针灸文献，建立了大量可靠的基础数据，创建了较完备的标准化数据库系统及大量的相关信息。在功能上，它提供了针灸信息系统综合网上查询，大量的软件产品为工作人员提供了专业的分析、决策功能。在应用上，它可以为国内外从事针灸医学的文献研究、科研、临床、实验的工作者，以及从事教学和继续深造的人员提供强有力的支持。

5. 中国中医药期刊文献数据库（TCMARS） 由国家中医药管理局中国中医药文献检索中心研制，是国内外存储量最大、内容全面的中医药文献数据库。该数据库收录了自1949年至今国内外公开出版的800余种生物医学期刊中有关中医、中药、中西医结合、各种民族医药、针灸、气功、按摩、养生等方面的文献报道，共约42万条记录，其中40%附有文摘。该数据库拥有2个英文数据版分库，即英文版针灸文献数据库和英文版中药文献数据库，其中50%附有文摘。该数据库与世界权威医学数据库MEDLARS有很好的兼容性，采用主题标引和分类标引。使用的主题词表中的中医词汇部分为中国中医科学院中医药信息研究所主编的《中国中医药学主题词表》，西医词汇部分为美国国立医学图书馆主编的《医学主题词表》；使用的分类法为第三版《中国图书资料分类法》。该数据库目前提供光盘检索和网络检索。

6. 中国中医药文献数据库 由中国中医科学院中医药信息研究所研制。中国中医药文献数据库涵盖了国内出版的生物医学及其他相关期刊千余种，包含中医药学、针灸、气功、按摩、保健等方面的内容，收录了1984年以来的中医药文献约52万余篇，文摘量占50%～70%，每年增加文献约4万篇。该数据库采用美国国立医学图书馆的《医学主题词注释表》及中国中医科学院的《中国中医药主题词表》进行规范的主题词标引，可进行精确检索和扩展检索。该数据库每季度更新一次，多年来广为国内外中医药院校、科研院所、医院、政府部门、商业部门所采用。

7. 中国中医药光盘图书馆针灸全录 为由中国中医药出版社出版的光盘系统，收录了先秦至 1996 年的针灸图书共计 800 余本，约 3 亿字，经专家反复论证，确保了本套光盘的完整性、权威性、实用性。整套光盘的分类依据《全国中医图书联合目录》并参考现代科学，分为针灸通论、经络腧穴、针灸方法、针灸临床、针灸医案和文献、针灸现代研究六部分。

二、英文网络资源

1. PubMed（http://www.ncbi.nlm.nih.gov/pubmed） 是美国国立卫生研究所（NIH）下属美国国立医学图书馆（NLM）开发的互联网检索系统，建立在美国国立生物医学信息中心（NCBI）平台上。PubMed 主要提供基于 Web 的 Medline 数据库检索服务，其中包括医学文献的订购、全文在线阅读的链接、专家信息的查询、期刊检索及相关书籍的链接等，收录了 1953 年以来的 70 多个国家、40 多个语种、近 4600 种生物医学期刊的文献。

2. Springer（http://www.springer.com） Springer Link 系统是德国斯普林格（Springer-Verlag）出版社发行的电子全文期刊检索系统，Springer 期刊约 1700 余种，Springer 出版的期刊 60% 以上被 SCI 和 SSCI 收录，根据期刊涉及的学科范围，Springer Link 将这些电子全文期刊划分为 11 个出色的在线图书馆，分别是化学、计算机科学、经济学、工程学、环境科学、地理学、法学、生命科学、数学、医学、物理学和天文学。

3. ScienceDirect（http://www.sciencedirect.com） 是世界著名的学术期刊出版商 Elsevier 公司开发的互联网上最全面的一个全文文献数据库，内容涵盖数学、物理、生命科学、化学、计算机、临床医学、环境科学、材料科学、航空航天、工程与能源技术、地球科学、天文学、经济学、商业管理、社会科学等几乎所有学科领域，提供 Elsevier 公司出版的 1800 多种学术期刊的检索和全文，以及其他著名组织和 STM 出版商的期刊，是全世界最大的 STM（科学、科技、医学）全文与书目电子资源数据库，超过全球核心期刊品种的 25%，包含超过 3800 种同行评审期刊与 37 000 多本电子书，共有 1400 余万篇文献。

4. High Wire（http://highwire.stanford.edu） High Wire 出版社是全球最大的提供免费全文的学术文献出版商，于 1995 年由美国斯坦福大学图书馆创立。High Wire 出版社收录的期刊覆盖以下学科：生命科学、医学、物理学、社会科学。目前已收录电子期刊 340 多种，文章总数已达 130 多万篇，其中超过 44 万篇文章可免费获得全文，这些数据仍在不断增加。通过该界面还可以检索 Medline 收录的 4500 种期刊中的 1200 多万篇文章，可看到文摘题录。

附录五 常用实验动物针灸穴位

一、家兔的针灸穴位

家兔的针灸穴位参见附表 5-1，附图 5-1。

附表 5-1　家兔的针灸穴位表

经络	国际代码	穴名	定位	局部解剖	刺灸法
任脉	RN1	会阴	肛门与阴茎根部（♂）或阴唇上联合（♀）之间	刺入坐骨海绵体肌（♂）或阴门外括约肌（♀）与肛门外括约肌之间，有会阴动脉、静脉、神经分布	直刺 0.3～0.5cm，可灸
	RN12	中脘	腹中线上，脐与剑状软骨连线中点处	刺入腹白线，有第 7、第 8 肋间神经腹支和腹壁前动脉、静脉分支分布	直刺 0.3～0.5cm，可灸
	RN17	膻中	胸正中线上，平第 4 肋间隙处约当胸骨后 1/3 折点处	刺入两侧胸肌交界处，有胸外动脉、静脉、胸肌神经和第 4 肋间神经腹支分布	平刺 0.3～0.5cm，可灸
	RN24	承浆	下唇正中有毛无毛交界处	刺入口轮匝肌下缘，有下唇动脉、静脉和下颌神经的颏神经分布	斜刺 0.2～0.3cm，可灸
督脉	DU1	后海（长强）	尾根与肛门之间的凹陷中	刺入肛门外括约肌与肛肌之间的疏松结缔组织中，有阴部内动脉、静脉及阴部神经、直肠后神经分布	稍向前上方刺入 0.5～1cm，可施穴位注射或埋线，可灸
	DU2	尾根（腰俞）	背中线上，第 4 荐椎与第 1 尾椎棘突间	刺入荐尾棘上韧带、棘间肌，有荐尾神经和髂内、荐中动脉、静脉分布	直刺 0.2～0.3cm，可灸
	DU3	阳关（腰阳关）	背中线上，第 4、第 5 腰椎棘突间	刺入腰背筋膜、腰棘上韧带、棘间韧带，有第 4 腰神经和腰动脉、静脉背支分布	直刺 0.2～0.3cm，可灸
	DU4	命门	背中线上，第 2、第 3 腰椎棘突间	刺入腰背筋膜、棘上韧带、棘间韧带，有第 2 腰神经和腰动脉、静脉背支分布	直刺 0.2～0.3cm，可灸
	DU8	筋缩	背中线上，第 9、第 10 胸椎棘突间	刺入腰背筋膜、棘上韧带、棘间韧带，有第 9 胸神经和肋间动脉、静脉背支分布	顺棘突间斜刺 0.5～0.8cm，可灸
	DU9	至阳	背中线上，第 7、第 8 胸椎棘突间	刺入腰背筋膜、棘上韧带、棘间韧带，有第 7 胸神经和肋间动脉、静脉背支分布	顺棘突方向斜刺 0.5～1cm，可灸
	DU12	身柱	背中线上，第 3、第 4 胸椎棘突间	刺入腰背筋膜、棘上韧带、棘间韧带，有第 3 胸神经和肋间动脉、静脉背支分布	顺棘突方向斜刺 0.5～1cm，可灸
	DU13	陶道	背中线上，第 1、第 2 胸椎棘突间	刺入腰背筋膜、棘上韧带、棘间韧带，有第 1 胸神经和肋间动脉、静脉背支分布	顺棘突方向斜刺 0.5～1cm，可灸
	DU14	大椎	背中线上，第 7 颈椎与第 1 胸椎棘突间	刺入棘上韧带、棘间韧带，有第 8 颈神经背支和颈上动脉、静脉分布	顺棘突方向直刺 1～1.5cm，可灸
	DU16	天门（风府）	枕骨顶嵴后方，枕寰关节背侧凹陷中	刺入项韧带及两侧头夹肌、头半棘肌之间，有颈外动脉、静脉和第 1 颈神经背支分布	压头，直刺 0.8～1cm 不宜深刺，禁灸
	DU26	山根（水沟）	鼻下唇裂上端正中处	有口轮匝肌，上唇动脉、静脉和眶下神经的分支	向上斜刺 0.2～0.3cm 或三棱针点刺
肺经	LU5	尺泽	肘关节内侧前部凹陷中	刺入臂二头肌腱与腕桡侧伸肌之间，有桡侧动脉、静脉、神经和前臂外侧皮神经分布	直刺 0.5～0.8cm，可灸
	LU11	少商	第 1 指桡侧，爪根角旁开 0.1cm 处	有指掌侧固有动脉、静脉、神经形成的血管网和末梢神经网	直刺 0.1cm 或点刺出血，可灸

经络	国际代码	穴名	定位	局部解剖	刺灸法
大肠经	LI1	商阳	第 2 指桡侧，爪根角旁开 0.1cm 处	有第 2 指间肌腱，指及掌背侧动、静脉网，指掌侧固有神经	直刺 0.1cm 或点刺出血，可灸
	LI4	合谷	掌背侧第 1、第 2 掌骨间，约当第 2 掌骨中点桡侧	刺入骨间肌中，深达指深后肌腱，有桡动脉、神经和正中动脉、静脉、神经分布	直刺或稍向后斜刺 0.2～0.5cm，可灸
	LI10	前三里（手三里）	桡骨前缘曲池穴下 1.5cm，当前臂上 1/6 折点处，桡骨前缘	刺入腕桡侧伸肌偏尺侧，有桡动脉、神经及前臂背侧皮神经分布	直刺 0.3～0.5cm，可灸
	LI11	曲池	肘关节外侧前部凹陷中	刺入腕桡侧伸肌起始部，有桡动脉、神经，头静脉和前臂背侧皮神经分布	直刺 0.5～1cm，可灸
	LI14	臂臑	肩关节外侧稍下方，即三角形隆起下方凹陷中	刺入三角肌和肱肌交界处，有肱动脉、静脉和腋神经、桡神经分布	直刺 0.3～0.5cm，可灸
	LI20	迎香	鼻孔外侧上端，有毛与无毛交界处	有鼻翼提肌，上层动脉，眶下动脉、静脉及鼻外侧静脉和面神经上颊支分布	向内上方斜刺 0.2～0.3cm
胃经	ST1	承泣	眼眶下缘中点处	刺入眼球和眶下缘之间，有眼轮匝肌和眼球下直肌、下斜肌，眶下动脉、静脉，眼动脉、静脉分支和动眼神经、眶下神经、面神经颧支分布	上推眼球，针沿眶下缘直刺 0.2～0.5cm
	ST25	天枢	脐旁开 3cm 处	刺入腹直肌，有腹壁后浅动脉、静脉分支和最后肋间神经分支分布	直刺 0.3～0.5cm，可灸
	ST36	后三里（足三里）	小腿背外侧上 1/5 折点处，约当腓骨头下 1.2cm，胫骨嵴后 1cm	刺入胫骨前肌与趾长伸肌之间，深层为胫骨、腓骨间隙，有胫前动脉、静脉和腓神经分布	直刺 1～1.5cm，可灸
	ST37	上巨虚	小腿背外侧上 2/5 折点处，约当后三里穴下 1.5cm	刺入胫骨前肌与趾长伸肌之间，深达胫骨、腓骨间隙，有胫前动脉、静脉和腓神经分布	直刺 1～1.5cm，可灸
	ST40	丰隆	小腿中点处腓骨后缘	刺入腓骨长肌与趾长伸肌之间，有胫前动脉、静脉和腓浅神经分布	直刺 0.4～0.6cm，可灸
	ST41	追风（解溪）	踝关节背侧中部两筋之间	刺入趾长伸肌与胫前肌两腱之间，有胫前动脉、静脉和腓神经分布	直刺 0.2～0.3cm，可灸
	ST45	厉兑	第 2 趾腓侧，爪根角旁开 0.1cm 处	有趾背侧动脉、静脉网和腓浅神经的趾背神经分布	直刺 0.2～0.3cm，或点刺出血，可灸
脾经	SP5	商丘	内踝高点前下方凹陷中，当内踝与中央跗骨结节之间	有跗内侧动脉、静脉，大隐动脉和小腿内侧皮神经、腓神经浅支分布	直刺 0.2～0.3cm，可灸
	SP6	三阴交	内踝高点上约 3cm，约当小腿下 1/5 折点处，胫骨后缘	刺入趾深屈肌前缘与胫骨后缘之间，有胫后动脉、静脉和胫神经分布	直刺 0.2～0.3cm，可灸
	SP21	大包	第 7 肋间中点处	刺入肋间肌，有胸背动脉、静脉及第 7 肋间动脉、静脉、神经和胸长神经分支分布	向下斜刺 0.5～0.8cm，可灸
心经	TH3	少海	肘关节内侧，臂骨内上髁前方凹陷中	刺入臂肌，有尺侧动脉、静脉和前臂内侧皮神经，正中神经肌支分布	直刺 0.3～0.5cm，可灸
	TH7	神门	腕部掌外侧凹陷中，当尺骨远端与尺腕骨之间	刺入腕尺侧屈肌腱与趾浅屈肌腱之间，有尺动脉、静脉及腕掌侧静脉网和尺神经分布	直刺 0.2～0.3cm，可灸
	TH9	少冲	小指桡侧，爪根角旁开 0.1cm 处	有指掌侧固有动脉、静脉、神经形成的血管网和末梢神经网	向后斜刺 0.2～0.3cm 或点刺出血，可灸
小肠经	SI1	少泽	小指尺侧，爪根角旁开 0.1cm 处	有指掌侧固有动脉、静脉、神经和指背侧动脉、神经形成的血管、神经网	向后斜刺 0.2～0.3cm 或点刺出血，可灸

经络	国际代码	穴名	定位	局部解剖	刺灸法
小肠经	SI5	阳谷	桡腕关节背外侧，尺骨远端与尺腕骨之间凹陷中	刺入腕尺侧伸肌与腕尺侧屈肌之间，有腕背侧动脉、尺神经分布	直刺 0.2～0.3cm，可灸
	SI11	天宗	肩胛冈中点后方冈下窝中	刺入冈下窝中，有旋肩胛动脉、静脉分支和肩胛上神经分布	直刺 0.5～0.8cm，可灸
	SI19	听宫	耳根部，耳屏切迹正下方开口呈凹处	有颞浅动脉、静脉的耳前支、面神经及耳后神经分支分布	开口，直刺 0.3～0.5cm
膀胱经	BL1	晴灵（晴明）	内眼角、上下眼睑交界处	皮下有眼轮匝肌结缔组织，有三叉神经的眼神经和眼角动脉、静脉分布	推开眼球，向内下方斜刺 0.2～0.3cm
	BL13	肺俞	第 3 胸椎下旁开 1.5cm 处	刺入髂肋肌沟中，有第 3 肋神经背支和第 3 肋间动脉、静脉分布	沿肩胛骨软骨内侧向下斜刺 0.5～1cm，可灸
	BL15	心俞	第 5、第 6 胸椎棘突间旁开 1.5cm 处	刺入髂肋肌沟中，有第 5 胸神经背支及第 5 肋间动脉、静脉背支分布	向内下方斜刺 0.5～1cm，可灸
	BL18	肝俞	第 9、第 10 胸椎棘突间旁开 1.5cm 处	刺入髂肋肌沟中，有第 9 胸神经和肋间动脉、静脉背支分布	向内下方斜刺 0.5～1cm，可灸
	BL20	脾俞	第 11、第 12 胸椎棘突间旁开 1.5cm 处	刺入髂肋肌沟中，有第 11 胸神经和肋间动脉、静脉背支分布	向内下方斜刺 0.5～1cm，可灸
	BL22	三焦俞	第 1、第 2 腰椎棘突间旁开 1.5cm 处	刺入髂肋肌沟中，有第 1 腰动脉、静脉、神经背支分布	向下斜刺 0.5～1cm，可灸
	BL23	肾俞	第 2、第 3 腰椎棘突间旁开 1.5cm 处	刺入髂肋肌沟中，有第 2 腰动脉、静脉、神经背支分布	向下斜刺 0.5～1cm，可灸
	BL40	委中	膝关节正后方凹陷中	穿过股二头肌与半腱肌之间，深达腘肌，有腘动脉、静脉和胫神经分布	直刺 1～2cm，可灸
	BL60	昆仑	踝关节外侧后方，外踝高点与跟结节之间凹陷中	刺入跟腱与趾深屈肌腱之间，有胫前动脉、静脉和胫神经分布	直刺 0.2～0.3cm，可灸
	BL67	至阴	第 5 趾腓侧，爪根角旁开 0.1cm 处	有足背动脉，趾跖侧固有动脉、静脉、神经和足背外侧皮神经分布	直刺 0.1～0.2cm，可灸
肾经	KI1	涌泉	第 2、第 3 跖骨间跖侧，跖骨前 1/3 折点处	刺入趾浅、深层肌腱和跖骨间肌，有足底内侧动脉、静脉、神经分支分布	直刺 0.3～0.5cm，可灸
	KI3	太溪	内踝与跟结节之间凹陷中	有胫后动脉、静脉和胫神经分布	直刺 0.2～0.3cm，可灸
	KI7	复溜	小腿下部内侧，小腿下 1/8 折点处跟腱前缘	有隐动脉、静脉和胫神经分布	直刺 0.2～0.3cm，可灸
心包经	PC3	曲泽	肘关节内侧近前部凹陷中	刺入臂二头肌后缘，有臂动脉、静脉和正中神经分布	直刺 0.5～1cm，可灸
	PC6	内关	前臂下 1/6 折点处内侧，桡、尺骨间隙中	刺入腕桡侧屈肌与指浅屈肌腱之间，深达桡、尺骨间，有正中动脉、静脉、神经分布	直刺 0.5～0.8cm，可灸
	PC9	中冲	第 3 指掌侧顶端正中，距爪根 0.1cm	有指掌侧固有动脉、静脉、神经形成的血管神经网	直刺 0.1～0.2cm，或点刺出血，可灸
三焦经	SJ1	关冲	第 4 指尺侧爪根角旁开 0.1cm 处	有指掌侧固有动脉、静脉、神经形成的血管神经网	直刺 0.1～0.2cm 或点刺出血，可灸
	SJ5	外关	前臂下 1/6 折点处外侧，桡、尺骨缝中	刺入指总伸肌与第 4 指固有伸肌之间，有桡动脉、静脉、神经分布	稍向前斜刺 0.3～0.5cm，可灸
	SJ9	四渎	前臂上 1/3 折点处外侧，桡、尺骨缝中	刺入指总伸肌与第 4 指固有伸肌之间，有骨间背侧动脉、静脉和桡神经分布	直刺 0.5～0.8cm，可灸
	SJ13	抢风（臑会）	肩关节后下方，臂骨三角肌隆起后上方凹陷中	刺入三角肌后缘与臂三头肌长头、外侧头交界处，有臂动脉、静脉及桡神经、腋神经分布	直刺 0.5～1cm，可灸

经络	国际代码	穴名	定位	局部解剖	刺灸法
三焦经	SJ23	丝竹空	眶上突外端处	有眼轮匝肌，有颞浅动脉、静脉和面神经颞眶支分布	向外上平刺 0.5～1cm，不灸
胆经	GB1	瞳子髎	眼外角旁开 0.5cm 处	有眼轮匝肌，有颞浅动脉、静脉和面神经颞颧支分布	向外平刺 0.3～0.5cm，不灸
	GB20	风池	寰椎翼前缘直上方凹陷中	刺入头夹肌、头上斜肌，有枕动脉、静脉和第 1 颈神经分支分布	向后下方斜刺 0.5～0.8cm，可灸
	GB30	环跳	股骨大转子与最后荐椎棘突连线后 1/3 折点处	刺入股二头肌、臂浅肌、臂中肌，有臀后动脉、静脉、神经分布	直刺 1～2cm，可灸
	GB34	阳陵泉	腓骨头下方凹陷中	刺入胫前肌与腓骨长肌中，有胫前动脉、静脉和腓神经分布	直刺 0.3～0.5cm，可灸
	GB38	阳辅	小腿下 1/4 折点处腓骨头与外踝连线上	刺入趾长伸肌与腓骨长肌之间，有胫前动脉、静脉和腓神经分布	直刺 0.3～0.5cm，可灸
	GB44	足窍阴	第 4 趾腓侧，爪根角旁开 0.1cm 处	有趾背、跖侧动脉、静脉形成的血管网和趾背侧神经分布	直刺或向后斜刺 0.1～0.3cm，可灸
肝经	LR3	太冲	第 2 趾胫侧，跖骨头后方凹陷中	有第 2 趾伸肌腱、骨间背侧肌，趾背侧动脉、静脉、神经和足底神经分布	直刺 0.2～0.3cm，可灸
	LR8	曲泉	股骨内踝后缘凹陷中	刺入缝匠肌与半腱肌、半膜肌的止点之间，有隐动脉、静脉、神经分布	直刺 0.3～0.5cm，可灸
	LR14	期门	第 6 肋间肋骨与肋软骨交界处	刺入腹内、外斜肌腱膜及腹横肌中，有第 6 肋间动脉、静脉、神经腹侧支分布	斜刺 0.2～0.3cm，可灸
经外奇穴	头部	太阳	外眼角后上方颞窝中	深部有颞深神经和颞浅动脉、静脉	直刺 0.2～0.3cm
		耳尖	耳尖背侧血管上	刺入耳郭后静脉	点刺出血
		顺气*	上腭褶前方，门齿后缘 2mm 处，两侧鼻腭管开口处	刺入鼻腭管中	用三棱针或细草茎涂油后插入 1～1.5cm，剪其外露部分后留置其中
		百会（十七椎）**	第 7 腰椎与第 1 荐椎棘突间	刺入腰背筋膜、棘上韧带、棘间韧带，有腰动脉、静脉、神经背支分布	直刺 0.5～1cm，可灸
		尾尖（回气）	尾末端	有尾动脉、静脉、神经分布	点刺出血或直刺 0.5～1cm
	躯干部	催情*	髋结节内侧前缘与第 6 腰椎横突后缘间	刺入背最长肌，有第 6 腰动脉、静脉、神经背支分布	向后内方刺入 3～4cm，针尖达卵巢附近，最好用电针
		乳基（乳根）**	每个乳头外侧缘	刺入乳腺筋膜，深部为乳腺组织，有乳动脉、静脉、神经网	向内斜刺 0.2～0.3cm
		肘俞	肘窝中关节外侧鹰嘴前方凹陷中	刺入肱三头肌、肘肌，有肱动脉、静脉及尺神经分布	直刺 0.3～0.5cm
	四肢部	指间（八邪）	第 1～5 指间缝纹端	刺入指部肌肉达掌骨头之间，有掌背侧总动脉、静脉及指背侧神经和尺神经背支分布	向掌骨间平刺 0.3～0.5cm
		趾间（八风）	第 2～5 趾间缝纹端	刺入趾部肌肉达跖骨头之间，有趾背侧动脉、静脉、神经分布	向跖骨间平刺 0.3～0.5cm

注：*兔特有穴位；**与人经穴位不同

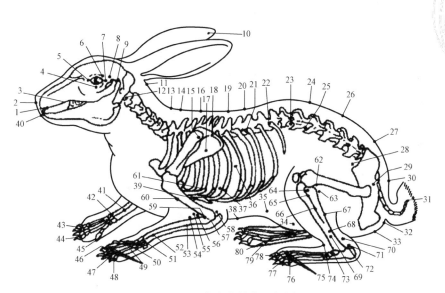

附图 5-1　家兔的针灸穴位图

1. 顺气；2. 山根；3. 迎香；4. 承泣；5. 睛灵；6. 丝竹空；7. 瞳子髎；8. 太阳；9. 听宫；10. 耳尖；11. 天门；12. 风池；13. 大椎；14. 陶道；15. 肺俞；16. 身柱；17. 天宗；18. 心俞；19. 至阳；20. 筋缩；21. 肝俞；22. 脾俞；23. 三焦俞；24. 命门；25. 肾俞；26. 阳关；27. 百会；28. 催情；29. 环跳；30. 尾根；31. 尾尖；32. 后海；33. 会阴；34. 中脘；35. 天枢；36. 大包；37. 期门；38. 乳基；39. 膻中；40. 承浆；41. 内关；42. 神门；43. 少冲；44. 中冲；45. 少商；46. 商阳；47. 关冲；48. 少泽；49. 指间；50. 合谷；51. 阳谷；52. 外关；53. 四渎；54. 前三里；55. 少海；56. 曲池；57. 曲泽；58. 肘俞；59. 尺泽；60. 臂臑；61. 抢风；62. 曲泉；63. 委中；64. 阳陵泉；65. 后三里；66. 上巨墟；67. 丰隆；68. 阳辅；69. 三阴交；70. 复溜；71. 昆仑；72. 太溪；73. 商丘；74. 追风；75. 趾间；76. 至阴；77. 足窍阴；78. 厉兑；79. 涌泉；80. 太冲

二、大鼠的常用针灸穴位

大鼠的常用针灸穴位参见附表 5-2，附图 5-2。

附表 5-2　大鼠的常用针灸穴位表

经络	国际代码	穴名	定位	局部解剖	刺灸法
任脉	RN4	关元	脐下约 25mm 处	在腹白线上，皮下有腹壁浅动、静脉分支和腹壁下动、静脉及 $T_{12}\sim L_2$ 的脊神经发出的腹壁神经分布	直刺 2mm，可灸
	RN8	神阙	脐中央	在腹中线上，皮下有腹壁浅动、静脉分支和腹壁下动、静脉及 $T_{12}\sim L_2$ 的脊神经发出的腹壁神经分布	可灸
	RN12	中脘	脐上约 20mm	在腹白线上，皮下有腹壁动、静脉及第 10 脊神经分布	直刺 2mm，可灸
	RN17	膻中	两乳之间，前正中线上，平第 4、第 5 肋间	在胸骨正中线上，有肋间动、静脉及第 4 肋间神经前皮支分布	直刺 1.5mm，可灸
	RN24	承浆	下唇毛际下 1mm	皮下有口轮匝肌和下唇动、静脉及下颌神经分布	向后下斜刺 1mm
督脉	DU1	后海（长强）	尾根与肛门之间的凹陷处	皮下有肛外括约肌及髂坐耻尾肌，有阴部神经及阴部动、静脉分布	直刺 6mm
	DU6	脊中	第 11、第 12 胸椎棘突间	在背最长肌、多裂肌之间，有脊神经后支及肋间动、静脉背支分布	直刺 4mm
	DU14	大椎	第 7 颈椎与第 1 胸椎间，背部正中	刺入棘间肌及棘间韧带，有第 8 颈神经及第 1 胸神经后支分布，由锁骨下动脉分支、颈横动脉分支供应血液	直刺 5mm，可灸

经络	国际代码	穴名	定位	局部解剖	刺灸法
督脉	DU16	天门(风府)	枕骨顶嵴后枕寰关节背侧凹陷处	皮下是夹肌和头背侧大直肌起点,有耳后动、静脉及枕小神经分布	毫针或三棱针向后下方斜刺 1mm
	DU20	百会	顶骨正中	皮下有第3、第4颈脊神经分支,枕小神经及颈外动、静脉分支分布	向前或后斜刺 2mm,可灸
	DU26	水沟(山根、人中)	唇裂鼻尖下 1mm 正中处	皮下为提鼻唇肌及口轮匝肌,有三叉神经的鼻外神经及面神经、颊肌神经、上唇动、静脉及颌外动、静脉分布	直刺或向上刺 1mm
肺经	LU5	尺泽	在肘弯横纹偏外的凹陷中	皮下有肱二头肌长头和臂动、静脉桡支及桡神经,肌皮神经分布	直刺 3mm
	LU9	太渊	腕横纹之桡侧凹陷处	皮下有腕桡侧屈肌和桡动、静脉及桡神经浅支分布	直刺 1mm,可灸
大肠经	LI4	合谷	前肢第1、第2掌骨之间	皮下有腕桡侧伸肌的肌腱,深部有拇短屈肌,桡神经分支及正中动、静脉的分支分布	直刺 1mm,可灸
	LI10	前三里(手三里)	在曲池穴下 10mm 左右肌肉形成的皱褶处	在腕桡侧伸肌与指总伸肌之间,有桡动、静脉返支和桡神经分布	直刺 5mm
	LI11	曲池	桡骨近端的关节外侧前方凹陷中	在腕桡侧伸肌与指总伸肌之间,有桡神经及正中动、静脉分布	直刺 4mm,可灸
胃经	ST36	后三里	膝关节后外侧,在腓骨小头下约 5mm 处	在胫、腓骨间隙中,皮下有腓骨肌、腓神经及胫前动、静脉分布	直刺 7mm,可灸
脾经	SP6	三阴交	后肢内踝尖直上 10mm	皮下有趾浅屈肌、胫神经及胫后动、静脉分布	直刺 5mm,可灸
心经	HT3	少海	前肢肘关节内侧横纹与肱骨髁间凹陷中	皮下有肘肌和尺侧上动、静脉及尺神经分布	直刺 3mm,可灸
	IIT7	神门	前肢内侧腕部横纹尺骨边缘	皮下有腕尺侧屈肌和尺动、静脉及尺神经掌支分布	直刺 1mm,可灸
小肠经	SI3	后溪	第5掌骨头后方掌横纹头	皮下有第5指展肌,第5指固有动、静脉及尺神经的掌支分布	直刺 2.5mm,可灸
膀胱经	BL13	肺俞	第3胸椎下两旁肋间	皮下有肋间肌、肋间神经及肋间动、静脉分布	直刺 6mm,可灸
	BL15	心俞	第5胸椎下两旁肋间	皮下有肋间肌、肋间神经及肋间动、静脉分布	直刺 6mm,可灸
	BL17	膈俞	第7胸椎下两旁肋间	皮下有肋间肌、肋间神经及肋间动、静脉分布	直刺 6mm,可灸
	BL20	脾俞	第12胸椎下两旁肋间	皮下有肋间肌、肋间神经及肋间动、静脉分布	直刺 6mm,可灸
	BL23	肾俞	第2腰椎下两旁	皮下有多裂肌、腰最长肌和髂腰动脉的腰支、腰静脉、腰二侧脊神经分布	直刺 6mm
	BL60	跟端(昆仑)	后肢外踝与跟腱之间的凹陷中	在趾浅屈肌与腓长肌外侧头及比目鱼肌肌腱之间,有隐动脉及大隐静脉的分支及腓浅神经分布	直刺 3mm
	BL62	申脉	后肢外踝正下方凹陷中	皮下有跖方肌,神经和血管的分布与跟端相同	直刺 0.5mm,可灸
肾经	KI1	涌泉	后肢掌心前正中	有蚓状肌,跖骨底动、静脉及足底内侧神经分布	直刺 2mm,可灸
	KI6	照海	后肢内踝下 1mm	皮下有跖方肌和胫后动、静脉及隐神经分布	直刺 1.5mm,可灸

经络	国际代码	穴名	定位	局部解剖	刺灸法
心包经	PC6	内关	前肢内侧,距腕关节3mm左右的尺桡骨缝间	在趾深屈肌之间,有正中神经和正中动、静脉分布	直刺1mm
三焦经	SJ5	外关	前肢外侧,距腕关节3mm,尺、桡骨间	在指总伸肌与指侧伸肌之间,皮下有皮神经背支,深部有桡神经、正中神经的分支及桡动、静脉分支及分布	直刺1mm,可灸
胆经	GB30	环跳	后肢髋关节后上缘	皮下有臀浅肌和股二头肌及臀中肌,髂外动、静脉分支和臀后神经及坐骨神经分布	直刺7mm,可灸
	GB34	阳陵泉	距后三里上外侧5mm	在腓骨头前下方凹陷处,皮下有股二头肌,膝下外侧动、静脉和腓浅及腓深神经分布	直刺6mm
肝经	LR3	太冲	后肢足背第1、第2跖骨间凹陷处	皮下有趾短伸肌和胫前动、静脉的足背分支及腓深神经分布	直刺1mm,可灸
经外奇穴	EN-HN6	耳尖	耳尖后缘	皮下为耳郭软骨、有耳前动、静脉,耳后动、静脉吻合支及耳前神经分布	沿耳郭横刺2mm
		后会(百会、阳会、十七椎下)	第6腰椎横突的前内侧	皮下有棘间韧带、棘间肌和腰间神经背支及腰动、静脉分支	直刺3mm
	EX-LE10	趾间(八风)	后肢第1~4跖趾关节后缘,左右侧各三穴	皮下有趾短肌和趾背动、静脉及跖骨背动脉,趾总神经分布	向后方斜刺2mm
		膝前	后肢膝盖前方	在髌骨前,皮下有膝上动、静脉的分支及股前皮神经分布	直刺2mm
		尾尖	尾部尖端	在末节尾骨尖端,皮下有尾中动、静脉的末梢及尾下神经干发出的尾神经分布	横刺4mm

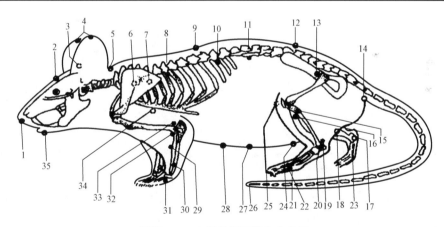

附图5-2 大鼠的常用针灸穴位图

1. 水沟；2. 百会；3. 天门；4. 耳尖；5. 大椎；6. 肺俞；7. 心俞；8. 膈俞；9. 脊中；10. 脾俞；11. 肾俞；12. 后会；13. 环跳；14. 后海；15. 阳陵泉；16. 后三里；17. 照海；18. 三阴交；19. 跟端；20. 申脉；21. 太冲；22. 趾间；23. 涌泉；24. 元关；25. 膝前；26. 尾尖；27. 神阙；28. 中脘；29. 前三里；30. 外关；31. 内关；32. 曲池；33. 肘节；34. 膻中；35. 承浆

三、猫的常用针灸穴位

猫的常用针灸穴位参见附表5-3、附图5-3。

附表 5-3　猫的常用针灸穴位表

经络	序号	穴名	定位	局部解剖	刺灸法
肺经	LU5	尺泽	肘窝横纹前内侧	臂二头肌腱与腕桡侧伸肌之间，有臂动脉、静脉分支以及桡神经和前臂外侧皮神经分支	直刺 0.2～0.3cm，可灸
	LU9	太渊	腕部桡侧缘的凹陷中	有桡动脉、静脉以及前臂外侧皮神经和桡神经分支	直刺 0.2～0.3cm，可灸
	LU11	少商	第1指桡侧，爪后 0.1cm	皮下有伸肌腱，指背侧动脉、静脉及桡神经浅支	点刺出血，或斜向上刺 0.2～0.3cm，可灸
大肠经	LI1	商阳	第2指桡侧，爪后约 0.1cm	皮下有伸肌腱，指背侧动脉、静脉及指背侧神经	点刺出血，或直刺 0.1～0.2cm，可灸
	LI3	三间	第2掌骨小头上桡侧缘凹陷处	有掌背侧动脉、静脉及指背侧神经	直刺 0.2～0.3cm，可灸
	LI10	前三里	曲池穴下方约 2cm，相当前臂外侧上 1/6 处	桡侧腕长伸肌和指总伸肌间，浅层有桡侧上副动脉、肱外静脉及桡神经，深层有肱动脉及桡神经深支	直刺或向后斜刺 0.2～0.3cm，可灸
	LI11	曲池	肘横纹外侧尽头至臂骨外上髁连线中点处	桡侧腕长伸肌与指总伸肌之间，浅层有桡侧上副动脉、肱外静脉及桡神经浅支，深层有肱动脉、静脉及桡神经深支	直刺或向后斜刺 0.2～0.3cm，可灸
	LI15	肩髃（肩井）	肩峰前下方的凹陷中	刺入冈上肌中，有肩横动脉、静脉及肩胛上神经	直刺 0.2～0.3cm，可灸
胃经	ST35	犊鼻（掠草）	髌韧带外侧凹陷处	刺入髌韧带外侧的脂肪中，深层为关节囊，有膝关节动脉、静脉网及股外侧皮神经	直刺 0.2～0.3cm，可灸
	ST36	后三里	腓骨头前下方 2cm 处的肌沟中	刺入胫骨前肌，深层为趾长伸肌，有胫前动脉、静脉及腓神经分布	直刺 0.2～0.3cm，可灸
	ST41	解溪	踝关节背侧横纹中心，胫骨与跗骨之间凹陷处	胫骨前肌腱与趾长伸肌腱之间，有跗背动脉、静脉网和腓神经分布	直刺 0.2～0.3cm，可灸
	ST45	厉兑	第2趾外侧，爪后 0.1cm 处	皮下有伸肌腱，有趾背侧动脉、静脉和趾背侧神经	点刺出血或直刺 0.1～0.2cm
脾经	SP3	太白	第1跖骨头后下方	有跖内侧动脉、静脉以及腓浅神经的分支	点刺出血或直刺 0.1～0.2cm
	SP5	商丘	踝关节横纹内侧端，内踝前方的凹陷处	皮下有跗内侧动脉、静脉，小腿内侧皮神经及腓神经浅支	直刺 0.2～0.3cm，可灸
	SP6	三阴交	内踝上方，约相当于胫骨内隆起与内踝连线的下 1/5 处	刺入趾深屈肌和胫骨间，有胫后动脉、静脉和腓神经分布	直刺 0.2～0.3cm，可灸
心经	HT7	神门	腕部掌侧，尺骨远端与尺腕骨之间	刺入腕尺侧屈肌与趾浅屈肌之间，有尺动脉、静脉及神经分布	直刺 0.2～0.3cm，可灸
	HT8	少府	掌部掌侧面，第4、第5掌骨之间的中点处	皮下有屈肌腱，指掌侧动脉、静脉及骨间神经	直刺 0.2～0.3cm，可灸
	HT9	少冲	小指桡侧，爪后 0.1cm	有指掌侧固有动脉、静脉及神经	直刺 0.1～0.2cm，或点刺出血
小肠经	SI1	少泽	小指尺侧，爪后 0.1cm	皮下为伸肌腱，有指背侧动脉、静脉及尺神经分布	点刺出血，或斜向上刺入 0.1～0.2cm
	SI3	后溪	第5掌指关节后缘凹陷	有指背侧动脉、静脉和尺神经分布	直刺 0.2～0.3cm，可灸
	SI4	腕骨	第5掌骨近端与第4腕骨、副腕骨之间凹陷中	刺入指外侧伸肌腱与腕尺侧伸肌腱，有腕背侧动脉、静脉和尺神经分布	直刺 0.2～0.3cm，可灸

　实验针灸学

经络	序号	穴名	定位	局部解剖	刺灸法
膀胱经	BL1	睛明	内眼角上、下眼睑交界处	有眼角动脉、静脉及滑车神经和眼神经分支分布	眼黏膜上点刺出血，或在眼内角直刺 0.2～0.3cm
	BL13	肺俞	第3、第4胸椎棘突间两侧凹陷处	刺入髂肋肌沟内，有第3肋间动脉、静脉和肋间神经分布	向脊椎方向斜刺 0.2～0.3cm，可灸
	BL15	心俞	第5、第6胸椎棘突间两侧凹陷处	刺入髂肋肌沟内，有第5肋间动脉、静脉和肋间神经分布	向脊椎方向斜刺 0.2～0.3cm，可灸
	BL17	膈俞	第7、第8胸椎棘突间两侧凹陷处	刺入髂肋肌沟内，有第7肋间动脉、静脉和肋间神经分布	向脊椎方向斜刺 0.2～0.3cm，可灸
	BL18	肝俞	第9、第10胸椎棘突间两侧凹陷处	刺入髂肋肌沟内，有第9肋间动脉、静脉和肋间神经分布	向脊椎方向斜刺 0.2～0.3cm，可灸
	BL20	脾俞	第11、第12胸椎棘突间两侧凹陷处	刺入髂肋肌沟内，有第11肋间动脉、静脉和肋间神经分布	向脊椎方向斜刺 0.2～0.3cm，可灸
	BL23	肾俞	第2、第3腰椎棘突间两侧凹陷处	刺入髂肋肌沟内，有腰间动脉、静脉和腰神经分布	向脊椎方向斜刺 0.2～0.3cm，可灸
	BL32	次髎	第2、第3荐椎棘突间旁，第2背荐孔处	刺入臀中肌，有臀前动脉、静脉及荐外侧动脉、静脉分布，并有臀前神经及第1荐神经分布	直刺 0.2～0.3cm，可灸
	BL60	昆仑（跟端）	外踝与跟突顶端连线中点的凹陷处	刺入跟腱与趾深屈肌腱之间，有腓肠动脉、静脉以及腓肠神经和胫神经分布	直刺 0.2～0.3cm，可灸
	BL67	至阴	第5趾外侧，爪的上缘	有趾固有动脉、静脉及腓神经分支分布	直刺 0.1～0.2cm，或点刺出血
肾经	KI1	涌泉	第2、第3跖骨之间，上、中1/3交界处	皮下有屈肌腱和骨间肌，有足底内侧动脉、静脉及神经分布	直刺 0.2～0.3cm，可灸
	KI3	太溪	内踝后缘与跟腱内缘连线的中心	内踝后方的凹陷中，有隐动脉、静脉及胫神经分布	直刺 0.2～0.3cm，可灸
	KI7	复溜	太溪直上方约1cm	内踝后上方、有隐动脉、静脉及胫神经分布	直刺 0.2～0.3cm，可灸
心包经	PC3	曲泽	桡骨内髁前方的凹陷处	刺入臂二头肌肌腱稍后方，有臂动脉、静脉和正中神经分布	直刺 0.2～0.3cm，可灸
	PC6	内关	前臂内侧下1/6处，与外关相对的前臂骨间隙内	刺入桡骨与腕桡侧屈肌之间，有桡动脉、静脉和正中神经分布	直刺 0.2～0.3cm，可灸
	PC9	中冲	中指尖端中央	有指掌侧固有动脉、静脉和神经分布	点刺出血，或直刺 0.2～0.3cm
三焦经	SJ1	关冲	第4指外侧，爪后0.1cm处	有指背侧动脉、静脉和尺神经末梢分布	点刺出血，或直刺 0.1～0.2cm
	SJ3	外关	前臂外侧下1/6处，与内关相对的前臂骨间隙内	刺入指总伸肌与指外侧伸肌间，有骨间前动脉、静脉和桡神经分布	直刺 0.2～0.3cm，可灸
	SJ10	天井（肘俞）	尺骨鹰嘴与肱骨外上髁间的凹陷处	刺入臂三头肌肌腱中，有尺侧上副动脉、静脉及桡神经分支	直刺 0.2～0.3cm，可灸
	SJ13	臑会（抢风）	肩关节后方约3cm处的方形孔窝中	三角肌后缘、臂三头肌长头和外头之间的方形孔窝中，有臂动脉、静脉和臂桡神经和腋神经分布	直刺 0.2～0.3cm，可灸
	SJ17	翳风	耳根外侧，乳突与下颌骨之间的凹陷处	皮下为耳肌、腮腺，有耳后动脉、静脉和耳大神经分布	直刺 0.2～0.3cm，可灸
胆经	GB3	上关	颞下颌关节后上方的凹陷中	皮下为颞肌，有颞浅动脉、静脉和三叉神经分支	开口，直刺 0.2～0.3cm，可灸

经络	序号	穴名	定位	局部解剖	刺灸法
胆经	GB30	环跳	最后荐椎棘突与大转子最高处连线的下 1/3 处	刺入股二头肌、臀中肌，有臀后动脉、静脉和臀后神经分布	直刺 0.3～0.5cm，可灸
	GB34	阳陵泉	腓骨头下方凹陷处	刺入腓骨长肌，有胫前动脉、静脉和腓神经分布	直刺 0.3～0.5cm，可灸
	GB38	阳辅	腓骨头与外踝连线的下 1/4 处的肌沟内	刺入趾长伸肌与腓骨长肌腱之间，有胫前动脉、静脉和腓神经分布	直刺 0.2～0.3cm，可灸
	GB44	足窍阴	第 4 趾背外侧，爪后约 0.1cm 处	皮下为伸肌腱，有趾背侧动脉、静脉和趾背神经分支	点刺出血，或直刺 0.1～0.2cm
肝经	LR3	太冲	第 2 跖骨背侧内缘，相当于跖骨下 1/3 处	皮下有伸肌腱，有足背动脉、静脉和腓神经分布	直刺 0.2～0.3cm，可灸
	LR6	中都	内踝与胫骨内隆起连线中点处	刺入胫骨与趾深屈肌之间，有隐动脉、静脉及神经分布	直刺 0.2～0.3cm，可灸
	LR13	章门	侧腹部，第 11 肋下端凹陷处	有第 10 肋间动脉及神经分布	直刺 0.2～0.3cm，可灸
督脉	DU1	长强（后海）	尾根与肛门间的凹陷处	刺入肛门括约肌、尾腹侧肌间的疏松组织内，针尖上方有骶中动脉、静脉，下方有直肠后动脉及直肠后神经分布	稍向上斜刺 0.5～1cm，可灸
	DU6	脊中	第 11、第 12 胸椎棘突之间	刺入棘间韧带、棘上韧带和棘间肌，有肋间动脉、静脉和肋间神经背支分布	斜刺 0.3～0.5cm，可灸
	DU14	大椎	第 7 颈椎与第 1 胸椎棘突之间	刺入项韧带索状部、棘间韧带与棘间肌，有颈横动脉、静脉分支和第 8 颈神经分支	直刺 0.3～0.5cm，可灸
	DU16	风府（天门）	头顶部顶骨后缘正中	刺入寰枕关节间的项韧带中，有枕动脉、静脉分支和枕神经分布	直刺 0.2～0.3cm，可灸
	DU25	素髎	鼻尖，鼻唇沟上端	刺入鼻尖软骨，有上唇动脉、眶下动脉和鼻外侧静脉分支以及颜面神经和筛神经分支	点刺出血
	DU26	水沟	鼻唇沟中，两侧鼻翼下端连线中点处	刺入口轮匝肌，有上唇动脉、静脉以及眶下神经和颜面神经的上颊支	直刺 0.1～0.2cm，或向上斜刺 0.5cm，可灸
任脉	RN1	会阴	雄性在阴茎根与肛门的中点，雌性在阴唇上联合与肛门的中点	刺入肛门外括约肌与阴门外括约肌（雌性）或坐骨海绵体肌（雄性）之间，有会阴动脉、静脉和会阴神经分布	直刺 0.2～0.3cm，可灸
	RN4	关元	腹正中线，脐与耻骨前缘连线的后 2/5	刺入腹白线，有腹壁下动脉、静脉和第 2、第 3 腰神经分布	直刺 0.2～0.3cm，可灸
	RN12	中脘	腹正中线，脐与剑状软骨连线中点处	刺入腹白线，有腹壁前动脉、静脉和肋间神经分布	直刺 0.2～0.3cm，可灸
	RN17	膻中	胸正中线，相当于胸骨后 1/3 与中 1/3 交界处，约平第 4 肋间隙	刺入胸浅肌和胸深肌，有胸外动脉、静脉和胸肌神经分布	平刺 0.2～0.3cm，可灸
	RN24	承浆	下唇正中下方的凹陷处	刺入口轮匝肌，有下唇动脉、静脉和颜面的下颊支及颏神经分布	斜刺 0.2～0.3cm
经外奇穴	EX-HN5	太阳	外眼角后方凹陷处	深部有颞深神经以及颞动脉、静脉分布	直刺 0.1～0.2cm
	EX-HN6	耳尖	耳尖部后缘血管上	耳郭后静脉上	点刺出血
	EX-B7	十七椎下（百会）	腰、荐椎棘突之间凹陷处	刺入棘上韧带、棘间韧带，有腰动脉、静脉和腰神经分布	直刺 0.3～0.5cm，可灸
		膊尖	喙突脊椎角前 2cm 处	刺入斜方肌和菱形肌的深部，有颈横动脉、静脉和颈神经背支、胸神经分支	向后下方斜刺 0.3～0.5cm，可灸

经络	序号	穴名	定位	局部解剖	刺灸法
经外奇穴	EX-B7	膊栏	关节脊椎角后方2cm处	刺入背阔肌和下锯肌，有肋间动脉、静脉以及胸神经背侧支和胸背神经分支	向前下方斜刺0.3～0.5cm，可灸
	EX-UE9	八邪（指间）	前肢指背的缝间，每肢3穴	刺入伸肌腱之间，有掌骨间动脉、静脉和桡浅神经分支	点刺出血，或向上斜刺0.2～0.3cm
	EX-LE10	八风（趾间）	后肢趾背的趾缝间，每肢3穴	皮下为伸肌腱，有趾背侧动脉、静脉和趾背侧神经	点刺出血，或向上斜刺0.2～0.3cm
		尾根	荐、尾棘突之间	刺入棘间肌，有最后荐神经分布	直刺0.2～0.3cm，可灸
		尾尖（尾端）	尾末端	尾头端，有尾动脉、静脉及尾神经分布	直刺，从末端刺入0.5～1cm，可灸
		尾本	尾根部腹侧正中血管上	刺入尾中静脉，有尾动脉及尾神经腹侧支分布	直刺0.2～0.3cm出血

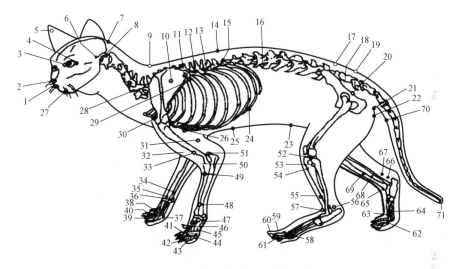

附图 5-3　猫的常用针灸穴位图

1. 水沟；2. 素髎；3. 晴明；4. 太阳；5. 耳尖；6. 上关；7. 风府；8. 翳风；9. 大椎；10. 肺俞；11. 心俞；12. 膈俞；13. 肝俞；14. 脊中；15. 脾俞；16. 肾俞；17. 十七椎下；18. 次髎；19. 尾根；20. 环跳；21. 长强；22. 会阴；23. 关元；24. 章门；25. 中脘；26. 膻中；27. 承浆；28. 膊尖；29. 膊栏；30. 肩髃；31. 臑会；32. 尺泽；33. 曲泽；34. 内关；35. 太渊；36. 神门；37. 少府；38. 少商；39. 中冲；40. 少冲；41. 商阳；42. 关冲；43. 少泽；44. 后溪；45. 八邪；46. 三间；47. 腕骨；48. 外关；49. 前三里；50. 曲池；51. 天井；52. 犊鼻；53. 阳陵泉；54. 后三里；55. 阳辅；56. 昆仑；57. 解溪；58. 八风；59. 厉兑；60. 足窍阴；61. 至阴；62. 太白；63. 太冲；64. 涌泉；65. 商丘；66. 太溪；67. 复溜；68. 三阴交；69. 中都；70. 尾本；71. 尾尖

附录六 针灸临床随机对照研究规范

该报告（STRICTA）修订版条目是替代 CONSORT 2010 的条目 5 用于报告针刺临床试验。

新的 STRICTA 对照检查清单作为 CONSORT 的正式扩展版，包含 6 项条目及 17 条二级条目。这些条目为报告针刺治疗的合理性、针刺的细节、治疗方案、其他干预措施、治疗师的背景及对照或对照干预提供了指南。同时对每一条目作了详尽解释，并针对每一条目给出了良好的实例。此外，将"对照"一词替换成"临床"，以示 STRICTA 适用于更广泛的各类临床评价设计。

一、STRICTA 条目 1：针刺治疗的合理性

条目 1a：针刺治疗的类型（如中医针刺、日本汉方医学针刺、韩医针刺、西医针刺、五行针、耳针等）

解释：针刺在许多文化中历史悠久，在东亚和西方国家中其风格和方法的特点广泛多样。为了使读者在自己的临床实践范围融会贯通该研究，研究者应当说明治疗的整体风格或方法。如果研究者认为该治疗方法是完全创新的，就应该清楚地加以说明。

条目 1b：所提供的针刺治疗理由，依据历史背景、文献来源和（或）形成共识的方法，在适当地方引用文献

解释：作者应提供选择这种治疗的理由，包括诊断的合理性，穴位的选择和治疗程序。提供治疗时使用的"原则"应当加以描述。当治疗方法的选择植根于传统实践时，建议应当提供历史和文化背景，这与干预措施实施的式样相关，如"传统中医"或"TCM"，其方法的广泛多样要求我们仔细辨别在什么地点和什么时间制订治疗参数。共识法、临床专家委员会、治疗师调查或一些资源的整合常常用来确定治疗方案，建议完整详细地描述所采用的方法。应当提供相关的文化和其他因素的信息，以使其他人能够通过参照治疗方案所依据的这些因素或方法重复此类试验。鼓励作者引用那些容易获得的已发表作品，如书籍或杂志上的文章。如果引用的是一篇论文、未发表的作品、只能从期刊中获得的不同语言的书面材料或口头交流材料，则鼓励作者在附件中列出或概述这些信息，或用其他方法获得这些信息（如网站）。对于旨在表现医师个性化治疗方法的完全个体化试验，鼓励按照他们通常所做的那样去实践，说明选择治疗师的具体过程、提供详细的纳入标准是必要的。必须注意：预先设定的干预措施与实际采用的措施可能存在差异，在这种情况下，精确描述治疗细节是必要的。

二、STRICTA 条目 2：针刺的细节

条目 2a：每一受试对象每个治疗单元用针的数目（如可能，用均数和范围表示）

解释：建议报告这个条目时应包括每个受试对象每个治疗单元针刺的总数。此条目与从实效性到解释性随机对照试验等所有设计类型均有关。对于更侧重解释性的设计，其处方中的取穴是指定的，应当简单地报告针刺的总数。对于更侧重实效性而采用个体化治疗的设计，应当报告均数和范围。显然，不可能完全按照条目 2 的每个部分报告个体化治疗的所有细节。然而，应当考虑到每个条目并尽可能多地提供信息。

条目 2b：使用的穴位名称（单侧/双侧）（如有标准名称则说明位置）

解释：经典文本如《黄帝内经》中对穴位的描述比较罕见和模糊。对针刺穴位及相应的解剖结构的描绘仅能追溯到 100 年前。自 20 世纪 50 年代中期开始的标准化进程，以及建立在解剖学位置和以"寸（cun）"为测量体系的基础上的对针刺穴位的描述成为很多西方传播的蓝图。应当注意的是这些位置还没有被普遍采用。鉴于这种历史背景，了解在临床试验中应用哪种针刺穴位，尽可能准确地描述这些穴位的位置，以及在什么情况

下用适当的方法识别这些穴位，仍然是非常重要的。可以使用某公认的名称对治疗中使用的穴位的位置进行描述，如 GB21，如果没有公认的名称，可以根据解剖位置进行描述。应当说明是单侧进针还是双侧进针。对于实施部分个体化处方的治疗方案，罗列出处方中规定的任何一个必需的或可选的穴位，并在结论部分描述每次就诊时使用的穴位和在某一特定基础上使用的所有穴位。如果列表比较宽泛，应当报告最常用的穴位（用百分数表示）。对于实施完全个体化处方的治疗方案，作者应当考虑最好的方法报告所用的穴位，如可以列举出所有受试对象的所有取穴，如果列表很宽泛，也可以确定最常用的取穴。

条目 2c：进针的深度，采用指定的计量单位或特定的组织层面描述

解释：进针的深度应当用中医使用的计量单位"寸"表示，可以根据解剖深度如皮下组织、筋膜、肌肉或骨膜来描述，也可以用毫米表示。有些试验可能会在治疗方案中具体说明进针的角度和方向以及深度，这些信息也应报告。

条目 2d：引发的机体反应（如得气或肌肉抽动反应）

解释：如果研究方案要求获得针刺诱发的特别反应，如中医针刺中的得气感、触发点治疗中的肌肉抽搐、电针中的肌肉收缩，则必须报告这些诱发反应的情况。作者应当区分治疗方案中要求的反应和那些实际获得的反应（应在结果部分报告）。

条目 2e：针刺刺激方式（如手针刺激和电针刺激）

解释：应当清楚地描述对所有穴位的针刺刺激技术。对于手工刺激，该技术包括提插、捻转等手法以控制得气感。对于电刺激，应记录电流强度、振幅和频率。

条目 2f：留针时间

解释：留针时间应报告为标准时间或均数及范围。作者应当清楚他们所报告的是进针和出针之间的时间间隔（留针时间），并与治疗时间相区分，后者可能包括其他程序如病史、讨论及治疗前的准备。

条目 2g：针具类型（直径、长度和生产厂家或材质）

解释：应当详细描述所使用针具的类型，包括直径和长度，以及生产厂家和（或）材质。这些信息很重要，因为不同金属或不同型号的针具对身体的影响尚不清楚。对于一项使用各种各样不同类项针具的试验，应当报告直径和长度的范围及材质类型。

三、STRICTA 条目 3：治疗方案

条目 3a：治疗单元数

解释：应当清楚地记录计划治疗的单元次数和频数。在结果部分应报告受试者实际接受的治疗次数。如果患者之间存在变化，应报告均数和范围。

条目 3b：治疗单元的频数和持续时间

解释：如果患者之间存在变化，则治疗的频度和时间应当用均数和范围记录，应当清楚地报告任何治疗频度的变化（如受试者在前 2 周每周治疗 2 次，然后在接下来的 6 周中每周治疗 1 次）。

四、STRICTA 条目 4：其他干预措施

条目 4a：对针刺组施加的其他干预措施的细节（如艾灸、拔罐、中药、锻炼、生活方式建议）

解释：附加干预措施是指由治疗师提供的附加方法，自我疗法和生活方式建议。所有的附加措施，无论是治疗师实施的还是患者实施的，对针刺无论是必需的还是辅助的，都应该对其进行清楚地描述。对于与针刺相关的干预措施，如艾灸或拔罐，对其报告的细节要求应该与报告针刺所推荐的相同。如果研究方案指明可以选择自助疗法如气功或肌肉伸展运动，和（或）生活方式建议如基于针刺相关诊断标准的膳食改变，则这些也必须报告。应当报告所给建议的次数和患者对该建议的依从性。应当区分辅助干预措施和联合干预措施（co-intervention），辅助干预措施是为治疗组和对照组都额外提供的干预措施，应当像在 STRICTA 条目 6b 下面描述得那样充分报告。

条目 4b：治疗场所和相关信息，包括对治疗师的操作指导，以及给患者的信息和解释

解释：治疗的场所和相关信息也能对治疗提供重要的附加成分，例如，规定或禁止向患者解释对他们的诊断。对于患者，相关信息包括已经告诉他们的关于试验可能改变结果的信息。所以，应报告患者获得的关于治疗和对照干预措施的信息，包括任何与知情同意相关的措辞及影响信念和期望的信息。例如，把对照用的假针刺描述为"一种针刺类项"，与描述为"不是针刺，但将有一种与针刺类似的体验"可能会对结果产生不同的影响。

五、STRICTA 条目 5：治疗师的背景

条目 5a：对参与研究的针灸师的描述（资质或从业部门，从事针刺实践的年数，其他相关经历）

解释：应报告提供治疗的针灸师的特征，包括资质或从业部门，从事针刺治疗实践的时间，以及其他任何与试验相关的经验。应突出治疗师在资历、接受的培训和经验方面的相关差异。近期对针刺试验和综述的作者们的调查更体现了充分报告这些特征的必要性，尤其是因为对这些特征的实际报告水平历来比较低。由不同治疗师在两组中分别实施干预的试验中，应报告两组中不同治疗师的背景。应对治疗师的合格标准进行说明，因为这些会影响试验结果的可推广性。如果已知治疗者间存在潜在的变异，则随机选择治疗者，以减少专家偏倚并有助于提高研究结果的可应用性。

六、STRICTA 条目 6：对照或对照干预

条目 6a：在研究问题的阐述中援引资料说明选择对照或对照措施的合理性

解释：在阐述有关研究问题和方法学时，应描述并证明选择对照或对照干预的合理性。在针刺组与另一组进行比较的研究中，则对照或对照措施可以是假针刺、常规护理、阳性治疗、等待名单（延期治疗）或不治疗。此处"对照（control）"有时用于描述不接受干预措施的组，而"对照措施（comparator）"一词更加适合于描述阳性干预，如理疗，倾向于期望其具有治疗作用。如果在对受试者设盲的试验中采用针刺类手段作为对照，以下表达方式可能有助于描述干预措施：阳性针刺对照、经皮针刺对照或非经皮假针刺对照。对照组中涉及的侵入性或非侵入性假针刺有可能存在治疗作用，能诱发神经生理学和（或）局部免疫反应及循环反应。假针刺，无论经皮与否，其诱发针刺特异性生理反应的机制尚不清楚，其中部分原因是因为我们对真针刺的机制缺乏认识。由于一些临床医生和研究人员将针刺穴位看作产生反应活性的区域而非作用的位点，因此对选取穴位位置精度的要求就存在差异，这样选取穴位会影响到将假针刺作为恰当对照的可信性。一些非针刺对照措施可被假定为无生理作用，如灭活经皮神经电刺激（TENS）仪。然而，这些措施可能不具有针刺的总体心理生理学可靠性，从而影响对结果的解释。引导选择对照的信息来源，如文献或专家意见，也应报告和援引。作者应当援引支持用所选对照措施作为对照的已发表文献，如系统综述或另一随机对照试验。

条目 6b：精确地描述对照或对照措施。如果采用假针刺或其他任何一种类似针刺的对照措施，则提供条目 1 到条目 3 所要求的详细信息

解释：应当精确描述对照或对照措施的组成部分。如果对照措施是一种类似针刺的干预，如假针刺的形式，那么无论假针刺是侵入性（经皮）的还是非侵入性（非经皮）的，都应该详细说明。理论依据、行针细节和类针刺对照方法需要按照上述 STRICTA 条目进行报告。对针刺穴位定位和区域大小在世界范围内缺乏共识，这使得准确记录实际的假针刺部位、精确位置和定位的方法尤为重要。如果对照措施为常规护理或其他阳性治疗，则所有措施都应详细报告。这能使读者将试验中提供的常规护理与在另一场所中为受试者提供的常规护理比较，也可为接受针刺治疗的人提供常规护理，这些数据也能使读者比较对照组与试验组常规护理的强度。如果是等待名单组，就需要明确等待的时间。尽管原则上精确地描述对照或干预措施是相当简单的，但干预措施越复杂，描述其精确性就越要注意。

（张　磊　孟培燕　孔立红）